W0253811

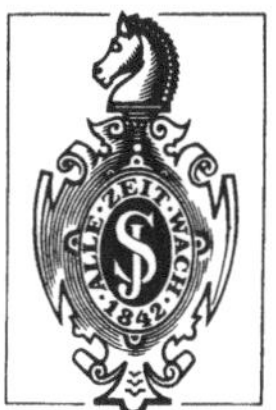
ALLE ZEIT WACH
1842

Hermann Eichstädt

# Quantitative Myokardszintigraphie bei Koronaroperationen

Darstellung eines methodischen Quantifizierungsversuchs in der perioperativen Diagnostik der Koronaren Herzerkrankung bei Aneurysma- und Bypasspatienten

Mit 86 Abbildungen und 38 Tabellen

Springer-Verlag
Berlin Heidelberg New York Tokyo 1984

Priv. Doz. Dr. med. H. Eichstädt

Abteilung Innere Medizin – Kardiologie
und Abteilung Radiologie
am Universitätsklinikum Charlottenburg
der Freien Universität Berlin
Spandauer Damm 130, 1000 Berlin 19

CIP-Kurztitelaufnahme der Deutschen Bibliothek
*Eichstädt, Hermann:*
Quantitative Myokardszintigraphie / H. Eichstädt.
– Berlin ; Heidelberg ; New York ; Tokyo :
Springer, 1984.

ISBN-13:978-3-540-13432-9 e-ISBN-13:978-3-642-69727-2
DOI: 10.1007/978-3-642-69727-2



Satz: Georg Appl, Wemding.

2119/3020-543210

Meinen Kindern Björn und Kerstin
gewidmet, durch deren Geduld und
Verzicht diese Arbeit ermöglicht wurde.

# Geleitwort

Die Thallium-Myokardszintigraphie hat sich in den vergangenen Jahren zu einer wichtigen nicht-invasiven Methode der Koronardiagnostik entwickelt. Insbesondere vor Eingriffen an den Herzkranzarterien konnten Fragen nach der Vitalität der zu versorgenden Myokardareale nicht sicher beantwortet werden. Lieferte die Sichtauswertung von Myokardszintigrammen hier schon wichtige Hinweise, so stellt die quantitative Computeranalyse des heute wesentlich verbesserten Bildmaterials eine verläßliche Bereicherung zur Beurteilung der regionalen myokardialen Mikroperfusion dar.

Herr Privatdozent Dr. Hermann Eichstädt gehörte Mitte der siebziger Jahre zu den ersten Kardiologen, die hierzulande die mögliche klinische Anwendbarkeit der von uns vorgestellten Methoden erkannten. Seitdem hat er in systematischen Studien die diagnostische Anwendung gerade in der perioperativen Koronardiagnostik bearbeitet und in intensiver und beispielhafter Zusammenarbeit mit unserer Radiologischen Fachdisziplin Ansätze und Verbesserungen zur Quantifizierbarkeit dieses Verfahrens entwickelt. Das hier nun vorgelegte Werk von Herrn Eichstädt ist der Beweis, daß nur in enger Kooperation zwischen Kardiologie und Radiologie und nicht in einem Konkurrenzdenken die Zukunftsprobleme des kardialen Imaging bewältigt werden und gleichzeitig auch die großen Chancen, die in diesem neuen Fachgebiet liegen, genutzt werden können.

Die vorliegende Monographie faßt viele Teilaspekte seiner Untersuchungen zusammen. So wird die Korrelation szintigraphischer Perfusionsareale zu koronarangiographischen Gefäßverläufen ebenso untersucht, wie z.B. das Verhältnis von szintigraphischer Gesamtventrikelgröße zu Cavumgröße beim Vorliegen einer Myokardinsuffizienz. Die Untersuchungen sind durch mathematische Ansätze akribisch begründet und statistisch umfangreich abgesichert. Die Schlußfolgerungen werden vor dem Hintergrund langjähriger Erfahrungen des Autors mit den besprochenen Methoden gezogen.

Ein in Thematik und Durchführung vergleichbares Werk liegt zur Zeit nicht vor. Deshalb stellt diese Monographie meines Erachtens sowohl für den mit der Materie befaßten Spezialisten eine Bereicherung dar, wie es auch dem allgemeiner interessierten Mediziner vielerlei Aufschluß über die prä- und postoperativen Perfusionsverhältnisse bei Koronarpatienten gibt.

Diesem Werk von Herrn Eichstädt wünsche ich eine gute und interessierte Aufnahme bei allen jenen, die in der Nuklearkardiologie ein Fachgebiet mit großer Zukunft sehen und sich gerne näher informieren möchten. Die Skeptiker möge es vom Wert dieser Methoden überzeugen und gleichzeitig anregen, die klinischen Möglichkeiten, die in der

Nuklearkardiologie liegen, zu nutzen. Der Energie und Zielstrebigkeit von Herrn Eichstädt ist es zu danken, daß dieses Fachgebiet hier in Berlin schnell entwickelt werden konnte und methodisch voll in den klinischen Betrieb integriert ist.

Berlin, im März 1984

Prof. Dr. Roland Felix

Lehrstuhl für klinische Radiologie
Abteilung für klinische Radiologie
Universitätsklinikum
Berlin-Charlottenburg
Freie Universität Berlin

# Vorwort

Vor nunmehr zehn Jahren hat die szintigraphische Darstellung der Herzmuskulatur mit Hilfe des Radioisotops Thallium-201 Eingang in die kardiologische Diagnostik gefunden. Zu den ersten Mitteilungen über die diagnostische Wertigkeit dieser Methode zählen die Untersuchungen von Professor Dr. Roland Felix, der bis heute zu den wesentlichsten Förderern dieses vergleichsweise jungen Zweiges der *Nuklearkardiologie* im interdisziplinären Raum zwischen Kardiologie und Radiologie gehört.

Viele wichtige Entwicklungsschritte mußten in den seither vergangenen Jahren unternommen werden, um die Myokardszintigraphie auf den heutigen hohen Standard zu bringen. Hierbei mußten einerseits verschiedenste der klinischen Kardiologie entspringende Indikationsbereiche aufgesucht, abgesichert oder auch wieder verworfen werden. Andererseits mußten physikalische, technische und radiopharmazeutische Weiterentwicklungen diese klinischen Bedürfnisse unterstützen, oder sie mußten auf ihre klinische Verwertbarkeit hin überprüft werden. Als Resultat dieser Interaktionen muß der heute in vielen Instituten erreichte hohe Standard der Methode angesehen werden. Eine große Anzahl experimenteller und klinischer Studien hat der Myokardszintigraphie somit folgerichtig ihren sicheren Platz in der kardiologischen Diagnostik gegeben. Dabei werden herkömmliche Methoden nicht ersetzt, vielmehr werden zusätzliche Aspekte geliefert.

Schon unmittelbar nach den ersten Mitteilungen über die Verfügbarkeit dieser neuen Methode haben wir uns um die klinische Etablierung und um die Verbesserung des Verfahrens mit unterschiedlichen Quantifizierungsansätzen bemüht.

Wir halten es nun für gerechtfertigt, diese achtjährigen, an einer großen Patientenzahl gesammelten Erfahrungen in einer kleineren kasuistischen Auswahl monographisch darzustellen, zumal im deutschen Schrifttum zusammenfassende Abhandlungen zur hier gewählten Thematik nicht vorliegen.

Unser Interesse gilt hier dem Einsatz der Myokardszintigraphie in der prä- und postoperativen Diagnostik bei Koronaroperationen, da gerade auf diesem Indikationsgebiet zusätzliche Beiträge zur Absicherung der klinischen Entscheidung höchst wünschenswert sind. Bereits vor sechs Jahren haben wir auf den entscheidenden Beitrag der Myokardszintigraphie bei der präoperativen Unterscheidung von Ischämie- und Narbensegmenten in potentiellen Bypasszielgebieten hingewiesen. Diese Indikation hat sich heute an den meisten herzchirurgischen Zentren in der obligaten präoperativen Diagnostik durchgesetzt. Auch in der Aneurysmadiagnostik ergeben sich brauchbare Ansätze, wobei wir z. B. das Verhältnis von szintigraphischer Gesamtventrikelfläche und Cavumgröße als absolut verläßlichen Index für eine Myokardinsuffizienz fanden.

An speziell selektierten Patienten wurden die prä- und postoperativen Fragestellungen zur Korrelation mit der angiographischen Stenoselokalisation und zur Defektgrößenbestimmung untersucht. Hierbei wurde besonderer Wert auf die mathematisch-physikalische Absicherung der Methoden und auf den statistischen Validitätsnachweis gelegt.

Die vorgelegte Monographie resultiert aus unseren Untersuchungen an den Universitätskliniken Tübingen und Berlin-Charlottenburg. Bei der Erarbeitung dieser Probleme erfuhr ich vielfältige Unterstützung. Meinem Tübinger Lehrer, Herrn Prof. Dr. K. Kochsiek, jetzt Würzburg, bin ich für die Anregung zur Beschäftigung mit Fragen der Myokardperfusionsdiagnostik sehr zu Dank verpflichtet. Herrn Prof. Dr. U. Feine verdanke ich die Möglichkeiten, erste Fragestellungen mit Hilfe radioaktiver Isotope bearbeiten zu können. In Berlin hat mich Herr Prof. Dr. H. Schmutzler bei der weiteren Verwirklichung der Untersuchungsvorhaben unterstützt. Herrn Prof. Dr. R. Felix verdanke ich die großzügigste Schaffung von Arbeitsmöglichkeiten sowie die Bereitstellung von Personal und Sachmitteln. Herr Prof. Felix hat unsere Bemühungen um interdisziplinäre Tätigkeit intensivst gefördert.

Den Mathematiker Herrn Prof. D. Berndt und auch Herrn Dr. K. Meyfarth habe ich bei den mathematischen Fragestellungen zu Rate gezogen. Für wesentliche Hilfe bei der Validierung des Untersuchungsmateriales bin ich der Gesellschaft für Medizinische Forschungsberatung in München, namentlich Herrn Dr. H. Letzel, Herrn Dr. E. Eberle und Herrn Dr. E. Blümner zu großem Dank verpflichtet, die mich auch in die Methoden der erweiterten Statistikrechnung eingewiesen haben.

Der Aufbau der Untersuchungseinrichtungen wurde von verschiedenen wissenschaftlichen Forschungsfonds großzügig unterstützt, besonderer Dank gilt der Ständigen Kommission für Forschung und wissenschaftlichen Nachwuchs der Freien Universität Berlin für die entsprechende Einrichtung eines Forschungsprojektschwerpunktes, sowie der Fritz-Thyssen-Stiftung.

Weitere Beratungen und Unterweisungen erhielt ich durch Daniel S. Berman in Los Angeles und Steven F. Horowitz in New York. Ohne wesentliche technische Assistenz wären die Untersuchungen nicht möglich gewesen, unter den Doktoranden gilt mein besonderer Dank Herrn A. Gauss und Herrn L. Gröber für Mithilfe bei den anfänglichen Untersuchungen. Die technische Assistentin Frau K. Dietrich hat mich stets tatkräftig unterstützt. Meine Kollegin Frau M. Gutmann hat aufopferungsvolle Manuskript- und Korrekturarbeiten geleistet, wofür ich ihr sehr verbunden bin. Der Springer-Verlag Berlin Heidelberg hat meine Interessen bei der Herausgabe der Monographie sehr unterstützt, besonders danke ich Herrn Dr. Graf-Baumann in Heidelberg sowie Frau Preuß und Herrn Jakobi in Berlin.

Berlin, im Dezember 1983 Hermann Eichstädt

# Inhaltsverzeichnis

Kapitel 1

# Einleitung mit historiographischer Übersicht

Der sich in den sog. Zivilisationsländern seit der Mitte dieses Jahrhunderts fortsetzenden Abnahme von Morbidität und Mortalität an wesentlichen Infektionskrankheiten steht die Beobachtung gegenüber, daß die Arteriosklerose und insbesondere die *Koronarsklerose* in den letzten Jahrzehnten erheblich häufiger wird.

Deshalb zielten wesentliche Entwicklungen der modernen Kardiologie auf Verbesserungen in Diagnostik und Therapie der koronaren Herzerkrankung.

Während die nichtselektive *Koronarangiographie* schon seit 1945 (Radner 1945) in verschiedensten Variationen durchgeführt wurde, konnte erst nach Entwicklung von Röntgenbildverstärkern, der Röntgenkinematographie und geeigneter Kathetertechnik 1959 von Sones die selektive Koronarangiographie für den klinischen Gebrauch eingeführt werden.

1962 wurde dann aus der gleichen Gruppe bereits über die routinemäßige Anwendung bei mehreren Tausend Untersuchungen berichtet (Sones u. Shirey 1962).

In der zweiten Hälfte der 60er Jahre führte die Entwicklung einfacher zu handhabender transfemoraler Techniken (Judkins 1967) schließlich zur weiten Verbreitung der selektiven Koronardiagnostik auch in Europa.

Der klinische Bedarf hierzu war nun auch endgültig vorhanden, nachdem die Koronarchirurgie den Schritt von der Arteria-mammaria-Implantation (Vineberg 1946) über lokale Endarterektomie und koronaren Patchgraft (Bailey et al. 1957; Longmire et al. 1959; Sabiston u. Blalock 1961; Senning 1961) zum aortokoronaren Saphenabypass (Favaloro 1969) vollzogen hatte.

Auch die gezielte linksventrikuläre Aneurysmektomie nach transmuralen Myokardinfarkten, die heute noch fast unverändert nach der 1958 von Cooley inaugurierten Methode (Cooley et al. 1958) durchgeführt wird, verbreitete sich im Zuge der oben geschilderten Entwicklung schnell, zumal mit der 1960 von Dodge et al. vorgeschlagenen Quantifizierung der *Ventrikulographie* die Grundlagen zur Erhebung aussagekräftiger präoperativer Parameter gegeben waren (Dodge et al. 1960).

Während die Notwendigkeit der präoperativen invasiven Koronar- und Ventrikeldiagnostik zur exakten *morphologischen* Abklärung außer Zweifel steht, läßt sich postoperativ auch über nichtinvasive und vorwiegend *funktionell* orientierte Methoden der Operationserfolg erfassen.

Wünschenswert sind Verfahren, die zusätzlich zur Funktion auch morphologische Aspekte abschätzen lassen.

Große Hoffnungen wurden diesbezüglich in die *nuklearkardiologische* Diagnostik gesetzt, die nach Entwicklung geeigneter Isotope und Techniken eine ganz außerordentlich rasche und ausgedehnte Verbreitung erlangte.

Burch untersuchte bereits im Jahre 1955 erstmals die Abbildungsmöglichkeiten für das Myokard, indem er bei einer Gruppe von Patienten mit chronischer Herzinsuffizienz Rubidium-86 als Kaliumanalogon verwendete (Burch et al. 1955).

Die Idee, mit kaliumähnlichen radioaktiven Substanzen von der Tracerverteilung approximativ auf die regionale Organdurchblutung zu schließen, lag auch den tierexperimentellen Arbeiten von Sapirstein zugrunde, der 1956 das hochenergetische Kalium-42 verwendete (Sapirstein 1956).

Wenige Jahre später stand der Arbeitsgruppe von Carr das günstigere Isotop Kalium-43 zur Verfügung, so daß 1962 in Tierversuchen gezeigt werden konnte, daß radioaktives Kalium und die kaliumanalogen Isotope Caesium-131 und Rubidium-86 nur von vitalem Myokard aufgenommen werden, wogegen nach einer Koronarligatur eine auffällig niedrigere Radioaktivitätskonzentration im poststenotischen Myokardareal nachweisbar war (Carr et al. 1962).

Die hohe Strahlenbelastung durch Photoenergie und lange Halbwertszeit der Isotope ließ die meisten Kaliumanaloga für die Darstellung des menschlichen Herzmuskels aber leider als ungeeignet erscheinen.

Auch waren geeignete Abbildungssysteme noch nicht vorhanden, so daß eine klinische Nutzung und weitere Verbreitung, ähnlich wie bei der Entwicklung der Koronarangiographie noch auf sich warten ließen.

Anger beschrieb 1965 ein Abbildungsprinzip, nach dem heutzutage die Mehrzahl der $\gamma$-Kameras arbeitet (Anger et al. 1965). Hierzu wurden 4 apparative Funktionseinheiten verknüpft: der Kollimator zur geometrischen Abbildung, der Detektorkristall zum Nachweis und zur Lokalisation der $\gamma$-Quanten, elektronische Stufen zur Energiediskriminierung der nachgewiesenen $\gamma$-Quanten und schließlich elektronische und optische Geräte zur Bilderzeugung und Registrierung.

So waren auch technisch die Voraussetzungen für die Arbeiten Endos gegeben, der 1970 erstmals die intrakoronarielle Injektion radioaktiv markierter Partikeln ($^{131}$J) am Menschen beschrieb (Endo et al. 1970), nachdem Quinn hierzu schon 1966 Tierexperimente durchgeführt hatte (Quinn et al. 1966). Mit dieser direkten Injektionstechnik wurde praktisch die gesamte Radioaktivität im Myokard lokalisiert. Hintergrund- und Streustrahlung aus anderen Organen waren damit ausgeschaltet, weshalb man eine hohe Abbildungsqualität erzielen konnte. Eine erste klinische Studie von Ashburn 1971 zeigte, daß die relative myokardiale Blutflußverteilung mit dieser Technik exakt darzustellen war (Ashburn et al. 1971). Spätere Arbeiten von Jansen et al. (1973), Felix et al. (1975b) und auch Hamilton et al. (1975) bestätigten die Ergebnisse.

Parallel mit dieser Suche nach technisch optimalen Abbildungsmöglichkeiten und klinisch idealen Applikationsformen verlief auch die Entwicklung besser praktikabler Tracersubstanzen.

Eine wesentliche Wende schien sich hier abzuzeichnen, als Kawana 1970 das in biologischen Systemen sehr ähnliche Verhalten von Thallium-199-Ionen und Kaliumionen beschrieb (Kawana et al. 1970). 1972 gelang dann Belgrave und Lebowitz die Herstellung von Thallium-201, worüber sie Anfang 1973 berichteten (Lebowitz et al. 1973). 1974 und 1975 wurde aus dieser Gruppe auch erstmals über den medizinischen Gebrauch dieses Isotops Mitteilung gemacht (Lebowitz et al. 1975).

Während sich also einerseits die intrakoronarielle Applikation von Radiopharmaka wegen des invasiven Vorgehens nicht durchsetzte und andererseits die bis dahin intravenös injizierten Tracer, wie z. B. Kalium-43 sehr ungünstige Strahlungseigenschaften aufwiesen (Zaret et al. 1973), schien jetzt ein nahezu ideales Isotop für die klinische Anwendung vorzuliegen. So wurden zwischen 1974 und 1976 einige erste klinische Studien zur diagnostischen Wertigkeit des Thallium-201 durchgeführt (Strauss 1975; Ritchie 1975; Wackers et al. 1975; Jambroes et al. 1975; Parkey et al. 1976). Im deutschen Sprachraum berichteten Hör et al. (1974) und Felix et al. (1975b) über erste klinische Ergebnisse mit diesem Radionuklid.

In der Folgezeit wurde das Isotop auch weiträumig besser verfügbar, so daß in den Jahren 1976 und 1977 international an einer Reihe von Instituten Untersuchungen zur Brauchbarkeit von Thallium in der Koronardiagnostik durchgeführt werden konnten. Die Anwendung beschränkte sich auf die Darstellung von Myokardnarben (Bailey et al. 1976; Parkey et al. 1976; Pohost et al. 1976; Hör et al. 1977b u. a.), auf den Nachweis belastungsinduzierter flüchtiger Myokardischämien (Bailey et al. 1977; Blood et al. 1978; Botvinick et al. 1978; Eichstädt et al. 1978a; Felix et al. 1976; Lenaers et al. 1977a; Ritchie et al. 1978; Sauer et al. 1979; Verani et al. 1978a u. a.) sowie auf die Diagnostik des frischen Myokardinfarkts (Berger et al. 1978; Dicola et al. 1977; Smitherman et al. 1978; Wackers et al. 1977 u. a.).

Es lag nahe, in der unmittelbar prä- und postoperativen Diagnostik bei Koronarkranken auch intravenös injizierbare Radioisotope zur Anwendung zu bringen:

Die von einem *aortokoronaren Venenbypass* zu erwartende Perfusionsverbesserung in einem poststenotischen Myokardareal müßte eine deutliche Erhöhung des myokardialen Traceruptakes im betroffenen Segment nach sich ziehen.

Diese Überlegung war der Ausgangspunkt zu Teilaspekten der eigenen vorliegenden Untersuchungen seit Anfang 1977. Zu diesem Zeitpunkt lag in der Literatur noch keine Mitteilung über die Funktionskontrolle der Patency-Rate nach Bypassoperationen mittels Thallium-Myokardszintigraphie vor. Über die notwendigen Voruntersuchungen und Berechnungen zu Problemen der Dosismessung, der standardisierten Belastung und der Abbildungstechnik wird an späterer Stelle berichtet.

Im Jahre 1974 hatte Zaret erstmals Versuche dargestellt, mittels radioaktiver Substanzen eine nichtinvasive Bypasskontrolle vorzunehmen (Zaret et al. 1974). Damals wurde Kalium-43 verwendet, welches später wegen seiner ungünstigen strahlenbiologischen Eigenschaften wieder verlassen wurde. Lurie verwendete 1975 Rubidium-81, welches eine noch höhere Strahlungsenergie besitzt als die radioaktiven Kaliumisotope (Lurie et al. 1975). Narahara et al. verwies 1977 auf seine ersten Ergebnisse an einer kleinen Gruppe von Bypasspatienten, die einer postoperativen Thalliumuntersuchung zugeführt worden waren. Weitere Untersucher (Ormand et al. 1977; Sbarbaro et al. 1977; Ritchie et al. 1977) berichteten im Laufe des Jahres 1977 noch über erste Untersuchungen an Bypasspatienten mit Hilfe der Thallium-Myokardszintigraphie.

Nur zögernd fand diese neue Methode Eingang in das Untersuchungsspektrum kardiochirurgisch-kardiologischer Arbeitsgruppen. Aus dem Jahr 1978 ist uns neben unserer eigenen Studie über die nichtinvasive Perfusionskontrolle nach aortokoronarer Bypassoperation durch Thallium-Myokardszintigraphie (Eichstädt et al. 1978b) im deutschen Sprachraum lediglich noch die Arbeit von Hirzel und Krayenbühl über dieses Problem bekannt geworden (Hirzel et al. 1978). 1979 folgten dann eine Reihe weiterer inländischer Studien (Blanke et al. 1979; Breuel et al. 1979; Eichstädt et al. 1979a; Mathey et al. 1979; Silber et al. 1979).

Neben den Revaskularisationsoperationen unterschiedlicher Technik ist die *ventrikuläre Aneurysmaresektion* nach ausgedehnten transmuralen Myokardinfarkten die am häufigsten durchgeführte herzchirurgische Operation bei koronarer Herzkrankheit.

Bei der Indikationsstellung zur Operation hat es sich bei uns bewährt, präoperativ die Ejektionsfraktion (EF) des kontraktilen Segments von der totalen linksventrikulären Ejektionsfraktion zu unterscheiden, wie dies auch von anderen Untersuchern (Weniger et al. 1979) vorgeschlagen wurde. Hiernach wird eine Operationsindikation gesehen, wenn mehr als 20% der linksventrikulären Muskulatur ausgefallen sind, aber die EF bei koronarer Mehrgefäßerkrankung noch größer als 30% ist. Zusätzlich wird operiert, wenn therapierefraktäre Rhythmusstörungen, thromboembolische Komplikationen, therapierefraktäre Angina pectoris und zusätzliche Koronarstenosen vorliegen. Nach dieser Indikationsstellung werden nur ausgedehnte Aneurysmata der Operation zugeführt.

Bei der durchschnittlich resezierten Muskelmasse von 20–200 g Myokardgewebe mußte in unserem Untersuchungsgut davon ausgegangen werden, daß die erheblichen prä- und postoperativen Unterschiede in Masse und Geometrie des linken Ventrikels einen Niederschlag in der Myokardabbildung durch die Thalliuminjektion finden würden.

Wir führten deshalb seit Anfang 1978 Untersuchungen zu dieser Fragestellung durch. Zu Beginn der Untersuchung lag hierzu keine Literaturmitteilung vor.

Unsere diesbezüglichen Ergebnisse wurden im Oktober 1979 publiziert (Eichstädt et al. 1979b). Im gleichen Jahr berichtete auch Bürger über myokardszintigraphische Untersuchungen bei linksventrikulären Aneurysmata. Die Arbeit von Bürger et al. (1979) beruht auf „szintimetrischer" Ermittlung von Speicheraktivitäten über dem gesamten linken Ventrikel, die zu der ventrikulographisch ermittelten linksventrikulären Myokardmasse in Beziehung gesetzt werden.

Dagegen basiert unser Ansatz auf Impulsratenzählung über dem Gesamtventrikel und Quotientenbildung zum Ventrikelcavum. Zudem wurde partiell die Impulsrate über dem Infarktareal und über der kontraktilen Restzirkumferenz bestimmt. Postoperativ konnte dann der relative Zuwachs an speicherndem Myokard nach Defektverkleinerung quantitativ erfaßt werden.

Das vorliegende Buch soll mit der Zusammenfassung der oben erwähnten eigenen Untersuchungen die Wertigkeit der perioperativen Nukleardiagnostik verdeutlichen. Ziel dieser Untersuchungen war es, in das bisher üblicherweise nur qualitativ durchgeführte diagnostische Verfahren der Thallium-Myokardszintigraphie quantifizierbare Parameter einzubringen und deren Validität mathematisch bzw. statistisch umfangreich abzusichern.

Hierzu erschien es notwendig, zunächst mathematische Betrachtungen zur biophysikalischen Eignung des verwendeten Isotops anzustellen.

Die eigentliche Quantifizierung war grundsätzlich über 2 durch das Verfahren erreichbare Größen denkbar:

1. Die *Intensität der Isotopaufnahme* bzw. der „Impulsabgabe" des Myokards kann über den Zählkristall der $\gamma$-Kamera erfaßt und quantitativ zur Diagnostik herangezogen werden.
2. Die *Objektgröße des Herzens* kann bei digitaler Bildverarbeitung von einer Rechnermatrix erfaßt werden und könnte von diagnostischer Wertigkeit sein.

Um die beiden vorgenannten Größen exakt meßbar zu machen, wurden beim Aufnahme- und Auswertungsverfahren Rechnervorgänge notwendig, die nur zum Teil als Software übernommen werden konnten, vielfach jedoch neue mathematische Ansätze erforderlich machten.

Die hier vorgeschlagenen Methoden der Bildbearbeitung (Hintergrundsubtraktion, Glättungsprogramm, Impulsratenanalyse, Matrixflächenberechnung) wurden klinisch an Bypass- und Aneurysmapatienten sowie an Vergleichskollektiven überprüft.

Dabei hat sich nachweisen lassen, daß die prä- und postoperative Thallium-Myokardszintigraphie sowohl im Rahmen der Bypasschirurgie als auch bei Aneurysmaresektion eine wesentliche Bereicherung der nichtinvasiven Diagnostik darstellt und in einer Reihe von Fällen sogar zur tragenden Säule der Indikationsstellung geworden ist.

Kapitel 2

# Methoden

## 1 Mathematische Berechnungen und biophysikalische Voraussetzungen zur verwendeten Tracersubstanz

### 1.1 Atomphysikalische Eigenschaften des Isotops

Thallium (Tl) ist im Periodensystem der Elemente als B-Metall bei den sog. „Metallen II. Art" in der Borgruppe, der Gruppe III A, angesiedelt. Es steht in der 6. Periode zwischen Quecksilber und Blei.

In natürlichen Vorkommen findet sich Tl als Begleiter anderer Schwermetalle in Blenden und Kiesen, aber auch zusammen mit den Alkalimetallen Kalium, Rubidium und Caesium.

Chemisch kristallisiert Tl in einer Gitterstruktur aus, die dem NaCl-Typ entspricht. $Tl^+Cl^-$ ist ein schwerlösliches Salz, es besitzt 81 Elektronen ($e^-$). Durch die Abgabe des 6p-Elektrons kann Tl leicht in die einwertige $Tl^+$-Form übergeführt werden (Hollemann 1976). Bei gleicher Valenz in einwertiger Ionenform liegt der Ionenradius des $Tl^+$ mit 1,44 Angström (Å) zwischen dem von $K^+$ mit 1,33 Å und dem von $Rb^+$ mit 1,48 Å (nach der Bestimmungsmethode von Pauling). Zusätzlich kann Tl auch in die 3wertige Form ($Tl^{3+}$) übergehen (Ionenradius dann 0,95 Å). Diese Form ist sehr wahrscheinlich für den längeren Verbleib in der Zelle verantwortlich, da besonders diese Form zur Komplexbildung fähig ist.

Tl-201 zerfällt unter K-Schaleneinfang mit einer physikalischen Halbwertszeit von 73 h unter Aussendung der charakteristischen Hg-Röntgenstrahlung und der intensiven $\gamma$-Strahlung in stabiles Hg-201.

$$^{201}_{81}\mathrm{Tl} \longrightarrow {}^{201}_{80}\mathrm{Hg}$$

$$t_{1/2} = 73{,}5\,\mathrm{h}$$

Die Emission der Strahlung verteilt sich auch nach unseren Messungen in Hg-Röntgenstrahlung von 69–82 Kiloelektronenvolt (keV)[1] zu 90% und in $\gamma$-Strahlung von 135 und 167 KeV zu etwa 10%.

---

1 Bei der Angabe von Elektronenvolt (eV) ist neuerdings der Umrechnungsfaktor in SI-Einheiten anzugeben: $1\,eV = 1{,}6 \times 10^{-19}$ Joule (J). Dabei ist 1 eV diejenige Energie, die ein Elektron des Thalliumatoms erreicht, wenn es durch ein elektrisches Potential von 1 Volt beschleunigt wird.

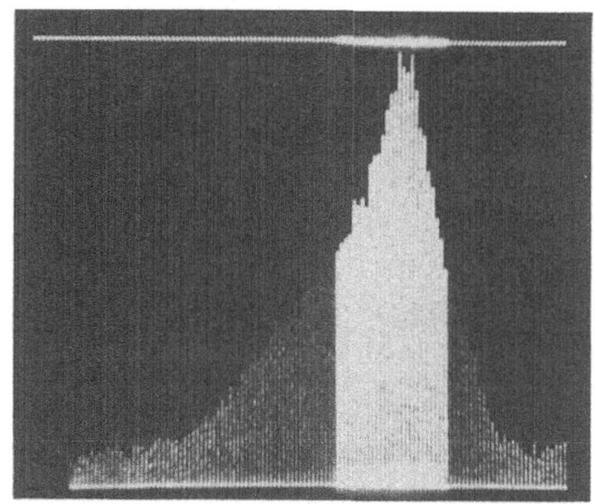

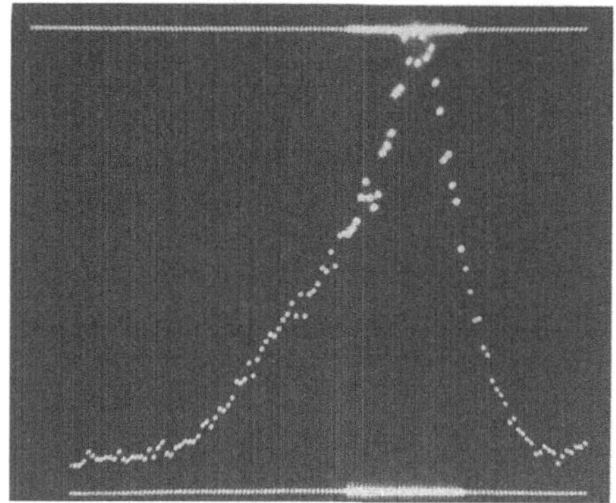

**Abb. 1.** In Luft gemessenes Gammaemissionsspektrum von Thallium-201 auf dem Oszilloskop der $\gamma$-Kamera (Röntgenpeak)

Die Hg-Röntgenstrahlung läßt sich in verschiedene Spitzenwerte weiter unterteilen, und zwar fanden wir folgende Peakwerte (Abb. 1):

20,5% mit 80,3 keV
46,6% mit 70,8 keV
27,4% mit 68,9 keV

Da die Hg-Röntgenstrahlung etwa um den Faktor 10 größer ist als die intensivere $\gamma$-Strahlung, wurde sie seit jeher zur Aufzeichnung und Schwärzung der szintigraphischen Filmplatten benutzt (Bradley-Moore et al. 1976; Felix et al. 1975b; Lebowitz 1975; Lichte et al. 1976; Nishiyama et al. 1976; Ritchie et al. 1978).

Zur Erklärung des Zustandekommens ionisierender Strahlung beim Zerfall des verwendeten Isotops Thallium-201 erscheint uns eine genauere mathematische Analyse der atomphysikalischen Eigenschaften notwendig.

## 1.2 Bestimmung des Energieniveaus

Thallium zeigt wie die anderen Atome dieser Größenordnung die bekannte Schalenstruktur, die ja Schichten unterschiedlichen Energieniveaus symbolisiert (sofern man die Abstoßung der einzelnen Elektronen untereinander vernachlässigt).

Um die Zerfallsbedingungen des Thalliums besser studieren zu können, wollen wir die oberen und unteren Schranken für die Eigenwerte der Energie auf der äußeren Schale analysieren.

Mit den mathematischen „Variationsverfahren" lassen sich zwar leicht obere Grenzen angeben, welche bei elementaren Abschätzungen Genauigkeitsschwankungen etwa um 10% und bei größerem Aufwand sogar um 1% liefern. Die bisherigen mathematischen Methoden zu Berechnungen der unteren Grenzen versagen in unserem Beispiel jedoch, da die Abstoßung der Elektronen den Grundzustand weit ins sog. Kontinuum ($H_o$) anhebt. Durch die unten von uns dargestellte mathematische Strategie lassen sich aber bis auf einige Prozent genaue untere Grenzen der Schalenenergie finden. Nur bezieht sich diese relative Genauigkeit auf die Gesamtenergie, sie geht also bis in den MeV-Bereich hinein. Da für die Schalenstruktur und die gesamte Chemie aber Energiedifferenzen von der Größenordnung einiger Elektronenvolt wesentlich sind, müssen wir uns hier mit den qualitativen Zügen des Thalliumspektrums begnügen.

Wir sind zunächst von der Normalform $H_N$ der Hamilton-Funktion ausgegangen:

$$H = \frac{1}{2m} \sum_{i=1}^{N} p_i^2 - Ze^2 \sum_{i=1}^{N} \frac{1}{|x_i|} + e^2 \sum_{i>j} \frac{1}{|x_i - xj|}$$

Diese Hamilton-Normalformel läßt sich durch Dilatation auf $Z^2e^4mH_N$ transformieren:

$$H_N(\alpha) = \frac{1}{2} \sum_{i=1}^{N} (p_i^2 - \frac{1}{|x_i|}) + \alpha \sum_{i>j} \frac{1}{|x_i - x_j|} = H_o + \alpha H', \alpha = 1/Z$$

Da bei dieser Formel die potentielle Energie relativ zur kinetischen Energie beschränkt wird, wird auch die Größe H auf einen unteren Varianzbereich eingeengt. So läßt sich eine schärfere Trennung von Atomkern und Elektronen in unterschiedliche Gruppen vollziehen, bei denen zwar einzelne Teilchen innerhalb einer Gruppe Wechselwirkungen aufweisen, die Gruppen aber zumindest rein mathematisch nicht miteinander verbunden sind.

Die Elektronen bestimmen also den wesentlichen Anteil des Spektrums, die Grundzustandenergie des Atoms ergibt sich aus dem bekannten Virialsatz:

$$(H(\alpha) - E)\psi = 0 \Rightarrow E = -\left(\psi \middle| \sum_{i=1}^{N} \frac{p_i^2}{2} \middle| \psi\right) = \frac{1}{2}\left(\psi \middle| - \sum_{i=1}^{N} \frac{1}{|x_i|} + \alpha \sum_{i>j} \frac{1}{|x_i - x_j|} \middle| \psi\right)$$

Die oben wiedergegebene Formel beschreibt uns die Schalenelektronenenergie in einem Punkt. Positive Ionen wie das $Tl^+$ haben aber in ihrer Gitterstruktur unendlich viele gebundene Zustände, für $\alpha < 1 | (N-1)$ hat $H_N(\alpha)$ also ein unendliches Punktspektrum. Zum Beweis setze ich folgende Versuchsfunktion:

$$\psi_{n,\tau}(x_1 \ldots x_N) = N \sum_{j=1}^{N} \varphi_n(r_j \tau) X(x_1 \ldots \bar{x}_j \ldots x_N), \tau E R^+$$

Dabei ist X(chi) der antisymmetrisierte und normierte Grundzustand von $H_{N-1}$ [Energie ($E_{N-1}$)]. $\bar{x}j$ soll heißen, daß diese Koordinate fehlt, und die $x_i$ stehen für Raum- und Spinkoordinaten des i-ten Teilchens. Von $\varphi$ (phi) setze ich zunächst nur $C^\infty$ und $\varphi n$ (r) $\neq$ 0 für $n<r<n+1$ voraus.

N (Ny) ist eine Normierungskonstante, und da H reell ist, kann ich mich auf reelle $\varphi$ und X beschränken:

$$N^2 \sum_{j=1}^{N} (-)^j \sum_{k=1}^{N} (-)^k \int dx_1 \ldots dx_N \varphi_n(\tau r_j) \varphi_n(\tau r_k) X(x_1 \ldots \bar{x}_j \ldots x_N) X(x_1 \ldots$$
$$\ldots \bar{x}_k \ldots x_N) = 1$$

Hier stören die gemischten Glieder, etwa das Integral von

$$\int dx_1 \ldots dx_n \varphi_n(\tau r_1) \varphi_n(\tau r_2) X(x_2 \ldots x_N) X(x_1, x_3 \ldots x_N).$$

Nun wissen wir aber, daß X unabhängig von der Teilchenzahl exponentiell abfällt. Betrachten wir also die von e erzeugte Gruppe, so gibt die analytische Fortsetzung für ein

$$\delta > 0, e^{sr1} X(x_1 \ldots x_{N-1}) EH \forall |s| > \delta.$$

Daraus folgt dann, daß für $\tau \rightarrow \infty$ das gemischte Glied 0 ($e^{-2\tau\delta}$) ist, denn

$$\|e^{-sr} \varphi_n(r\tau)\| \leqslant e^{-ns\tau}.$$

Somit ist $N^2 = N + O(e^{-2\tau\delta})$. Berechnen wir nun $\langle \psi H_N \psi \rangle$, so ergeben sich wieder gemischte Glieder:

$$0(e^{-2\tau\delta}) + \left(\varphi \left| \frac{p^2}{2} - \frac{1}{2} + \alpha V(r) \right| \varphi\right) + E_{N-1}(\alpha),$$
$$V(r) := (N-1) \int dx_2 \ldots dx_N \frac{1}{r_{1\,2}} \left| X(x_2 \ldots x_N) \right|^2.$$

Wegen des exponentiellen Abfalles gilt für $r \rightarrow \infty$, $V(r) = (N-1)\frac{1}{r} + 0(e^{-rs})$.

Insgesamt haben wir

$$\left(\psi_{n,\tau} \middle| H_N \middle| \psi_{n,\tau}\right) = E_{N-1} + \tau^{-2} \left(\varphi_n \frac{p^2}{2} \varphi_n \right| - (1 - \alpha(N-1))$$
$$\left(\varphi_n \middle| \frac{1}{r} \middle| \varphi_n\right) \tau^{-1} + 0(e^{-2\tau\delta}) < E_{N-1}.$$

Nun sind zwar die $\Psi_n$ nicht orthogonal, aber immerhin gilt

$$\langle \Psi_n / \Psi_n \rangle = \delta_{n,n} + 0(e^{-2\tau\delta}).$$

Man kann sie also für $\tau \rightarrow \infty$ orthogonalisieren, ohne $H_N \leqslant E_{N-1}$ zu zerstören. Die Glieder $\Psi_{n,\tau}/H_N/\Psi_{n,\tau}$ außerhalb der Diagonale sind ebenfalls 0 ($e^{-2\tau\delta}$).

Für genügend große $\tau$ bekommt man so $\nabla_n EZ^+$ einen n-dimensionalen Unterraum, in dem alle Eigenwerte von $H_N$ unter $E_{N-1}$liegen. Im allgemeinen liegen im kontinuierlichen Spektrum des Tl zwischen $E_{N-1}$ und 0 Eigenwerte, da die Erhaltungssätze manche Zustände am Zerfall hindern.

Der Grundzustand ist etwa die $(1\ s)^2$–(2 s)-Konfiguration $^{1/2}S^+$. Der tiefste Zustand mit Spin 3/2 ist (1 s) (2 s) (2 p), also $^4p^-$. Er liegt schon weit im Kontinuum der $^2S^+$-Zustände $(1\ s)^2(^\infty s)$. Aber es gibt auch die Zustände unnatürlicher Parität $^4p^+$ der (1 s) $(2\ p)^2$-Konfiguration, ebenfalls im Kontinuum der $^2S^+$-Zustände (Notation$^{(2\ s+1)}L^P$) (Thirring 1979). Es ginge zu weit, jedes einzelne aus dieser Unzahl von Energieniveaus zu verfolgen.

Der Messung unserer für die nachfolgenden klinischen Untersuchungen notwendigen Energiespektren liegt mathematisch theoretisch letztgenannte Formel zugrunde.

Nach Bestimmung des Energieniveaus der Thalliumstrahlung konnten wir eine grundsätzliche Brauchbarkeit dieses Tracers für die klinische Diagnostik und für unsere Untersuchungen bestätigen.

## 1.3 Bestimmung der Absorptionsgrößen

Zur diagnostischen Brauchbarkeit mußten wir zusätzlich aber auch die mögliche *Absorption* dieser Röntgen- und $\gamma$-Strahlung in der durchstrahlten Materie, also im wesentlichen Lunge, Rippen und Brustmuskulatur bedenken.

Diese Absorption wollen wir durch einen exponentiellen Ausdruck mathematisch zu beschreiben versuchen:

$$I_\chi = I_0 \times e^{-\mu\chi}$$

Dabei sind $I_0$ und $I_\chi$ die Strahlenintensitäten vor und nach Durchtritt durch die Schichtdicke $\chi$ des Thorax (in cm) und $\mu$ ($cm^{-1}$) der Absorptionskoeffizient.

Dieser setzt sich aus 3 Komponenten zusammen, die verschiedene Wechselwirkungsprozesse beschreiben:

$$\mu = \tau + \sigma + \chi$$

$\tau$ = Photoabsorptionskoeffizient
$\sigma$ = Compton-Absorptionskoeffizient
$\chi$ = Paarbildungskoeffizient

Beim *Photoeffekt* gibt das $\gamma$-Quant seine gesamte Energie an ein Hüllenelektron des absorbierenden Thoraxraums ab. Dieser Prozeß herrscht im Bereich niedriger $\gamma$-Energien vor, seine Wahrscheinlichkeit steigt mit der 5. Potenz der Ordnungszahl des Absorbers, also der chemischen Bausteine der absorbierenden Knochen- und Muskulaturstrukturen:

$$\tau \sim \Phi \times \frac{Z^5}{A}$$

Die Energiebilanz dieses Photoeffektes ist also:

$$E_e = h_v - B_e$$

$B_e$ = Bindungsenergie des freigesetzten Thalliumelektrons
$E_e$ = Kinetische Energie des freigesetzten Elektrons
$h_v$ = Quantenenergie der $\gamma$-Strahlung

Der *Compton-Effekt* kann als Stoßprozeß zwischen einem $\gamma$-Quant und einem Elektron beschrieben werden, bei dem das $\gamma$-Quant einen Teil seiner Energie dem Elektron überträgt:

$$E_e + h_{v'} = h_v - B_e$$

$h_{v'}$ = Quantenenergie nach dem Stoß

Dieser Prozeß herrscht im Bereich mittlerer $\gamma$-Energien vor, sein Eintreten hängt von der Elektronendichte des Absorptionsmaterials ab, also

$$\sigma \sim \Phi \frac{Z}{A}$$

Beim *Paarbildungsprozeß* „materialisiert" ein $\gamma$-Quant im Kernfeld zu einem Elektron-Positron-Paar. Er kann daher nur auftreten, wenn die Quantenenergie mindestens dem Energieäquivalent der doppelten Elektronenmasse (ab 1,02 MeV) entspricht. Erst bei sehr viel höheren Energien wird er zum dominierenden Prozeß, die Wahrscheinlichkeit seines Auftretens steigt mit dem Quadrat der Ordnungszahl des Absorbers:

$$\chi \sim \Phi x \frac{Z^2}{A}$$

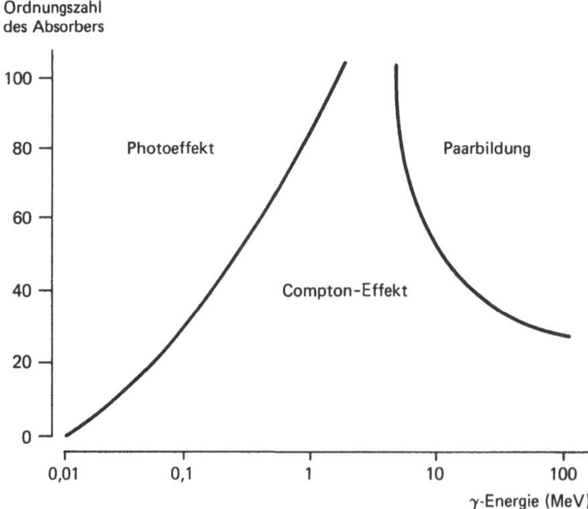


**Abb. 2.** Überwiegen der einzelnen Wechselwirkungsprozesse in bestimmten Bereichen von $\gamma$-Energie und Ordnungszahl

Die Energiebilanz des Paarbildungsprozesses ist:

$$h_v - 1{,}02\,\text{MeV} = E_{e+} + E_{e-}$$

Der Paarbildungsprozeß ist hier nur aus Gründen der Vollständigkeit unserer theoretischen Erwägungen genannt, für die Thalliumstrahlung unter unseren Bedingungen der Myokardszintigraphie kann dieses Phänomen vernachlässigt werden.

Die Anteile der einzelnen Wechselwirkungsprozesse bei der Entstehung von $\gamma$-Energie sind in Abbildung 2 dargestellt.

Die Thalliumionen verlieren ihre kinetische Energie durch Ionisation und Anregungen.

Bei der Myokardszintigraphie mit Positronenstrahlern (z.B. $^{13}NH_4^+$) rekombiniert das Positron mit einem Elektron und zerfällt gemeinsam mit diesem unter Emission von 2 Quanten von je, 0,51 MeV (Vernichtungsstrahlung), was man bei der Emissionscomputertomographie des Myokards ausnutzt.

## 2 Radiopharmazeutische Beschreibung des verwendeten Isotops

Die szintigraphischen Untersuchungen wurden mit Thallium-201-Chlorid durchgeführt, welches uns von den Firmen Nen Chemicals GmbH und Byk-Mallinckrodt zur Verfügung gestellt wurde.

Dieses Thallium wird entweder aus einem natürlich vorkommenden Tl-203 und Tl-205-Gemisch im Verhältnis 29,5% : 70,5% oder aus einem Tl-203 angereicherten Material gewonnen.

Für die klinische Anwendung ist jedoch alleine Tl-201 wertvoll, das aus Tl-203 unter Protonenbeschuß im Vakuum mit einer Energie von 31 MeV im elektromagnetischen Feld eines Zyklotrons hergestellt wird.

Dabei entsteht nach der Reaktion

$$^{203}_{81}\text{Tl}\text{–(p, 3n)}\rightarrow {}^{201}_{82}\text{Pb}\rightarrow {}^{201}_{81}\text{Tl} + \text{Protonen},$$

bei dem wir eine spezifische Aktivität von 550 mCi/mg berechnen können.

Zu einem sehr geringen Teil kann auch die Reaktion 203-Tl (p, 2n) nach 202 m-Pb ablaufen, das über Tl-202 m in Tl-202 zerfällt. Dieser Anteil ist wegen seiner hohen $\gamma$-Strahlung von 439 keV (s. obige mathematische Ableitung) unerwünscht.

Die Reaktion 205-Tl (p, 5 n) nach 201-Pb ist für den routinemäßigen Gebrauch noch nicht geeignet.

Nach Beschießung wird der Target nach und nach mit verschiedenen Lösungen (Salpetersäure, Äthylen, Diamin, Tetraessigsäure, Hydrazinsulfatlösung und Salzsäure) in Austauschersäulen von Pb-203 und Pb-201 getrennt.

Außerdem wird $\text{Thallium}^{3+}$ in $\text{Thallium}^{+}$ überführt.

Nach pH-Wert-Justierung und Filterung liegt ein pyrogenfreies, steriles, trägerfreies und isotones Endprodukt vor, das weniger als 0,25% Pb-203 und weniger als 1,9% Tl-202 enthält.

1 ml dieses Endprodukts entspricht der Aktivität von ziemlich genau 1 mCi und enthält etwa $2 \times 10^{-6}$ g anorganisches Thallium (vergleiche auch Berechnungen durch Felix et al. 1975a; Lichte et al. 1976; Ritchie et al. 1978).

Weil das Schwermetall Thallium eine toxische Substanz ist, die bei der Applikation einer Menge von ungefähr 1 mg/kg KG zu typischen Vergiftungserscheinungen führt (Bradley-Moore et al. 1976; Forth et al. 1975), sind grundsätzliche Gedanken zur möglichen Toxizität des bei der hier abgehandelten Untersuchungsmethode verwendeten Tracers gerechtfertigt:

1 mCi enthält nur etwa 2 µg anorganisches Thallium. Geht man von einer letalen Dosis ($LD_{50}$) von 40 mg/kg/KG aus (Felix et al. 1975a; Luther et al. 1977), dann liegt die üblicherweise verabreichte Menge bei Injektion von 1 mCi um den Faktor $10^6$ unter der $LD_{50}$. Demzufolge können toxische Wirkungen bei der für die Myokardszintigraphie benötigten Menge von 1–2 mCi keinesfalls auftreten, selbst wenn man unter den verschiedensten organischen Störungen eine pathologische Metabolisierung oder eine verzögerte Elimination annehmen müßte. So sind Nebenwirkungen und Komplikationen in der bis heute vorliegenden Literatur auch nicht beschrieben.

## 2.1 Pharmakokinetik und ihre Determinanten

Nach ausgedehnten Untersuchungen vieler Autoren sind die wesentlichen Faktoren, welche die Aufnahme von Thallium in den myokardialen Zellverband beeinflussen, die folgenden:

- Myokardperfusion,
- Extraktionsfähigkeit des Myokards,
- Myokardmasse.

Während der letztgenannte Faktor ja als lineare Funktion zwischen Strahlungsintensität und Anzahl der speichernden Zellorganellen plausibel ist, bedürften die beiden anderen Determinanten in unserem Ansatz einer Ableitung.

### 2.1.1 Myokardperfusion

Untersuchungen mit intraatrial injizierten Mikrosphären bei gleichzeitiger intravenöser Tl-Verabreichung und anschließendem Vergleich von Durchblutung und Tl-Aufnahme (Strauss u. Pitt 1977; Gould 1978 und Mueller et al. 1976) ergaben enge Korrelationen zwischen diesen beiden Parametern.

Diese enge Korrelation ergibt sich jedoch nur in Ruhe, wie weitere Versuche der oben genannten Untersucher mit Koronardilatatoren, u.a. Dipyridamol und anderen Substanzen, zeigten. Erhöhte Durchblutung wurde in diesen Fällen nicht mit entsprechend stärkerer Zunahme der Tl-Anreicherung beantwortet. Die initiale Tl-Aufnahme und -Verteilung ist nach Maseri et al. (1976), Ritchie et al. (1978) u.a. aber doch primär durchblutungsabhängig.

### 2.1.2 Extraktionsfähigkeit des Myokards

Die Extraktionsfähigkeit ihrerseits ist

a) eine Funktion der Vitalität der Zellen und
b) eine Funktion des regionalen Metabolismus, insbesondere des myokardialen Sauerstoffverbrauchs (DiCola et al. 1977; Felix et al. 1975a; Gould 1978; Strauer et al. 1978).

Für die Aufnahme des Tl-201 ist neben der nur geringfügigen passiven Penetration der aktive Transport über die Kalium-Natrium-ATPase in den Muskel nach allen bisher vorliegenden Erkenntnissen weitaus entscheidender.

Dies wird mit dem fast gleichen Ionenradius von $Tl^+$ und $K^+$ (vgl. oben) und der etwa 10mal größeren Affinität des $Tl^+$ zur $K^+$-$Na^+$-ATPase mit entsprechender Aktivierungsfähigkeit erklärt (Britten u. Blank 1968; Lebowitz et al. 1973; Mullins u. Moore 1960). Danach ist die Aufnahme von $Tl^+$, da hier ein aktiver Transport vorliegt, von der Unversehrtheit des Zellstoffwechsels (Smitherman et al. 1978), d.h. dem Vorliegen von energiereichem Phosphat und damit von einer ausreichenden Durchblutung abhängig (Lebowitz et al. 1975; Lütolf et al. 1977).

Die Aufnahme in die Zelle kann also andererseits durch Faktoren, die an der $K^+$-$Na^+$-ATPase angreifen, beeinträchtigt werden, wie z.B. durch das Vorliegen von Magnesiumionen oder durch einen veränderten Kaliumblutspiegel.

Zur Abschätzung der klinischen Relevanz solcher Membranstörungen für die Beeinträchtigung der diagnostischen Aussagefähigkeit der Thallium-Myokardszintigraphie ist wiederum die mathematische Betrachtung der Gesetzmäßigkeit in multiionischen Systemen wie dem menschlichen Blut notwendig:

Elektrolytsysteme können auf 2 verschiedene Arten beschrieben werden, im Ionenbild oder im Salzbild. Die Entropieproduktion lautet dann

$$\frac{dS_{in}}{dt} = \frac{1}{T} \sum_{i=1}^{k} J_i \Delta\eta_i \quad \text{bzw.} \quad \frac{dS_{in}}{dt} = \frac{1}{T}\left( \sum_{s=1}^{u} J_s \Delta\mu_s + I\, E_1 \right),$$

wobei $J_i$ den Fluß und $\Delta\eta_i$ die elektrochemische Potentialdifferenz der einzelnen Ionen $i = 1, \ldots k$ bedeuten und $J_s$ und $\Delta\mu_s$ Fluß und chemische Potentialdifferenz der Salze $s = t, \ldots u$ mit $u = k-1$. I ist der elektrische Strom und $E_1$ die elektrische Potentialdifferenz, die das Thallium an der Membran erzeugt. $E_1$ wird mit einem Elektrodenpaar gemessen, das für eines der Ionen i reversibel ist.

Ich bevorzuge hier die Ionenschreibweise und zerlege $\Delta\eta_i$ unter den Restriktionen der Gleichgewichtsnähe und dem Blut entsprechenden Lösungen in:

$$\begin{aligned} \Delta\eta_i &= z_i F \Delta\varphi + \Delta\mu_i \\ &= RT\ln \frac{c'_i}{c''_i} + z_i F \Delta\varphi = RT\frac{\Delta c_i}{\bar{c}_i} + z_i F \Delta\varphi, \end{aligned}$$

wobei $z_i$ Wertigkeit und Vorzeichen der Ladung und F die Faraday-Konstante angeben. $\Delta\varphi = \varphi' - \varphi''$ ist die elektrische Potentialdifferenz, die wir ja näherungsweise mit Kalomel-Elektroden messen können, welche im Blut über gesättigte KCl-Brücken mit der Phase ′ bzw. ″ in Verbindung stehen.

In Gleichgewichtsnähe erwarten wir die Gültigkeit folgender Flußgleichungen:

$$J_w = L_{ww} \Delta\mu_w + \sum_{i=1}^{k} L_{wi}(\Delta\mu_i + z_i F \Delta\varphi)$$

$$J_i = L_{iw} \Delta\mu_w + \sum_{j=1}^{k} L_{ij}(\Delta\mu_j + z_j F \Delta\varphi) \; (i = 1 \ldots k)$$

Wie oben bereits erwähnt, ist die Thalliumaufnahme natürlich nicht nur von diesen transmembranösen Flüssen abhängig. Wegen zusätzlicher Einflüsse von Myokardperfusion, Kaliumspiegel und Stoffwechselaktivität müssen z. B. auch Medikamente, die diese Faktoren beeinflussen, auf die zelluläre Thalliumaufnahme einen Einfluß haben. Werden keine Medikamente verabreicht, so läßt sich die Blutextraktion als biexponentielle Kurve darstellen, wobei 91% der injizierten Isotopenmenge mit einer Halbwertszeit von nur 5 min und der Rest mit einer erheblich längeren Halbwertszeit von über 40 h aus dem Blut extrahiert werden (Ritchie et al. 1978). Etwa 2–5% der injizierten Tl-Dosis werden vom Herzen aufgenommen. Der Rest verteilt sich auf Leber, Intestinaltrakt, Nieren, Skelettmuskulatur und Schilddrüse.

Im Verhältnis zum Herzen (pro Gramm Organgewicht) wird Thallium (nach Bradley-Moore et al. 1976) in andere Organe folgendermaßen aufgenommen:

Herz: Leber = 2,3:1
Herz: Milz = 3,6:1
Herz: Niere = 1,2:1

88% der injizierten Menge werden im ersten Durchfluß bereits im Myokard gespeichert, weshalb es sich in der Praxis bewährt hat, bei Belastungsszintigrammen die Belastung bis zu 1 min nach Injektion fortzuführen.

Die Elimination aus dem Myokard vollzieht sich wesentlich langsamer, wir konnten bis zur Abnahme auf die halbe Impulsrate eine Durchschnittszeit von 31 min ermitteln, die biologische Halbwertszeit beträgt insgesamt 10 Tage.

Diese Werte stimmen mit den Ergebnissen anderer Autoren überein (Lichte et al. 1976).

Unter Berücksichtigung der physikalischen Halbwertszeit von 73,5 h ergibt sich für die sog. effektive Halbwertszeit ein Wert von 57 h (Atkins et al. 1977).

Thallium wird zum größten Teil über die Nieren ausgeschieden, entsprechend der langen biologischen Halbwertszeit nur etwa 4% am ersten Tag nach der Injektion. Dabei steigern Mineralokortikoide die renale Thalliumclearance in ähnlicher Weise wie diejenige des Kaliums (Gehring u. Hammond 1967). Die Exkretion über den Darm ist zu vernachlässigen.

Nach der Aufnahme des Isotops in das Myokard und nach Verteilung in den übrigen Geweben stellt sich in einem Zeitraum von ca. 10 min nach ergometrischer Belastung des Patienten und auch schon ca. nach 20 min nach Beginn einer Ruheinjektion ein Gleichgewicht zwischen Myokardanreicherung und Hintergrundspeicherung von etwa 2:1 für die Dauer von etwa 1 h bei Belastungsszintigraphien und etwa 2 h unter Ruhebedingungen ein.

Bei dieser Gleichgewichtsbildung müssen Phänomene wie die sog. Redistribution und der myokardiale „wash-out" berücksichtigt werden.

Seit den Untersuchungen von Pohost et al. (1977) und anderen Autoren (Blood et al. 1978; Carillo et al. 1978; Gewirtz et al. 1978; Lütolf et al. 1977; Mathey et al. 1978a; Schwartz et al. 1978; Smitherman et al. 1978) ist das Phänomen bekannt, daß sich die durch Belastung ischämisch gewordenen Gebiete in Ruhe nach spätestens 2–5 h wieder mit Thallium angereichert haben, wenn grundsätzlich vitales Gewebe vorliegt. Pohost et al. (1977) nannte dieses Phänomen Redistribution, weil die Annahme naheliegt, daß die nach einigen Stunden wieder normal perfundiert erscheinenden Regionen Thallium aus dem Blutpool extrahiert haben. Mathey et al. (1978) und auch andere Untersucher sehen die Ursache dieses Phänomens zusätzlich in einer im Vergleich zum normalen Gewebe verzögerten Abgabe („wash-out") des Thalliums aus den ischämischen Gebieten, wodurch es ebenfalls zu einem relativen Intensitätsangleich kommen kann. Nach unseren eigenen Impulsmessungen spielt die Redistribution die größere Rolle.

Für die Praxis ergibt sich daraus die Konsequenz, daß einerseits sehr früh nach einer ergometrischen Belastung mit der szintigraphischen Aufnahme des Herzens begonnen werden muß, und daß man andererseits mit einer einzigen Dosis Thalliumchlorid eine belastungsinduzierte Myokardischämie durch die spätere Rückverteilung im nachfolgenden Spätszintigramm von einer echten Narbe unterscheiden kann, in die hinein eine Rückverteilung ja nicht möglich ist.

Wir haben unsere Untersuchungen 2zeitig unter Belastung und als Spätszintigramm nach mehr als 2stündiger Ruhepause bei zu erwartender Redistribution durchgeführt.

## 2.2 Medikamentöse Beeinflussung der Thalliumaufnahme

Wir haben unter Medikation sowohl Einflüsse auf die quantitative Aufnahme als auch auf die lokale Verteilung des Isotops beobachten können, auch von anderen Autoren wurden hierzu Messungen durchgeführt.

Dipyridamol führt zu einer Thallium-Mehranreicherung v.a. im Bereich der großen Koronargefäße (Wagner et al. 1977).

Oxyfedrin hingegen bewirkt eher im Bereich der Herzspitze, also vorwiegend in der Koronarperipherie eine Mehranreicherung von Thallium.

Nifedipin ist in seinem Verteilungsmuster dem Dipyridamol ähnlicher als dem Oxyfedrin.

Glyceryltrinitrat führt ebenfalls zur Mehraufnahme von Thallium in der Gefäßperipherie.

$\beta$-Rezeptorenblocker erzeugen eine signifikante Abnahme der Thalliumaufnahme um ca. 10%. Der Mechanismus hierfür ist bisher nicht sicher erklärt.

Dagegen führen Digitalisglykoside zu einer erklärbaren Minderspeicherung von Thallium, die wegen der Inhibition der $K^+$-$Na^+$-ATPase mehr als 20% des Ausgangswerts ohne Medikament betragen kann.

Quabain hemmt ebenso wie Digitalis die Thalliumaufnahme in das Myokard.

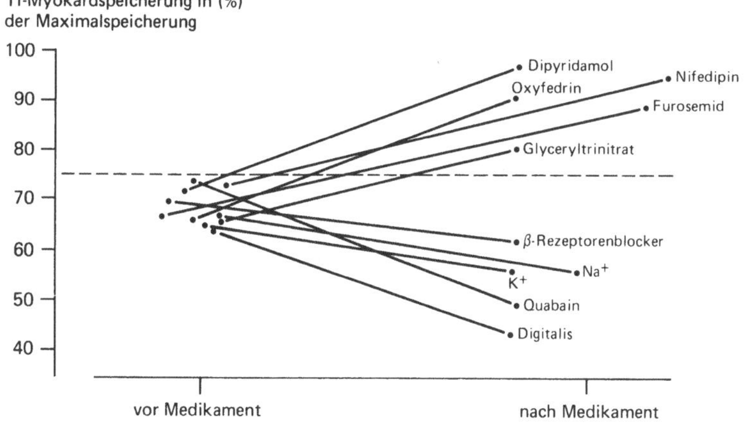


**Abb. 3.** Beeinflussung der myokardialen Thalliumaufnahme durch verschiedene Pharmaka

Furosemid zeigt bei alleiniger Applikation keinen Einfluß auf den Thalliumshift, wogegen bei zusätzlicher Kaliumsubstitution zum Diuretikum eine Mehrspeicherung von bis zu 20% im Herzmuskel nachweisbar wird. Auch hierfür konnte der Mechanismus noch nicht geklärt werden.

Eine Kaliuminfusion mobilisiert $Tl^+$ aus dem Gewebe, beschleunigt einen Ausstrom in den Blutpool und verdrängt Thallium zusätzlich an der Membran. In ähnlicher Weise wirken Natriumfluoride (Ritchie et al. 1978).

Insgesamt beeinflussen Medikamente die Thalliumaufnahme in das Myokard um etwa 15% nach oben oder unten (Abb. 3) (Bossuyt u. Jonckheer 1978; Hamilton et al. 1978a; Ritchie et al. 1978).

## 3 Strahlenbelastung

Bei Messungen über einzelnen Organen haben wir die nachstehenden Werte gefunden (Tabelle 1).

**Tabelle 1.** Strahlenbelastung[a] bei der Tl-Szintigraphie. Zum Vergleich sind die Ganzkörper- und die Gonadenbelastung bei einer Röntgenthoraxaufnahme angegeben (nach Thurn u. Bücheler 1977). Vergleichsdaten nach Felix et al. (1975a).

| | Tl-Szintigraphie (mrad/mCi) | a. p.-Thoraxaufn. (mrad) | Vergleichsdaten Felix |
|---|---|---|---|
| Ganzkörper | 210/250 | 100 | |
| Testes | 590 | 10 | 100 m<br>900 w |
| Nieren | 1170 | | 1900 |
| Schilddrüse | 1030 | | |
| Herz | 160 | | |

[a] Umrechnung in SI-Einheiten: 1 mCi = $3{,}7 \times 10^7$ Bequerel (Bq)
1 mrad = $10^{-5}$ Gray (Gy)

Frühere Untersucher (Bradley-Moore et al. 1976; Feller u. Sodd 1976; Lebowitz et al. 1975) haben für die Strahlenbelastung z. T. deutlich niedrigere Werte erhalten:

| | | |
|---|---|---|
| Testes | 250 | (Bradley-Moore et al. 1976) |
| | 300 | (Feller u. Sodd 1976) |
| Ganzkörper | 70 | (Bradley-Moore et al. 1976) |
| | 240 | (Feller u. Sodd 1976) |

Dies ist teilweise darauf zurückzuführen, daß von in Tierversuchen gewonnenen Ergebnissen auf die Strahlenbelastung beim Menschen hochgerechnet wurde.

Übereinstimmend wurde aber von allen Untersuchern die Niere als das kritische Organ mit der höchsten Strahlenbelastung angegeben.

Die den Patienten applizierten Dosen wurden auch vorher in der Spritze über die Kamera und über das Dosismeßgerät „isotope calibrator" der Fa. Picker gemessen (Abb. 4).

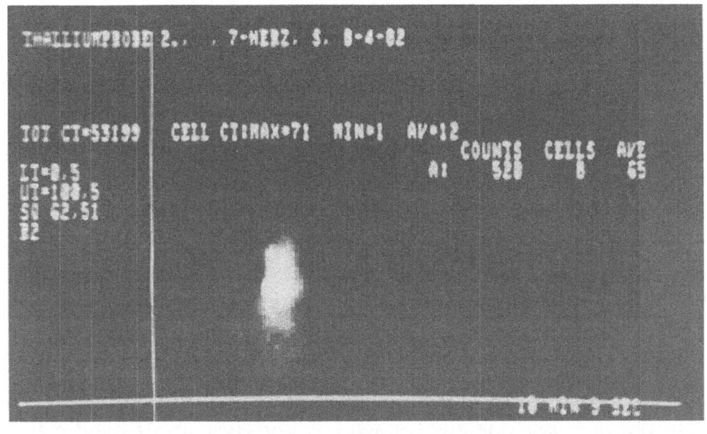


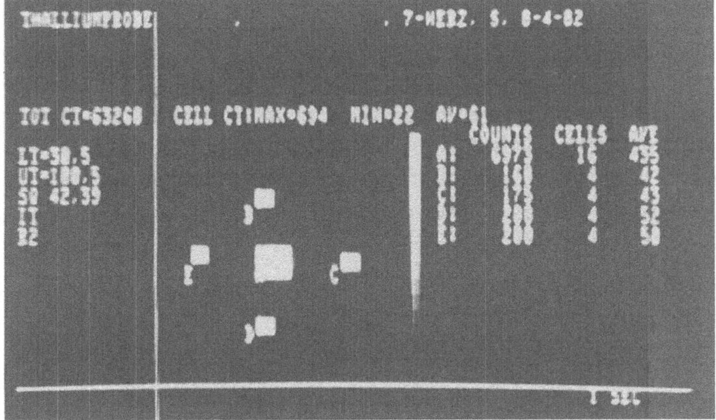


**Abb. 4.** Messung der Impulsraten aus einer Spritze mit 1,5 mCi Thallium-Chlorid direkt über die $\gamma$-Kamera

# 4 Klinische Untersuchungen. Methodenübersicht zur Bypassgruppe

## 4.1 Prä- und postoperative Koronarangiographie

Die hier untersuchten Patienten wurden selektiv nach der Judkins-Technik angiographiert. Die Aufnahmen wurden mit C-Bogen in mehreren, mindestens 3 Projektionen angefertigt.

Die rechtsschräge Projektion führten wir üblicherweise bei 30°, in wenigen Fällen bis 50° durch, zusätzlich erfolgte eine linksschräge Projektion bei 40° und 60°.

Alle gefundenen Stenosen mußten, wenn auch in unterschiedlicher Graduierung, in 2 Projektionen darstellbar sein, deshalb war in vereinzelten Fällen eine zusätzliche Projektionsrichtung, z. B. hemiaxiale Projektionen mit Drehung des Tischfußes um ca. 15–20° im Uhrzeigersinn notwendig.

Üblicherweise wurden Judkins-Katheter der Größen 7 und 8 French verwendet.

Pro Gefäß wurden je nach Gefäßweite, Blutstromgeschwindigkeit und Reaktion des Patienten bzw. EKG-Veränderungen unter der Injektion 5 bis max. 15 ml Urografin 60% und 76% injiziert. Die Injektionsdauer betrug bei Handinjektion zwischen 2 und 5 s. Die Cinefilmaufzeichnung erfolgte durchschnittlich mit 40–60 Bildern pro Sekunde.

Die Ventrikulogramme wurden in allen Fällen in einer Ebene von RAO 30° durchgeführt, in einem Teil der Fälle zusätzlich auch in der linksschrägen Projektion.

Nach den gleichen Kriterien wurden die Patienten postoperativ in einem Zeitraum zwischen 3 und 14 Monaten nachangiographiert, wobei sowohl die Bypassgrafts als auch die nativen Gefäße dargestellt wurden. Außerhalb dieses Zeitintervalles wurden 6 Patienten wegen akut aufgetretener Angina-pectoris-Symptomatik und 3 weitere Patienten aufgrund eines bei der Nachkontrolle veränderten Myokardszintigramms nachangiographiert.

Die jeweilige Koronarangiographie und die zugehörige Ergometrie mit Myokardszintigraphie erfolgten prä- und postoperativ zeitlich eng korreliert im Abstand einiger Tage.

Die postoperative Beurteilung von Bypassvenen erfolgte nach den gleichen Kriterien wie die Gefäßbeurteilung bei der Koronarangiographie, d.h. daß 75%ige Bypasseinengungen als hämodynamisch wirksam angesehen wurden und Grafts als verschlossen galten, wenn bei der Anspritzung durch die intraoperativ gelegte kontrastgebende Markierungsschlinge oder bei der Übersichtsaortographie im Falle einer mißlungenen selektiven Graftintubation keine Kontrastierung erfolgte.

## 4.2 Prä- und postoperative Fahrradergometrie im Rahmen der Myokardszintigraphie

Die ergometrische Untersuchung erfolgte an einem elektromagnetisch gebremsten Siemens-Ergometer unter Fußkurbelarbeit in halbliegender Position.

Der EKG-Verlauf wurde über einen 6-Kanal-Monitor optisch registriert und auf einem 6-Kanal-Schreiber (Mingograph Cardirex 6 T, Siemens) mit den Ableitungen I, II, III nach Einthoven, sowie $V_2$, $V_4$ und $V_6$ nach Wilson dokumentiert.

Die Ergometrie wurde auf der 25-W-Stufe begonnen (eine 5-W-Stufenschaltung war vorhanden). Die Belastung wurde nach jeweils 4 min um weitere 25 W gesteigert. Hierbei gingen wir von der Beobachtung aus, daß erst ab 4minütiger Belastung auf der jeweiligen Belastungsstufe bei der Mehrzahl der Patienten die einzelnen Kreislaufgrößen ein annäherndes Steady state erreicht haben (Roskamm 1968). Das angestrebte Belastungsziel richtete sich nach der für den jeweiligen Patienten von der Anamnese her zu erwartenden Arbeitstoleranz. Als Abbruchkriterien der Belastung übernahmen wir die von der WHO gegebenen Empfehlungen (Roskamm 1968).

Weil es das Ziel der präoperativen szintigraphischen Untersuchung war, eine belastungsinduzierte Myokardischämie mit einer bildgebenden Methode darzustellen, mußten als Referenz hierzu in der simultan erfolgenden Belastungs-EKG-Untersuchung entsprechende Ischämiekriterien definiert und nach Möglichkeit dokumentiert werden.

Als Kriterien für das Vorliegen einer Belastungskoronarinsuffizienz bzw. *positiven Belastungsreaktion* im EKG werteten wir, wenn horizontale oder deszendierende ST-Streckensenkungen entweder von $\geqq 0{,}1$ mV in den Extremitätenableitungen oder von $\geqq 0{,}2$ mV in den Brustwandableitungen nachgewiesen wurden oder wenn bei dem Patienten eine typische Angina-pectoris-Symptomatik während der Belastung auftrat.

Eine fehlende Belastungskoronarinsuffizienz bzw. *negative Belastungsreaktion* nahmen wir an, wenn sich keine der oben dargestellten pathologischen Veränderungen zeigte und der untersuchte Patient 85% seiner altersentsprechenden Ausbelastungsherzfrequenz (Schmidt 1973) beschwerdefrei erreicht hatte.

*Nicht beurteilbar* nannten wir Belastungsversuche, bei denen trotz fehlender Anzeichen für eine Belastungskoronarinsuffizienz nicht die geforderte Ausbelastungsherzfrequenz erreicht werden konnte, oder wenn durch Erregungsausbreitungsstörungen die exakte Beurteilung der Kammerendteile nicht möglich war.

Als Voraussetzung für die Diagnose „anamnestischer transmuraler Myokardinfarkt" forderten wir für die in den infarkttypischen Ableitungen auftretenden Q-Zacken folgende Kriterien:

- Dauer von Q > 0,04 s
- Tiefe von Q > 25% der R-Zacke oder absolute Tiefe von mindestens 0,4 mV

Die Diagnose „anamnestischer intramuraler Myokardinfarkt" wurde dann gestellt, wenn trotz Aktendokumentation eines Infarktablaufs mit Enzym- und Endteilveränderungen jetzige EKG-Veränderungen fehlten oder wenn sich in den entsprechenden Ableitungen terminal negative T-Wellen fanden.

Es wurden also immer 3 Kriterien gefordert (transmural: Symptomatik, Enzyme, EKG-Veränderungen des Kammerkomplexes; intramural: Symptomatik, Enzyme, EKG-Veränderungen der Kammerendteile).

## 4.3 Prä- und postoperative Myokardszintigraphie

Obwohl wir Untersuchungen an Bypasspatienten über einen relativ großen Zeitraum (von 1977 bis 1982) mit unterschiedlichen technischen Entwicklungen durchgeführt hatten, galt für alle hier aufgeführten Befunde von 40 ausgewählten Patienten, daß die Durchführung der Belastungsszintigraphie, die Kameratechnik und der Aufnahmeablauf, die Dokumentation der gesammelten Daten, computergesteuerte Korrekturen am ursprünglichen Impulsmaterial sowie andere Details der Auswertung wie Segmentanalysen, Infarkt- und Ischämiekriterien für Szintigrammdefekte und anderes während der gesamten Untersuchungszeit vergleichbaren Bedingungen unterlagen.

### 4.3.1 Durchführung

Etwa 1 min vor der zu erwartenden Beendigung der ergometrischen Untersuchung erfolgte die intravenöse Injektion von 1,5 mCi Thalliumchlorid, welches in durch 0,9%ige NaCl-Zugabe isotonisch gemachter Lösung, steril sowie konserviert mit 0,9%igem Benzylalkohol auf ca. 2 ml Lösung kalibriert wurde.

Nach unseren Voruntersuchungen an Koronarkranken hat es sich bewährt, die Patienten zur Verminderung der Leber- und der gastrointestinalen Thalliumspeicherung einer etwa 6stündigen Nahrungskarenz auszusetzen. Eine verminderte pulmonale Parenchymspeicherung haben wir bei Injektion in halbsitzender Position beobachtet.

Die Lagerungsmaßnahmen waren von großer Wichtigkeit, solange keine weitgehende Hintergrundsubtraktion zur Verfügung stand (s. unten).

Die meisten der in dieser Untersuchung ausgewerteten Patienten standen zum Zeitpunkt von Ergometrie und Szintigraphie unter einer kardial wirksamen Medikation. Bei allen Patienten mußte daher dafür gesorgt werden, daß zur prä- und postoperativen intraindividuellen Vergleichsuntersuchung die gleiche Medikamentendosis vorlag.

32 Patienten erhielten zum Zeitpunkt der Untersuchung die Erhaltungsdosis eines Digitalisglykosids (80%).

Bei diesen Patienten konnten wir in der Regel digitalisinduzierte muldenförmige ST-Senkungen wegen der fehlenden Absenkung des J-Punkts ausreichend gut von typischen ischämischen horizontalen oder deszendierenden ST-Streckensenkungen mit Absenkung des J-Punkts bei Koronarinsuffizienz unterscheiden.

Fast alle Patienten aus der bypassbedürftigen Gruppe standen präoperativ unter einer Medikation mit $\beta$-Sympatholytika. Diese Patienten wurden angewiesen, die Medikamente eine Woche vor der anberaumten Untersuchung ausschleichend zu dosieren, so daß wir den Prozentsatz der Patienten, die während der Szintigraphie noch $\beta$-Rezeptorenblockerbedürftig waren, auf 20% (8 Patienten) senken konnten. Bei diesen Patienten wurde postoperativ vor der Kontrolluntersuchung früh wieder eine entsprechende $\beta$-Rezeptorenblockermedikation angesetzt.

Bei allen Patienten wurden sowohl Belastungs- als auch Ruheszintigramme (als Spätaufnahme nach 2–4 h) angefertigt.

Die Belastungsszintigramme erbrachten vor der Entwicklung der totalen Hintergrundsubtraktion grundsätzlich kontrastreichere Aufnahmen als die Ruheszintigramme, weil beim Belastungsscan das Verhältnis von myokardialer Traceraufnahme zu Hintergrundaktivität zugunsten des Myokards umverteilt wird und damit auch eine Defektdiskriminierung besser gelingt. Diese Umverteilung war jedoch nur zu der Zeit von Bedeutung, als noch keine ausreichend guten Subtraktionsverfahren für die Hintergrundaktivität zur Verfügung standen.

Auch ohne den Vergleich mit dem Ruheszintigramm versuchten wir, bereits allein aus dem Belastungsszintigramm nach den von uns definierten Kriterien der Speicherverminderung (s. unten) zwischen Narbenbezirken und ischämischem Gewebe zu unterscheiden.

Dennoch hielten wir Spätaufnahmen zu Redistributionsuntersuchungen für gerechtfertigt, um u.a. Vergleiche zwischen Redistribution und sog. Wash-out-Effekt anzustellen.

Wir selber glauben die Defektdiskriminierung mit der Wash-out-Theorie allein nicht erklären zu können, da bei verzögertem „wash-out" in einem Ischämiebereich die Impulsraten im gesamten Myokard etwa auf das Niveau des Ischämiebezirks sinken müßten, bevor der optische Eindruck eines homogenen Bildes entstünde.

Demgegenüber konnten wir jedoch in ischämischen Segmenten nach 2 oder mehr Stunden eher wieder Impulsraten messen, die sich auf das Niveau der Impulsraten gesunder Areale zu diesem Zeitpunkt zubewegten (vgl. Abb. 5). Dies wäre durch einen verzögerten „wash-out" nicht erklärbar.

Vor dem Einsatz der von uns angewendeten Methode der Hintergrundsubtraktion (Modifikation eines Verfahrens nach Goris et al. 1976) mußten wir die Hintergrundstrahlung wie bereits erwähnt durch Lagerungstechniken bei der Aufnahme und auch durch Bestimmung des optimalen Aufnahmezeitpunkts nach der Ergometrie so gering wie möglich halten.

Nach einer Reihe von Messungen an Gesunden und unseren übrigen Koronarkranken bestimmten wir als optimalen Zeitpunkt der Herzanreicherung 15–20 min nach der Tracerinjektion, da wir erst nach dieser Zeit ein optimales Plateau zwischen Myokard- und Hintergrundstrahlung fanden, was mit den Ergebnissen übereinstimmte, die Hamilton im gleichen Jahr (1977 a) beschrieb.

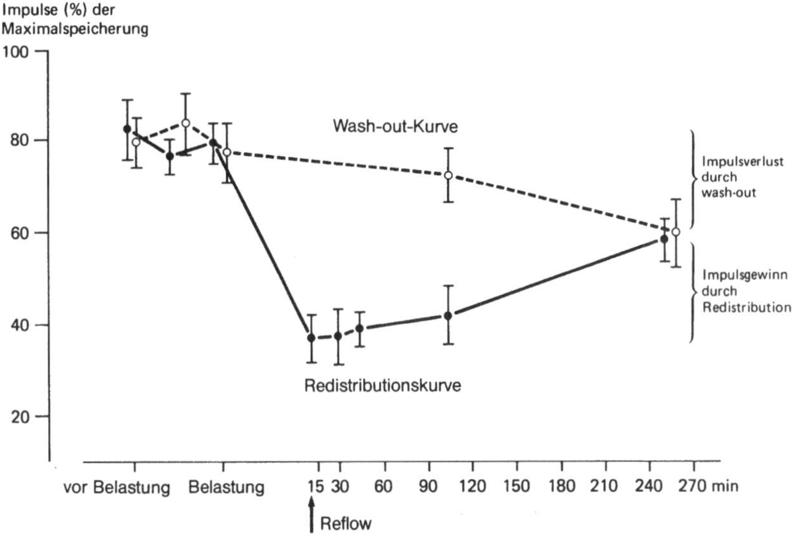


**Abb. 5.** Impulsverhalten durch „wash-out" im nichtischämischen Myokard im Vergleich zur Redistribution in ischämischem Myokard

Dieser Schwierigkeiten der optimalen Aufnahmezeitbestimmung und Lagerung waren wir mit der totalen Hintergrundsubtraktion enthoben.

### 4.3.2 Aufnahmetechnik

Weil das maximale Auflösungsvermögen der Thalliumszintigraphie bei nur einer Aufnahmeebene mit ca. 2,5 cm Läsionsdurchmesser relativ schlecht ist, mußten routinemäßig mehrere Projektionen angewendet werden. Hierdurch konnten wir sicher reproduzierbar und an Phantommodellen objektiviert das Auflösungsvermögen auf Defektgrößen von ca. 10 mm Durchmesser senken.

Studien zu diesem Problem wurden von Cook et al. bereits ein Jahr vorher (1976) an Phantommodellen durchgeführt. Danach wurden Defekte am besten in solchen Projektionen erkannt, die tangential oder direkt im senkrechten Strahlengang zur Defektebene standen.

In strenger Anlehnung an unsere koronarangiographischen Untersuchungsebenen, führten wir bei den hier besprochenen Untersuchungen die Aufnahmen in 4 Projektionen durch, die am besten die Perfusionsareale der einzelnen großen Kranzarterien voneinander trennen ließen. Wir verwendeten:

1) RAO 30° (Darstellung der Perfusionsareale der rechten Kranzarterie unten und des Ramus interventricularis anterior oben gelegen).
2) a.-p. Projektion (Perfusionsareal der rechten Kranzarterie links gelegen, Ramus interventricularis anterior in der Mitte, Ramus marginalis sinister rechts gelegen)
3) LAO 45° (Ramus interventricularis anterior links gelegen, Ramus diagonalis I und II oben gelegen, Ramus circumflexus rechts gelegen)
4) Linkslateral (Ramus interventricularis anterior oben gelegen, Ramus circumflexus rechts gelegen, Ramus marginalis unten gelegen) (vgl. Abb. 6)

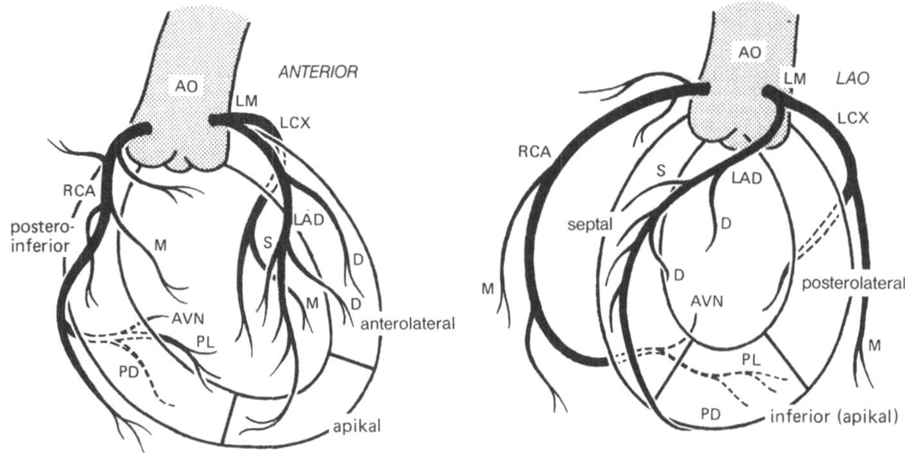


**Abb. 6.** Fünf szintigraphisch in 2 Projektionen eindeutig überlagerungsfrei zu unterscheidende linksventrikuläre Myokardsegmente in ihrer Beziehung zum Kranzgefäßsystem. *Ao* Aorta, *LM* linker Hauptstamm, *LCX* Ramus circumflexus, *LAD* Ramus interventricularis anterior, *D* Diagonaläste, *M* Marginaläste, *S* Septaläste, *RCA* rechte Kranzarterie, *AVN* AV-Knotenarterie, *PL* Ramus posterolateralis, *PD* Ramus descendens posterior, *LAO* links-schräge Projektion

Die Kamera wurde bei diesen verschiedenen Projektionen rotierend um den Patienten herum bewegt, wobei der Patient, gestützt durch Gummikeile und eine Schulterausgußform aus Schaumgummi exakt in horizontaler Rückenlage gehalten wurde.

### 4.3.3 Kamerasystem und technische Aufnahmeeinheiten

Für die in dieser Untersuchung erstellten szintigraphischen Aufnahmen verwendeten wir eine Anger-Kamera vom Typ Picker Dyna IV/15. Die Kamera verfügt über einen 15-Zoll-Zählkristall und 37 Photomultiplier.

Weitere spezifische Daten der Aufnahmeeinheit:

| | |
|---|---|
| Räumliche Auflösung | 5 mm |
| Homogenität | ± 2,5% |
| Energetische Auflösung | 12% |
| Räumliche Linearität | ± 1% |
| Geschwindigkeit | 46,1 K cts/s (Verlustrate 25%) |
| Größe des Gesichtsfeldes | 38,1 cm |
| Empfindlichkeit | 256,9 cpm/µCi<br>(mit $C_{o_{57}}$,,ultrafine" Collimator) |

In Verbindung mit der Kamera verwendeten wir einen Low-energy-Parallellochkollimator mit 16000 Löchern.

Weitere spezifische Daten des Kollimators:

| | |
|---|---|
| Energiebereich | 44–140 keV |
| Lochdurchmesser | 2,36 mm |
| Dicke der Septen | 0,254 mm |

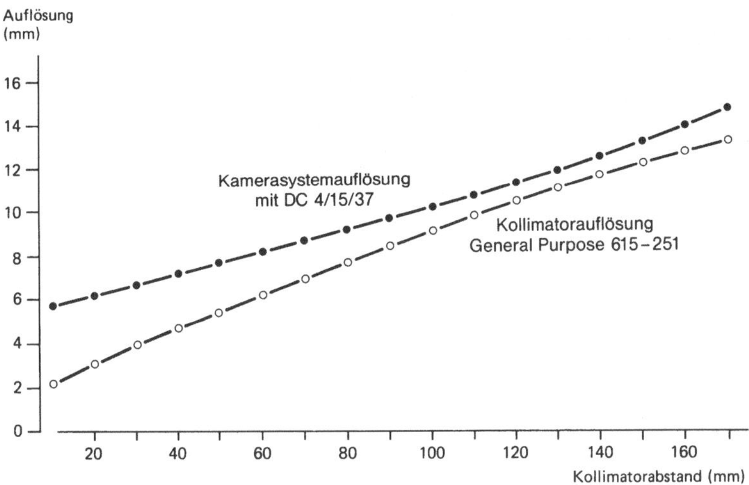


**Abb. 7.** Räumliches Auflösungsvermögen unserer Kamera mit dazu verwendetem Kollimator in Abhängigkeit vom Abstand zum Objekt, gemessen an einer Standardmeßdosis $^{99m}$Tc

| | |
|---|---|
| Größe des Gesichtsfeldes | 38,0 cm |
| Räumliche Auflösung | 3,0 mm an der Oberfläche |
| | 10,0 mm in 10 cm Abstand |

Die Meßwerte für die hier angegebene Auflösung sind in Abb. 7 für eine Technetiummeßdosis wiedergegeben.

Der Impulshöhenanalysator wurde auf den Spitzenwert der Quecksilberröntgenstrahlung zwischen 68 und 82 keV eingestellt, es wurde ein sog. Fenster um den Peakwert von 40% eingestellt, wobei pro szintigraphische Projektion 500 000 Counts aufgenommen wurden.

### 4.3.4 Methode der elektronischen Datenerfassung

Über die Szintillationskamera wurde zunächst ein Analogbild auf Röntgenfilmplatte bzw. über Sofortbildkamera (Polaroid) registriert. Dies entspricht der üblichen Dokumentationstechnik.

Zu der vorgelegten Untersuchung schalteten wir der Kamera einen Computer vom Typ Digital PDP 11/20 mit einem 28 K-Worte Kernspeicher (in 16 Bit-Worten) nach.

Die Aufnahmedaten wurden durch ein Gamma-11-Programm verarbeitet und auf einem Massenspeicher aus Wechselplatten mit 2,5 MByte sowie einem Speicheroszilloskop VT 01 Tektronix 611 der Fa. Digital abgespeichert.

Von diesem Aufnahmerechner nun überspielten wir das Datenmaterial der Magnetplatte auf den Massenspeicher eines Digital PDP 11/40 Auswertungsrechners mit einem 64-K-Worte Kernspeicher (in 16 Bit-Worten). Der Massenspeicher bestand auswertungsseitig aus einem Magnetplattenstapel mit 20 MByte.

Die Farbdarstellung der gewonnenen Impulsmuster wurde alternativ auf einem Conrac-Farbdisplay oder auf einem sog. „Sicogramm" über einen Siemens-Sicographen abgewickelt.

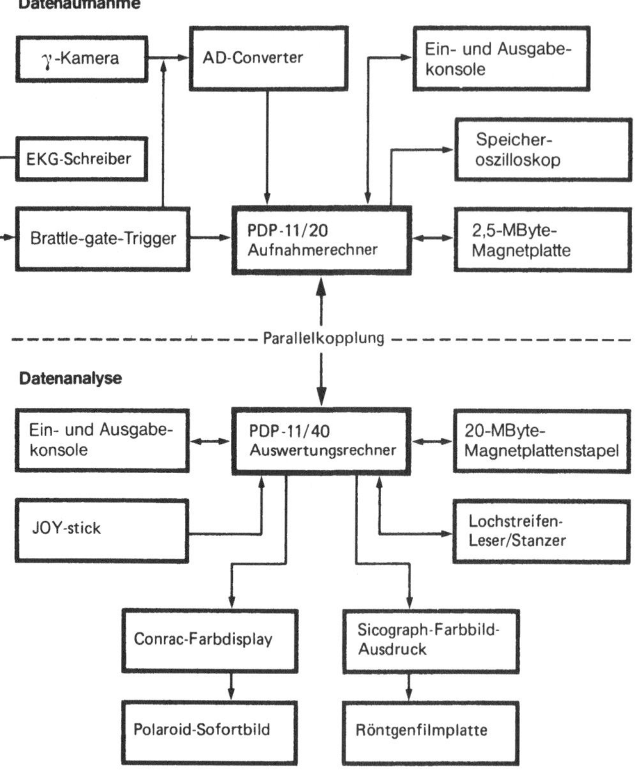


**Abb. 8.** Aufbau der Datenaufnahme und Datenverarbeitung zur Bewertung der Myokardbefunde

Als externe Speichermedien dienten uns also Magnetplatte und Magnetstapel.

Vom Farbdisplaymonitor konnten die szintigraphischen Darstellungen auf Umkehrfilm abfotografiert werden. Die Scans wurden danach mittels Diaprojektor vergrößert, was besonders zur Planimetrie ischämischer oder infarzierter Myokardsegmente notwendig wurde. Eine Übersicht über Datenaufnahme und -verarbeitung gibt Abb. 8.

### 4.3.5 Eigene Bemühungen zur Verbesserung der Wiedergabequalität

Die Bildqualität des Tl-Szintigramms war zum Zeitpunkt dieser Untersuchungen im Vergleich zu anderen myokardaffinen Nukliden wie z. B. Caesium, Rubidium oder Kalium als diagnostisch deutlich besser verwertbar einzustufen, dennoch ergaben sich weitere Ansatzmöglichkeiten zu Verbesserungen.

Einen entscheidenden Einfluß auf die Bildqualität hat das Verhältnis von Herzaktivität zu Hintergrundaktivität.

Vor der diagnostischen Auswertung eines jeden Szintigramms haben wir zusätzliche Verfahren der Bildbearbeitung zur Verbesserung der Bildqualität angewandt.

Das erste Bildkorrekturverfahren setzte sich aus 3 Teilschritten zusammen:

a) Homogenitätskorrektur
b) lineare Hintergrundsubtraktion
c) Veränderungen der Aktivitätsschwellen

Bei allen 3 genannten Korrekturverfahren wählten wir als Bezugssystem jeweils einen Punkt der Maximalaktivität über dem Herzen, die wir gleich 100% setzten.

*a) Die Homogenitätskorrektur* diente dazu, die statistischen Zerfallsschwankungen mit ihren Einwirkungen auf die Bildwiedergabe zu verkleinern. Dies wurde durch eine zweifache 9-Punkte-Glättung der auf dem Bildschirm eingespielten Szintigramme erreicht. Das Glättungsprogramm setzt sich aus 2 hierfür entwickelten Teilschritten (Copres. Bas und Smot. Bas) zusammen.

Mit Copres. Bas wird folgende Glättung, hauptsächlich zur Verbesserung der Statistik durch höhere Countzahlen pro Matrixpunkt, durchgeführt:

$$x_1 = \sum_{i=1}^{3} a_i,\ x_2 = \sum_{i=4}^{6} a_i, \ldots\ldots\ldots, x_n = \sum_{i=n2}^{n_{n1}} a_i$$

Dies bedeutet, daß jeweils mehrere benachbarte Matrixpunkte zu einem neuen Matrixpunkt auf einem vom Rechner hierzu neu erstellten Bild zusammengefaßt werden, wodurch sich die kumulative Impulsrate pro Punkt erheblich erhöht, was die Bildqualität und damit natürlich die diagnostische Aussagefähigkeit deutlich verbessert.

*b) Lineare Hintergrundsubtraktion.* Mit Hilfe des Programms Smot. Bas wird nun die lineare Hintergrundsubtraktion durchgeführt, so daß eine weitere fortlaufende Glättung des Bildes zustande kommt. Bei dieser linearen Hintergrundsubtraktion wurden auf der 128 × 128-Bildpunktematrix die niedrigsten Impulsstärken pro Matrixzelle gleich Null und die höchsten gleich 100% gesetzt. Die zwischen diesen beiden Impulsstärken liegenden Intensitäten konnten über das Conrac-Farbdisplay in 16 Farbstufen unterteilt werden, wobei sich Intensitätsunterschiede von je 6,25% durch jeweils eine neue Farbstufe differenzieren ließen.

Die prinzipiellen Möglichkeiten zu diesem Verfahren werden mit den meisten herkömmlichen Softwarepaketen angeboten.

Je nach Spannbreite zwischen minimaler und maximaler Intensität im Szintigramm ließen sich die zwischen dieser Minimal- und Maximalaktivität liegenden Intensitäten mehr oder weniger gut bereits bei Sichtauswertung unterscheiden. Bei sehr großen Spannbreiten zwischen den einzelnen Intensitäten ist die Auflösung mit Hilfe dieser 16 Farbstufen für ein Herz mit etwa mittlerer Thalliumanreicherung nach unseren Beobachtungen nur gering.

Um Inhomogenitäten der $\gamma$-Kamera auszugleichen, wurden die Aufnahmen mit einer „flood-correction-matrix", die aus der Aufnahme eine Fläche mit konstanter Aktivitätsdichte erstellt, korrigiert.

*c) Veränderungen der Aktivitätsschwellen.* Um sowohl sehr hohe als auch sehr niedrige Intensitätsraten an das statistische Normalniveau des Tracerzerfalls anzugleichen, setzten wir bei Bedarf untere und auch obere Schwellwerte.

Das Setzen eines oberen Schwellwerts diente der besseren Demarkation des Herzens gegenüber der Umgebungsaktivität. Die Leberspeicherung variierte z.T. stark und lag manchmal in ihrer Intensität höher als die Speicherintensität des Herzens. Vor Einführung unserer interpolierenden Hintergrundsubtraktion wurde zur Vereinheitlichung in denjenigen Fällen, in denen die maximale Aktivität außerhalb des Herzens lag, die höchste im Herzen selbst registrierte Aktivität gleich 100% gesetzt und damit also zum Bezugspunkt gewählt. Betrug beispielsweise die höchste Aktivität im Herzen nur 80% der an anderer Stelle des Gesamtscans (meistens in der Leber) gefundenen Maximalaktivität, so wurde eine obere Schwelle von eben nur 80% gesetzt. Durch dieses Manöver wurden die außerhalb des Herzens gelegenen Regionen mit Aktivitäten oberhalb der 80%-Schwelle nicht mehr dargestellt.

Analog dem Vorgehen bei der oben geschilderten linearen Hintergrundsubtraktion wurde in diesen Fällen das Farbspektrum zwischen 0% und der vorher 80% betragenden, jetzt gleich 100% gesetzten Herzaktivität neu aufgefächert und insgesamt in 6,5-%-Stufen unterteilt.

Auch Narahara et al. beschrieb im gleichen Jahr (1977) ein ähnliches Vorgehen: Er glaubte, der „wahren Aktivität des Herzens" am ehesten gerecht zu werden, wenn eine untere Schwelle zwischen 20 und 30% gewählt wurde. Wir selbst haben uns bei der Auswertung unserer Szintigramme für eine untere Schwelle von 30% entschieden. Die untere Schwelle mußte dabei in Prozent der oberen Schwelle angesetzt werden. Betrug z. B. die obere Schwelle 20% (als Extremfall einer schlechten Speicherung), so wählten wir eine untere Schwelle um 6% ( = 30% von 20), da bei einer fixierten unteren Schwelle von 30% die Herzaktivität in diesem extremen Beispiel gar nicht mehr dargestellt worden wäre.

### 4.3.6 Eigenes Verfahren einer interpolierenden Hintergrundsubtraktion

Ein Jahr vor Beginn dieser Studie wurde von Goris et al. (1976) ein Verfahren beschrieben, mit dem rechnergesteuert störende Hintergrundstrahlung aus szintigraphischen Aufnahmen eliminiert werden kann.

Wir übernahmen die Grundprinzipien dieser Rechnerinterpolation, jedoch mußten bezüglich unserer speziellen Regions-of-interest-Technik Modifikationen vorgenommen und für die vorhandene EDV-Anlage umgearbeitet werden. Das Grundprinzip unseres Vorgehens wird nachstehend erläutert.

#### *4.3.6.1 Interpolation*

Zunächst zeichneten wir um die Herzsilhouette in möglichst engem Abstand eine zu den Matrixachsen parallele Rechteckfläche als „region of interest". Die Eckpunkte seien nun $x_1/y_1$ und $x_2/y_2$. Für jeden Punkt innerhalb des Rechtecks wird das arithmetische Mittel der linear interpolierten Werte am Schnittpunkt zweier Geraden (Zeile und Spalte) gebildet.

Alle Datenpunkte außerhalb dieser Rechteckfläche werden nun mit Null multipliziert und somit nicht mehr dargestellt. Alle Punkte innerhalb des Rechtecks werden hingegen mit 1 multipliziert und somit weiter dargestellt.

Für jeden Punkt $P(x_p/y_p)$ innerhalb der Rechteckfläche wird von den ihm horizontal rechts und links gegenüberliegenden Rechteckpunkten $P_1$ $(x_1/y_p)$ und $P_2$ $(x_2/y_p)$ sowie von den ihm vertikal oben und unten gegenüberliegenden Rechteckpunkten $P_3$ $(x_p/y_1)$ und $P_4$ $(x_p/y_2)$ ausgehend der Untergrundwert als das arithmetische Mittel der linear interpolierten Werte am Schnittpunkt der zwei betreffenden Geraden (Spalte und Zeile) gebildet. Dieser errechnete Wert wird anschließend vom Ausgangswert abgezogen.

Ich habe also jeweils 2 Interpolationen durchgeführt, zum einen zwischen $P_1$ und $P_2$, zum anderen zwischen $P_3$ und $P_4$, d. h. zwischen den beiden Punkten mit jeweils gleichen x-Achsenabschnitten und y-Achsenabschnitten.

Bezeichnet man den ursprünglichen Speicherwert an einem bestimmten Punkt $P(x_p/y_p)$ als Betrag von $|x_p, y_p|$, so ergibt sich folgende Berechnung des Hintergrundwerts für einen bestimmten Punkt $P(x_p/y_p)$:

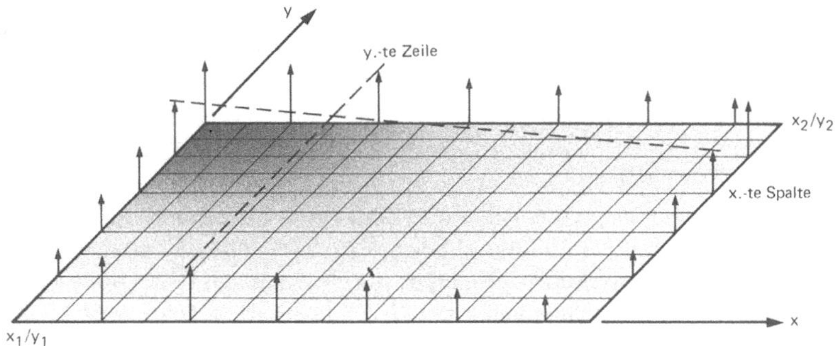


**Abb. 9.** Graphische Darstellung der interpolierenden Hintergrundsubtraktion über der rechtwinkligen „region of interest" auf einer Rechnermatrix. Die Pfeilhöhen symbolisieren die Vektorgrößen der Randwerte

```
        BASIC V01B-02

REM INTERPOLATED BACKGROUND SUBTRACTION
DIM M(64,64)\DIM B1(32,32)\DIM B2(32,32)
PRINT 'AUF WELCHER SA STEHT DIE ROI?'\INPUT D
CALL 'GSAR'(D,X)
CALL 'GSVG'(33,Z)\Z=128/Z\REM CONVERSION FOR ROI-BOUNDS Z
 CALL 'GSVG'(132,Y1)\CALL 'GSVG'(131,X1)
 CALL 'GSVG'(133,X2)\CALL 'GSVG'(134,Y2)
 X2=(X2+1)/Z\Y2=(Y2+1)/Z\X1=X1/Z+1\Y1=Y1/Z+1
 FOR Y=Y1 TO Y2\CALL 'GMXG'(Y,X1,M(Y,X1))\CALL 'GMXG'(Y,X2,M(Y,X2))
 NEXT Y
 FOR X=X1 TO X2\CALL 'GMXG'(Y1,X,M(Y1,X))\CALL 'GMXG'(Y2,X,M(Y2,X))
 NEXT X
 FOR Y=Y1+1 TO Y2-1
 FOR X=X1+1 TO X2-1
 B1=M(Y1,X)+(M(Y2,X)-M(Y1,X))*(Y-Y1)/(Y2-Y1)
 B2=M(Y,X1)+(M(Y,X2)-M(Y,X1))*(X-X1)/(X2-X1)
 M(Y,X)=(B1+B2)/2
 NEXT X\NEXT Y
 FOR Y=Y1+1 TO Y2-1
 FOR X=X1+1 TO X2-1
 CALL 'GMXP'(Y,X,M(Y,X))
 NEXT X\NEXT Y
 CALL 'GSAW'(D)
 CALL 'GAM'('CA')
 END
```

**Abb. 10.** Programmschritt „BS 3"

Interpolierter Hintergrundwert $H|x_p, y_p| = H_1 + H_2$,

wobei $H_1 = |x_p, y_1| + (|x_p, y_2| - |x_p, y_1|)\,\dfrac{y_p - y_1}{y_2 - y_1}$

und $H_2 = |x_1, y_p| + (|x_2, y_p| - |x_1, y_p|)\,\dfrac{x_p - x_1}{x_2 - x_1}$

Diese aus einem 4×9-Punkte geglätteten Scan berechnete Hintergrundmatrix $H_W$ $x_p/y_p$ wird auf einer eigenen „safe area" abgespeichert und mittels $\gamma$-11-Kommandos vom ungeglätteten Ausgangsspeicherwert $A_W$ $x_p/y_p$ abgezogen.

Das Prinzip dieser interpolierenden Hintergrundsubtraktion wird mit Abb. 9 nochmals verdeutlicht.

Die von uns mathematisch abgeleitete interpolierende Hintergrundsubtraktion wurde im Programmschritt „BS 3" in sog. „formula translation" vom Compiler in Maschinensprache übersetzt (Abb. 10; nach Müller u. Streker 1970).

Nach mehreren vorausgegangenen Entwicklungsschritten setzten wir unser Programm zur computergesteuerten Hintergrundsubtraktion, um frei wählbare, nicht rechteckige Segmente (= irreguläre „regions") auf dem Monitor auswerten zu können, aus 3 prinzipiell unterschiedlichen Rechneroperationen zusammen.

*4.3.6.2 Das Fortran-Programm „Blow up"*

Hierbei haben wir um einen angenommenen und markierten Mittelpunkt der Herzabbildung auf der ursprünglich 128 × 128 Bildpunkte großen Rechnermatrix einen quadratischen Bildausschnitt als 64 × 64-Matrix erstellt, da die Originalmatrix der Größe 128 × 128 im $\gamma$-11-Programm softwaremäßig keine Markierung von irregulären „regions" zuläßt.

*4.3.6.3 Das Fortran-Programm „B S 3"*

In diesem Programmschritt haben wir, ausgehend von dem nach den Richtlinien des vorausgegangenen Abschnitts erzeugten Bild, nach mehrfacher 9-Punkte-Glättung und Markierung einer rechteckigen „region of interest" ein Hintergrundbild erzeugt, aus welchem anhand der Randzonenwerte der markierten Region durch Interpolation Hintergrundwerte innerhalb der Region errechnet werden konnten.

Außerhalb der „region of interest" ließen wir das Bild unverändert. Die starke Glättung verhindert nach unseren Überlegungen, daß zu starke Schwankungswerte durch die variable Zerfallsstatistik des Isotops in den Grenzzonen streifenförmige Artefakte erzeugen.

Das so erzeugte Hintergrundbild ziehen wir über eine Rechnersubtraktion von dem nach dem Blow-up-Programm erzeugten Bild ab. Nun erhalten wir ein Bild, welches frei von Überlagerungen durch andere Organe ist. Diese Darstellungsform war mit bisher eingeführten Verfahren nicht möglich.

*4.3.6.4 Das Fortran-Programm „mask"*

Weil das durch das Programm „Blow up" erzeugte Bild ungeglättet belassen wurde, das durch das Programm „B S 3" erzeugte Bild jedoch 4 × 9-Punkte geglättet wurde, blieben außerhalb der Region noch Bildunreinheiten erhalten, die jetzt durch Multiplikation mit einer Maske (daher wurde dieses Programm „mask" genannt) beseitigt werden konnten, indem alle Punkte außerhalb der Region mit Null und alle Punkte innerhalb der Region mit 1 multipliziert wurden.

Die so erzeugten Bilder wurden ebenso wie die Szintigramme vor Erarbeitung des Verfahrens zur Hintergrundsubtraktion mit einer 16-stufig eingeblendeten Farbskala versehen und zur weiteren Auswertung und Dokumentation auf einem Umkehrfilm festgehalten.

In diese Bilder konnten nun mit dem elektromagnetischen Lichtgriffel die irregulären Regions entsprechend den koronaren Perfusionsarealen hineinmarkiert werden.

In Arbeiten, die erstellt wurden, bevor geeignete Programme zur Hintergrundsubtraktion zur Verfügung standen, wurden Minderperfusionen von mehr als 20% der Maximalspeicherung im Herzen als pathologisch angesehen, v. a. im Bereich der Herzspitze kam es physiologischerweise bereits zu Minderperfusionen bis zu dieser 20-%-Grenze (Eichstädt et al. 1978a; Büll et al. 1976b, c; Lütolf et al. 1977; Schneider et al. 1977).

Jetzt sehen wir jedoch nach Anwendung von Hintergrundsubtraktionsverfahren erst Perfusionsverminderungen (Speicherverminderungen) von mehr als 31,25% (= 5 Farbstufen) als pathologisch an, für Perfusionsdefekte (Speicherdefekte), die myokardialen Narbenarealen entsprechen, fordern wir einen Abfall in mindestens 9 Farbstufen (56,25% der Maximalspeicherung im Herzen). Zwischen den beiden genannten Bereichen liegen Minderperfusionen unterschiedlichen Ausmaßes, die durch eine belastungsinduzierte Koronarinsuffizienz erzeugt werden können (vgl. Abb. 12 und 13).

### 4.3.7 Analyse und Interpretation der Szintigramme

#### *4.3.7.1 Segmenteinteilung*

Wie auch andere Arbeitsgruppen im gleichen Jahr (McLaughlin et al. 1977) teilten wir den linken Ventrikel entsprechend den in der Koronarangiographie gefundenen Gefäßversorgungsbereichen in verschiedene Perfusionsgebiete ein.

Analog dem Angiogramm ließen sich überlagerungsfrei je Projektion mindestens 3 von unterschiedlichen Gefäßen perfundierte Myokardsegmente unterscheiden, die zunächst einer Observeranalyse und später einer computergesteuerten Segmentanalyse unterzogen wurden (Abb. 11):

| | |
|---|---|
| RAO: | anterolaterales Segment<br>apikales Segment<br>inferiores Segment |
| a.-p.: | anterolaterales Segment<br>apikales Segment<br>inferiores Segment |
| LAO: | anteroseptales Segment<br>inferiores Segment<br>posterolaterales Segment<br>anterolaterales Segment |
| linkslateral: | anterolaterales Segment<br>apikales Segment<br>posterolaterales Segment |

Das anterolaterale und das anteroseptale Segment einer jeden Projektion wurde dem Versorgungsgebiet des Ramus interventricularis anterior und seiner großen Äste, dem 1. und 2. Diagonalast sowie den großen Septalästen zugeordnet.

Dabei haben wir Veränderungen im Bereich der Diagonaläste auf das *anterolaterale Segment* bezogen, wogegen Veränderungen im Bereich des mittleren Drittels des Ramus interventricularis anterior nach Abgang der großen Diagonaläste ausschließlich auf das *anteroseptale Segment* des Szintigramms bezogen wurden.

Das *inferiore Segment* einer jeden szintigraphischen Projektion wurde der A. coronaria dextra und ihren Endästen, dem Ramus interventricularis posterior und dem Ramus posterolateralis dexter zugeordnet.

Das *posterolaterale Segment* der szintigraphischen Projektionen ordneten wir allein dem Ramus circumflexus der linken Kranzarterie bzw. dem Ramus marginalis sinister zu, da sich ja bei Drehung des C-Bogens in die links-schrägen Positionen das Circumflexastromgebiet unabhängig vom Koronarversorgungstyp angiographisch immer isoliert im Posterolateralbereich darstellt.

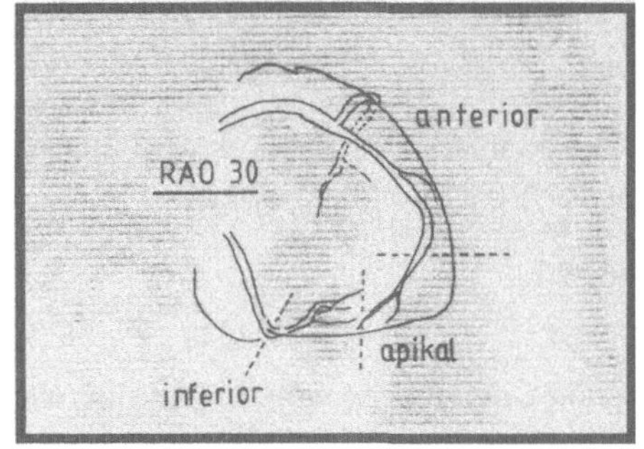

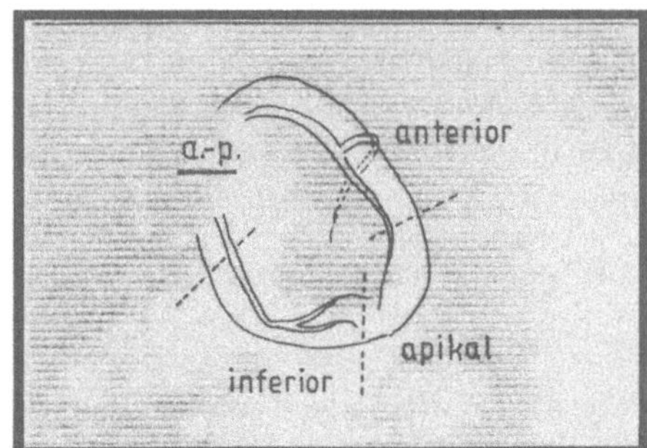

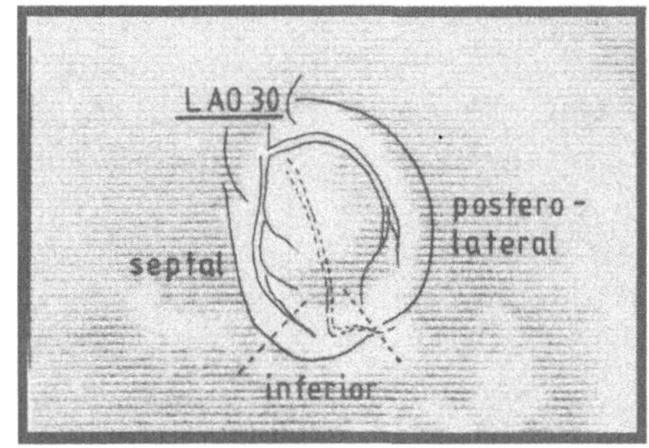

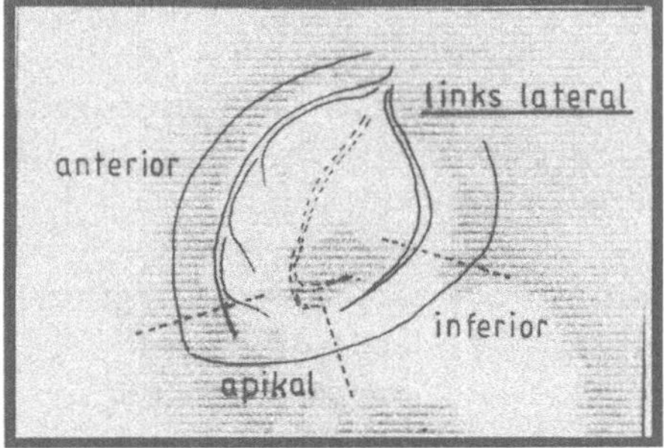


**Abb. 11.** Myokardsegmente des linken Ventrikels als von der Koronarversorgung abhängige Perfusionsareale in verschiedenen szintigraphischen Projektionen

Lediglich das *apikale Segment* der szintigraphischen Projektionen ließ sich nicht zweifelsfrei ohne Kenntnis des jeweiligen Koronarbefundes einordnen und wurde somit je nachdem, ob ein ausgeglichener, Links- oder Rechtsversorgungstyp vorlag, entweder dem Perfusionsgebiet der linken oder der rechten Kranzarterie zugeordnet.

Niemals wurde eine diagnostische Aussage von alleinigen Veränderungen im apikalen Segment abhängig gemacht, da u. E. die dort stets zu findende verminderte Aktivitätsaufnahme um bis zu 20% unter die Umgebungsspeicherung der konischen Ventrikelgeometrie entspricht und somit einen physiologischen Befund darstellt.

Auch ein *„superiores Segment"*, wie es in einigen Arbeitsgruppen verwendet wird (Berman 1980, persönl. Mitteilung), haben wir zu diagnostischen Aussagen nicht herangezogen, da bei unseren gesunden Vergleichsgruppen in diesem Bereich des Szintigramms fast regelhaft ebenfalls eine verminderte Aktivitätsaufnahme zu messen war; im übrigen entspricht dieser Bereich dem Anterolateralsegment. Wir haben die Speicherverminderung in dieser Lokalisation auf die anatomische Lage des Ausflußtrakts und der Klappenebene mit ihren nicht speichernden bindegewebigen Strukturen bezogen.

### *4.3.7.2 Segmentauswertung*

Die Auswertung der prä- und postoperativen Szintigramme erfolgte in einem ersten Untersuchungsschritt semiquantitativ. Hierzu wurde die vom Rechner auf den Bildschirm eingespielte Herzaufnahme in insgesamt 16 Farbstufen unterschiedlicher Intensität dargestellt. Damit erhielten wir die optische Wiedergabe von Schwankungen der Aktivitätsaufnahme zwischen Maximalaktivität und völliger Speicherfreiheit in kleinen Schritten von jeweils 6,25% Intensitätsunterschied.

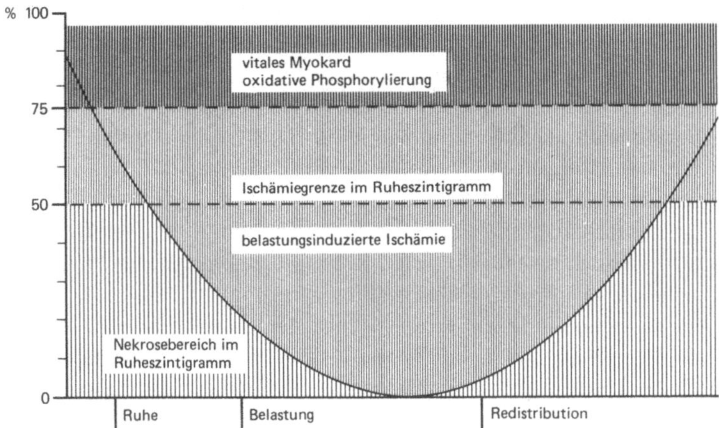


**Abb. 12.** Impulsschwankungen über vitalem, ischämischem und nekrotischem Myokard im Ruhe- und Belastungsszintigramm (in % der Maximalspeicherung in einem Matrixpunkt)

## Grundlagen für eine Sichtauswertung

Auf der Basis dieser Farbskala haben wir nach Auswertung der Untersuchung
1) unserer Patienten ohne Koronarstenosen,
2) einer Gruppe von Patienten mit belastungsinduzierter Ischämiereaktion,
3) einer Gruppe von Patienten mit anamnestischen transmuralen Myokardinfarkten
die nachfolgenden Ischämie- und Nekrosekriterien definiert:

zu 1) Die Thallium-Myokardspeicherung variierte bei Patienten mit angiographisch freien Herzkranzarterien zwischen 75 und 100% (nach oben genannter Farbabstufung). Andere Autoren haben an gesundem Myokard ähnliche Erfahrungen berichtet (Lütolf et al. 1977; Lenaers et al. 1977b; Pohost 1978) (vgl. Abb. 12).

zu 2) Eine belastungsinduzierte Myokardischämie wurde bei der Sichtauswertung dann festgelegt, wenn im Szintigramm über einem bestimmten Segment, welches in mindestens 2 Projektionen dargestellt sein mußte, ein Abfall der Speicherintensität um mehr als 20% gegenüber der Maximalspeicherung im Herzen erfolgte und wenn wir in der Spätaufnahme eindeutig eine Redistribution (Wiederanstieg um $\geqq$20% in einem vorher ischämischen Areal) erkennen konnten.

zu 3) Myokardinfarkte wurden nach dieser Einteilung dann diagnostiziert, wenn ein Abfall der Speicherintensität um mehr als 37,5% im Frühszintigramm beobachtet wurde und wenn gleichzeitig in diesem Segment, welches ebenfalls in 2 Projektionen dargestellt sein mußte, bei der Spätaufnahme keine Redistribution erfolgte.

Büll et al. (1976a, b, 1977) hat zu diesen Definitionen im gleichen Zeitraum ähnliche Angaben gemacht. Zur Vergleichbarkeit unserer so gefundenen Ergebnisse mit denjenigen anderer Gruppen und zur Reproduzierbarkeit muß außerdem angemerkt werden, daß diese Kriterien nur unter der Voraussetzung einer linearen Hintergrundsubtraktion von 30% der maximalen Herzaktivität Gültigkeit haben.

## Kriterien der Sichtauswertung

Mit der hier zunächst wiedergegebenen semiquantitativen Sichtauswertung wurden die oben geschilderten einzelnen Myokardsegmente nach folgenden Gesichtspunkten abgesucht und analysiert:

1) Präoperative, perioperative und postoperative *Speicherdefekte* wurden im Vergleich zu EKG-Narbenkriterien und ventrikulographischen Akinesien als Infarkte identifiziert.
2) Anhand der oben geschilderten *Ischämiekriterien* wurde der Uptake des gesamten myokardialen Scans nach dem Vorkommen oder Nichtvorhandensein von ≧ 20%igen Speicherveränderungen prä- und postoperativ im Vergleich zu den Belastungs-EKG-Veränderungen beurteilt.
3) Es wurden die präoperativ bypassfähigen und *bypassbedürftigen Myokardsegmente* den postoperativ tatsächlich revaskularisierten Bypass-Segmenten gegenübergestellt und einer vergleichenden Perfusionsanalyse unterzogen.

   Die postoperative Beurteilung der unter 3) genannten Bypassregionen zielte zunächst darauf ab festzustellen, ob sich postoperativ die Perfusion in den betreffenden Segmenten durchschnittlich verbessert, verschlechtert oder unverändert darstellte. Zu dieser grob schematisierten Beurteilung mußte zusätzlich der detaillierte Koronarbefund kommen.

   So wies z. B. präoperativ bei einigen Patienten das von einer signifikant stenosierten oder gar verschlossenen Arterie versorgte Myokardsegment wegen sehr guter Anastomosenversorgung oder über Brückenkollateralen keine Ischämiekriterien auf. Ein aortokoronarer Venenbypass auf dieses poststenotische Segment führte in aller Regel zu einer verbesserten antegraden Durchblutung des Gefäßes und häufig zum Sistieren der Kollateralversorgung, wie sich in der Nachangiographie zeigte. In der Thalliumszintigraphie sahen wir in diesen Fällen jedoch prä- und postoperativ einen unveränderten Befund, da die Verhältnisse in der Mikroperfusion sowohl prä- als auch postoperativ für eine ausreichende Thalliumakkumulation ausreichten.

   Nur eine eindeutige postoperative Befundverbesserung bei präoperativ deutlich schlechterer Perfusion erlaubte die Diagnose eines offenen Bypass.

   Dagegen lag einer Persistenz von Ischämiekriterien in einem bestimmten Segment oder auch einer postoperativen Verschlechterung keineswegs immer nur ein Bypassverschluß zugrunde, wie sich das aus den nachstehend angeführten Daten der Nachangiographie ersehen läßt, sondern auch peri- oder postoperative Myokardinfarkte, Narbenrevaskularisationen oder auch Revaskularisationen am falschen Gefäß waren für solche postoperativen Minderperfusionen verantwortlich (Eichstädt et al. 1978b, 1979a).
4) Auch die übrigen Myokardsegmente, die nicht Zielgebiet einer Bypassrevaskularisation waren, wurden prä- und postoperativ danach beurteilt,
   a) ob eine evtl. unvollständige Revaskularisation erfolgt war,
   b) ob sich durch peri- oder postoperative Myokardinfarkte in einem Nicht-Bypass-Segment die Perfusion verschlechtert hatte,
   c) ob durch einen auf ein anderes Myokardsegment angelegten Bypass sich auch die Perfusion in einem nicht revaskularisierten Segment verbesserte, was koronarangiographisch mit einem kollateralenabhängigen Segment identisch sein mußte.

Diese Befunde führten wir darauf zurück, daß ein bereits präoperativ vorhandener Kollateralfluß, der einer bypassbedürftigen Stenose zu einem weiteren Gefäß nachgeschaltet war, nun durch die Revaskularisation erheblich verbessert wurde.

Vorgehen bei der Sichtauswertung

Zur Auswertung der Szintigramme bedienten wir uns der oben als projektionstechnisch günstig beschriebenen Sichten 30°-RAO, a.-p. und 45°-LAO.

So ließ sich, wie bereits abgeleitet, das Stromgebiet des Ramus interventricularis anterior in 3 Segmenten des Scans darstellen (anteroseptales Segment in 45°-LAO, anterolaterales Segment in 30°-RAO, anterolaterales Segment in a.-p.).

Das Stromgebiet der rechten Kranzarterie konnte ebenfalls in 3 Segmenten sichtbar gemacht werden (inferiores Segment in RAO, a.-p. und LAO).

Die isolierte Darstellung des Perfusionsgebiets der Diagonaläste gelang nur in 2 Segmenten (anterolaterales Segment, jeweils in RAO und in a.-p.).

Das Perfusionsgebiet des Ramus circumflexus oder seines Marginalasts ließ sich dagegen nur in einem einzigen Segment überlagerungsfrei darstellen, und zwar im Posterolateralsegment der LAO-Projektion.

Nach diesem Schema mußten also beispielsweise bei einem Patienten mit Dreifach-Bypassversorgung 9 Segmente auf eine Verbesserung oder auf eine Verschlechterung der Aktivitätsaufnahme hin angesehen werden. Hierbei konnten die Stromgebiete von Seitenästen nicht beurteilt werden, weshalb wir uns auf die 3 Hauptgefäße beschränken mußten.

In den bis zum Beginn der hier vorliegenden Untersuchungen verfügbaren Arbeiten über die Thalliumkontrolle von Bypassgefäßen (Greenberg et al. 1978; Ritchie et al. 1977; Verani et al. 1978b) wurde zwar über szintigraphische Aufnahmen in 2 bzw. 3 Projektionen berichtet, es liegen aber keine Angaben darüber vor, wie bei nicht eindeutigen oder sich sogar widersprechenden Befunden die endgültige Diagnose eines offenen oder verschlossenen Bypassgefäßes erstellt wurde. Diagonalisanastomosen wurden von diesen Autoren als Bypassgefäße der linken Kranzarterie bewertet und nicht unterteilt. Wir haben bei unserer Beschreibung der einzelnen Gefäße in den entsprechenden Projektionen bereits eine Unterscheidungsmöglichkeit zwischen Diagonalisrevaskularisation und Revaskularisation des Ramus interventricularis anterior (RIVA) angedeutet.

Zunächst soll nun ein Bewertungsvorschlag für Bypassanastomosen der 3 Hauptgefäße gemacht werden:

Den Stromgebieten des Ramus interventricularis anterior und der rechten Kranzarterie wurden jeweils 3 Myokardsegmente zugeordnet. Sieht man diese 3 Myokardareale $(k=3)$ der jeweiligen Arterie in ihrer Aussagekraft als gleichwertig an und beurteilt man das postoperative Segment in den drei vereinfachten Stufen

verbessert (+)
unverändert (0)
verschlechtert (–),

also mit 3 Möglichkeiten $(n=3)$, wenn eine Zunahme der Speicherung um mindestens eine Farbstufe (= 6,25% Impulsunterschied) oder eine Abnahme um denselben Betrag in einem mindestens 15% der Ventrikelzirkumferenz einnehmenden Bereich stattgefunden hat, dann ergeben sich nach

$$B(n, k) = \frac{n+k-1}{k}$$

**Tabelle 2.** Sichtbefundungsmöglichkeiten der 3 einem Bypass zugeordneten Myokardsegmente

| | Myokard-segmente | | | Sichteindruck | Diagnostische Bewertung bei der Sichtbefundung |
|---|---|---|---|---|---|
| | 1 | 2 | 3 | | |
| 1 | + | + | + | Perfusionsverteilung insgesamt als verbessert zu erkennen | Regelrechte Bypassfunktion |
| 2 | + | + | 0 | | |
| 3 | + | + | – | | |
| 4 | + | 0 | 0 | | |
| 5 | + | 0 | – | Perfusionsverteilung gegenüber präoperativ unverändert | Eventuell regelrechte Bypassfunktion |
| 6 | 0 | 0 | 0 | | |
| 7 | 0 | 0 | – | Perfusionsverteilung insgesamt als verschlechtert zu erkennen | Bypassdysfunktion |
| 8 | + | – | – | | |
| 9 | 0 | – | – | | |
| 10 | – | – | – | | |

ohne Berücksichtigung der Reihenfolge W (3,3) = 10 Kombinationsmöglichkeiten für den postoperativen Zustand im Stromgebiet der großen Kranzarterien Ramus interventricularis anterior bzw. rechte Kranzarterie (Tabelle 2).

Wenn in allen bypassabhängigen Segmenten eine deutliche Perfusionsverbesserung zu verzeichnen war (1), mußte die entsprechende Bypassversorgung als intakt gelten.

Wenn z. B. nur in 2 von 3 bypassabhängigen Segmenten oder nur in einem Segment mit Einzelversorgung eine Verbesserung zu verzeichnen war, durfte dafür in den nichtverbesserten Gebieten das Speicherdefizit nicht $\geqq 20\%$ betragen. Wenn dies der Fall war, also der gleiche Bypass in einer Projektion des Szintigramms eine Verbesserung erscheinen ließ, in einer anderen Projektion aber eine Verschlechterung, so wurde das Szintigramm als nicht beurteilbar eingestuft. Bei den Kombinationen 5 und 6 im Schema wurde die Myokardperfusion in den 3 entsprechenden Segmenten also als im Durchschnitt unverändert bewertet.

Die Kombinationen 7–10 bedeuteten eine postoperative Perfusionsverminderung in dem beurteilten Segment.

Für die Annahme einer Bypassdurchgängigkeit („bypass patency") wurden die Bedingungen 1–6 vorausgesetzt. Dazu durfte in keinem der sich unverändert oder verschlechtert darstellenden Segmente der Speicherabfall $\geqq 20\%$ betragen. Ansonsten wurde das Szintigramm, wie oben bereits erwähnt, als nicht beurteilbar bezeichnet.

Eine Sonderstellung in der Sichtauswertung der Myokardszintigramme nimmt das Perfusionsgebiet der Circumflexarterie ein, da hier nur ein Segment zur Verfügung steht; dies wurde nach den Bedingungen auf S. 33 bewertet.

Eine weitere Differenzierung in einen Circumflexbypass und einen Marginalisbypass konnte anhand der Szintigramme nicht vorgenommen werden.

Anders verhielt es sich bei der Implantation eines LAD-Bypasses („left anterior descending") in Kombination mit einem Diagonalisbypass. Wie die späteren Ergebnisse beweisen, konnte das LAD-Versorgungsgebiet deutlich von demjenigen der Diagonaläste differenziert werden, indem wir der LAD alleine nur das septale, den Diagonalästen jedoch beide anterioren Segmente zuschrieben, es ließ sich entsprechend bei der Sichtauswertung ein septales von einem anterolateralen Segment abgrenzen.

Im Bereich der LAD konnten sich damit nur die 3 einfachen Kombinationen: verbessert, unverändert oder verschlechtert ergeben.

Weil für einen LAD-Bypass bei dieser Konstellation ebenso wie für einen LCX-(„left circumflex") oder auch für einen Marginalisbypass nur ein einziges Segment zur Sichtauswertung zur Verfügung stand, wurde die Bypassfunktion entsprechend den bei der Circumflexarterie geschilderten Richtlinien beurteilt.

Für den Diagonalisbypass gab es jedoch nach der obigen Formel bei gleicher Bewertung der anterioren Segmente und ohne Berücksichtigung der Reihenfolge $n=3$ Möglichkeiten und $k=2$ Segmente, d.h.

$$W(3/2)=\frac{3+2-1}{2}=6 \text{ Kombinationsmöglichkeiten (Tabelle 3).}$$

**Tabelle 3.** Sichtbefundungsmöglichkeiten der 2 einem Diagonalisbypass zugeordneten Myokardsegmente

| | Myokard-segmente | | Sichteindruck | Diagnostische Bewertung bei der Sichtbefundung |
|---|---|---|---|---|
| | 1 | 2 | | |
| 1 | + | + | Perfusionsverteilung als verbessert zu | Regelrechte |
| 2 | + | 0 | erkennen | Bypassfunktion |
| 3 | + | – | Perfusionsverteilung gegenüber präope- | Eventuell regelrechte |
| 4 | 0 | 0 | rativ unverändert | Bypassfunktion |
| 5 | – | 0 | Perfusionsverteilung als verschlechtert | Bypassdysfunktion |
| 6 | – | – | zu erkennen | |

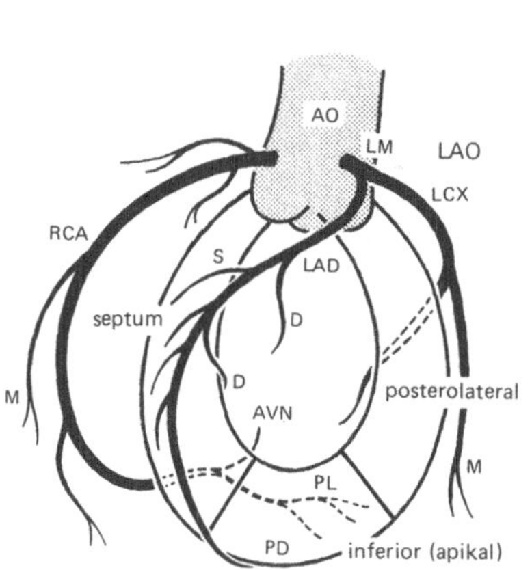


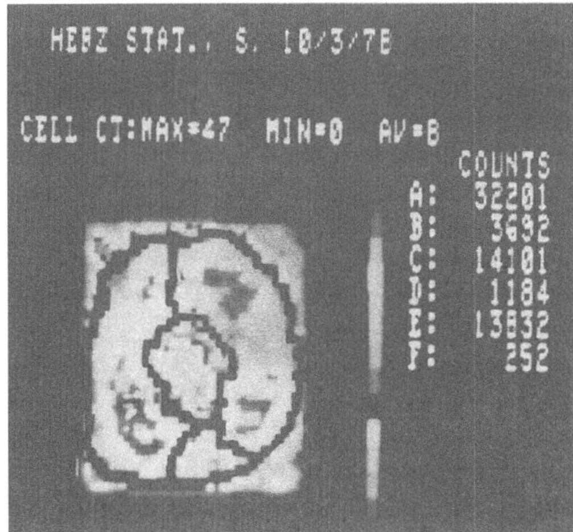


**Abb. 13.** Auf der Computermatrix werden in die LAO-Projektion die 4 Hauptsegmente des linken Ventrikels so eingezeichnet, wie sie dem Analogon der Koronarperfusion in der linksschrägen Projektion der selektiven Koronarangiographie entsprechen. Abkürzungen s. Abb. 6

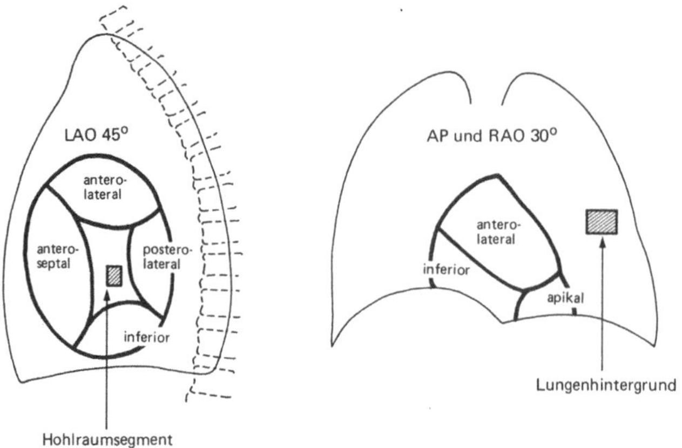


**Abb. 14.** Verwendung irregulärer Regionen über dem linken Ventrikel entsprechend den wesentlichen Ausbreitungsarealen der Koronararterien. Zusätzlich Bestimmung einer Cavum- und einer Lungenregion

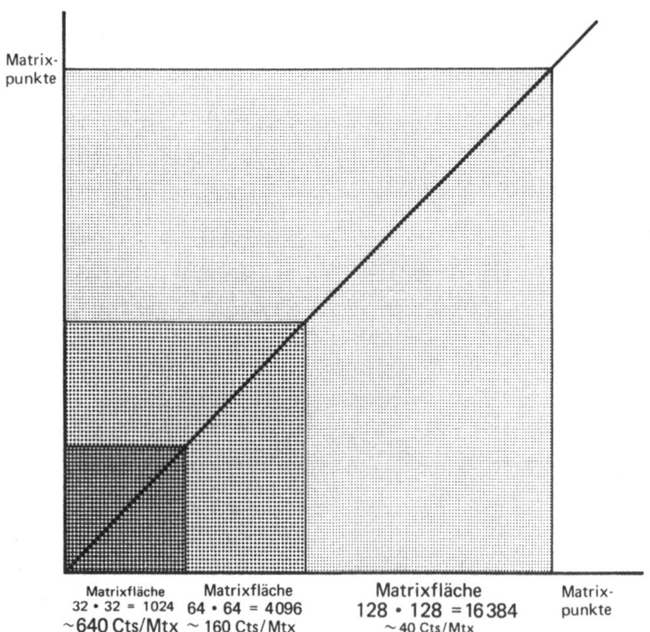


**Abb. 15.** Bei der Impulsratenanalyse hängen die ermittelten Impulswerte von der verwendeten Größe der Rechnermatrix ab. Sie sind über die hier dargestellte lineare Funktion einfach zu ermitteln und verhalten sich negativ reziprok zur Anzahl der darstellenden Matrixpunkte. Die Impulse pro Matrixpunkt (Cts/Mtx) sind als Durchschnittswerte für einen Punkt in gesundem Myokard ermittelt (vergl. S. 115)

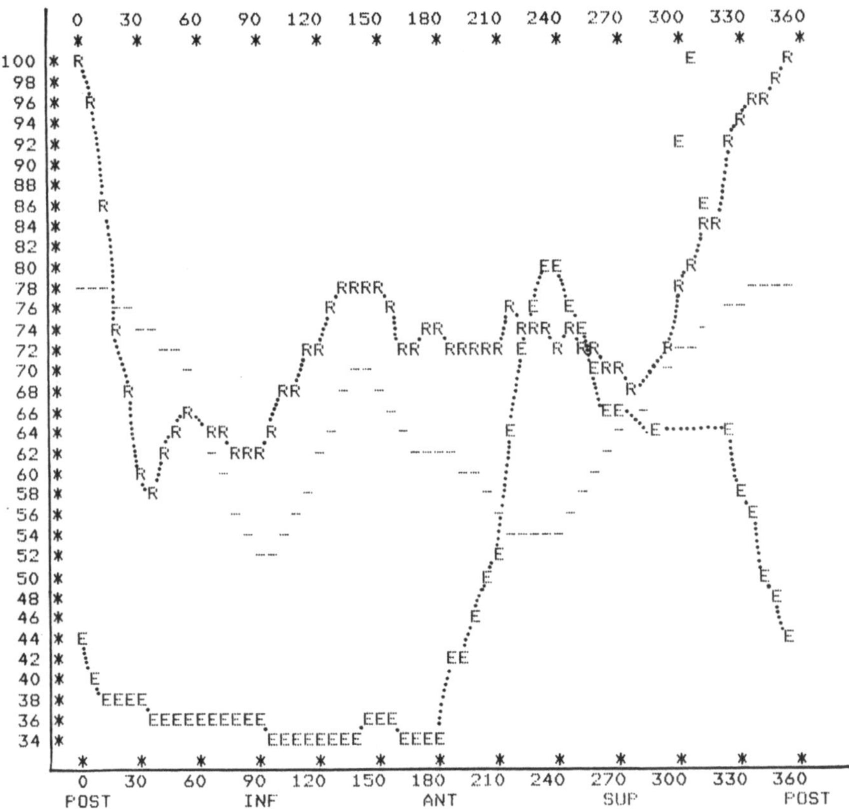


**Abb. 16.** Abfall der Speicherintensität auf 35% unter Belastung bei Ruheimpulsschwankungen zwischen 70 und 80% über dem gleichen (inferoposterioren) Segment bei Computerauswertung

Bei Konstellation 1 und 2 werteten wir die Perfusion als verbessert, wenn die Speicherung im Fall 2 in dem unverändert gebliebenen Segment > 75% erreichte, die Kombinationen 3 und 4 wurde hingegen als unverändert eingeordnet.

Lag die Speicherung in den Fällen 2 und 3 in dem verschlechterten oder gleichgebliebenen Segment ≧ 75%, so war eine klare Entscheidung per Sichtauswertung nicht möglich und das Szintigramm wiederum als nicht beurteilbar zu benennen.

In den Fällen 5 und 6 wurde die Perfusion als verschlechtert bewertet.

Die Frage der Bypassdurchgängigkeit wurde entsprechend dem bisherigen Vorgehen beantwortet:

Falls in den Fällen 2–4 die Speicherung in den nichtverbesserten Segmenten immer noch > 75% betrug, stellten wir die Diagnose eines offenen Bypassgefäßes.

Nicht beurteilbar waren die Stromgebiete dann, wenn im nichtverbesserten Segment ein Abfall um ≧ 20% in Fall 2 und 3 zu verzeichnen war.

Die Persistenz einer > 20%igen Speicherverminderung in einem der Segmente im Fall 4 wurde als Bypassdysfunktion gewertet, wie auch die Kombinationen 5 und 6 ohne Ausnahme so beurteilt wurden.

Bei Anlage eines alleinigen Diagonalisbypasses legten wir der Beurteilung ebenfalls nur die 2 anterioren Segmente zugrunde.

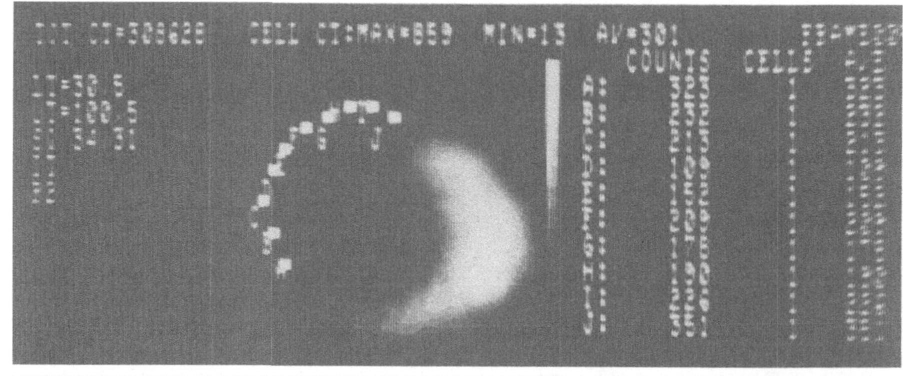

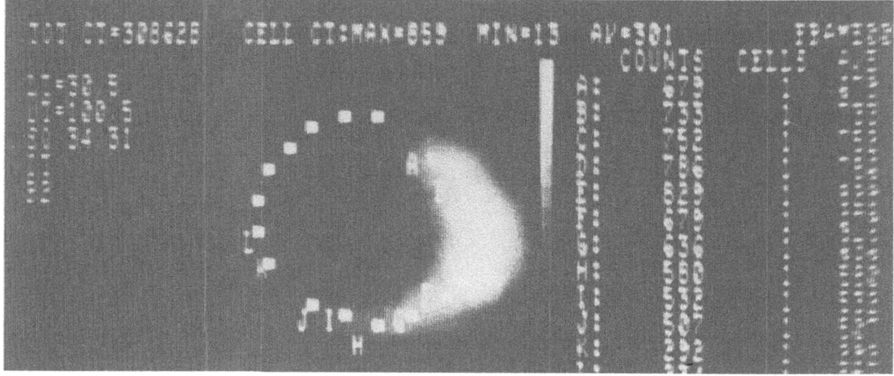

**Abb. 17.** Darstellung von Kontrollgruppen zur Markierung irregulärer Regionen. Die verschiedenen Zählmodelle erbrachten untereinander vergleichbare Zählraten. In 15°-Schritten wurden aus Matrixpunkten der Zirkumferenz über Perfusionsdefekten und über Arealen mit normalem Uptake die Impulsraten ermittelt

#### *4.3.7.3 Computergestützte Segmentauswertung*

Angeregt durch die quantitative Auswertung bei der Beurteilung regionaler Ventrikelwandbewegungen im Rahmen ventrikulographischer Untersuchungen mit Technetiumhumanalbumin, haben wir für die Thallium-Myokardszintigraphie eine modifizierte Regions-of-interest-Technik angewendet.

Hierzu wurden die den einzelnen Herzkranzarterien zuzuordnenden Perfusionssegmente auf dem Sichtschirm des Datensystems mit einem Lichtgriffel umfahren. Dabei folgten wir zur besseren Vergleichbarkeit derjenigen Segmenteinteilung, die wir auch bei der Sichtauswertung angewendet hatten (Abb. 13).

Zusätzlich zu den einzelnen Myokardsegmenten in den unterschiedlichen Projektionen wurde noch ein Hohlraumsegment für den linken Ventrikel in LAO-Projektion und ein Hintergrundsegment aus dem Lungenuptake eingespeichert (Abb. 14).

Aus den markierten Segmenten ließen sich die während der Kameraaufnahmezeit aufsummierten Impulse auszählen, indem der Rechner das betreffende Segment in ein Intensitätsverhältnis zur Gesamtzahl der aufgesammelten Impulse des Gesichtsfeldes während der Aufnahmezeit setzte. Dividiert durch die Anzahl der Matrixpunkte im Gesichtsfeld läßt sich der Impulswert pro Flächeneinheit ausdrücken, wir haben hierfür die

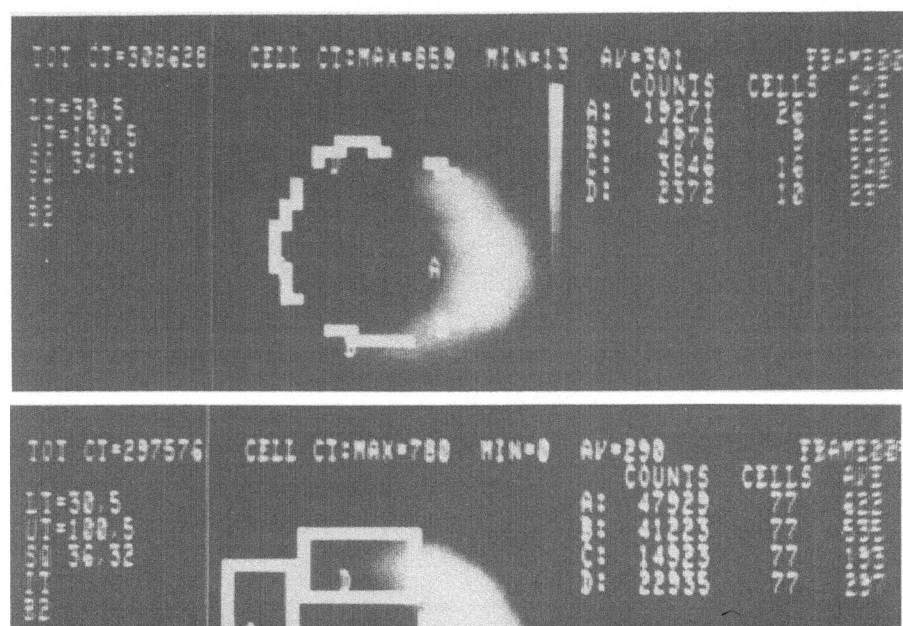

**Abb. 18. a** In den einzelnen Arealen der mit der Koronarangiographie korrelierten segmentalen Perfusion wurde anstelle der Segmentbildung eine Mittellinienzählung der Impulse durchgeführt, die dem Flußareal einer bestimmten Kranzarterie zuzuordnen waren.
**b** Vergleichend wurden auch reguläre Regionen stets gleicher Größe über den Arealen der einzelnen Kranzarterien angeordnet, aus denen die Zählraten bestimmt wurden

Einheit „Cts/Mtx“ (Counts pro Matrixpunkt) verwendet (vgl. Abb. 15). Dividiert durch die Gesamtaufnahmedauer läßt sich die Impulszahl auch pro Zeiteinheit (pro Minute) ausdrücken.

Es war von außerordentlicher Wichtigkeit, daß prä- und postoperativ exakt die gleichen Aufnahmewinkel eingehalten wurden und daß Kameraabstand und Bildqualität prä- und postoperativ vollständig übereinstimmten. Die Lage des Patienten wurde durch eine Torsogußform aus Schaumgummi exakt fixiert. Positionswinkel der Kamera und Bildabstand wurden bei jedem Patienten protokolliert. Über eine Schablone aus Klarsichtfolie konnten dann je Patient die präoperativen Segmente identisch in Lokalisation und Ausdehnung auf das postoperative Bild übertragen und mit dem Lichtgriffel abgezeichnet werden. So war anzunehmen, daß die äußeren Voraussetzungen für die Intensitätsaufnahme je Segment prä- und postoperativ die gleichen waren.

Als weitere Voraussetzungen forderten wir identische prä- und postoperative Medikationen sowie Blut- und Urinstatus, wobei besonderes Augenmerk auf die harnpflichtigen Substanzen verwendet wurde.

Die prä- und postoperativen Impulsratendifferenzen wurden ebenso wie bei der Sichtauswertung in Prozentschritten als Verbesserung oder Verschlechterung gewertet (Abb. 16). Zusätzlich wurden die Impulsunterschiede den Tests der schließenden Statistik unterworfen und mit verschiedenen Zählmodellen verglichen (Abb. 17 und 18).

Ein zusätzliches Computerprogramm mit sog. zirkumferenziellen Mapping, wobei die Impulsraten auf radiären Kreissektoren von jeweils 5 Winkelgraden Unterschied bestimmt wurden, hat sich wegen der schlechten Segmentzuordnung dieser Sektoren zu der entsprechenden Koronargefäß- und Bypassversorgung nicht bewährt. Andere Autoren (Berman 1980, persönl. Mitteilung; Pretschner et al. 1979) haben mit diesem Verfahren Untersuchungen am Myokard durchgeführt, jedoch nicht nach Bypassoperationen.

Kapitel 3

# Ergebnisse der Bypassdiagnostik

## 1 Patienten

Der erste Teil der nachfolgend dargestellten Untersuchungen befaßt sich mit Isotopenmessungen an einzelnen Myokardsegmenten vor und nach deren operativer Bypassversorgung. In die Auswertung wurden nach Elimination von Befunden mit technisch unzureichendem Untersuchungsaufbau 40 Patienten einbezogen, bei denen im Untersuchungszeitraum eine aortokoronare Bypassoperation durchgeführt wurde (Abb. 19).

Die präoperativen Szintigramme wurden wenige Tage bis maximal 4 Wochen vor der Operation, die postoperativen Messungen durchschnittlich 4 Wochen bis maximal 8 Monate nach dem Eingriff aufgezeichnet.

In dieser Untersuchungsgruppe hatten von 40 Patienten bereits 19 (47,5%) einen präoperativen Infarkt erlitten, der durch einen stationären Aufenthalt mit laborchemischer und elektrokardiographischer Dokumentation gesichert war.

Die übrigen 21 Patienten (52,5%) wiesen nach der ergometrischen Untersuchung oder nach definierten szintigraphischen Kriterien (s. Kap. 2, 4.37.2) eine Belastungskoronarinsuffizienz auf.

Nach dem Ruhe-EKG-Befund zeigten von den 19 Infarktpatienten 12 Patienten (63,1%) eine Vorderwandnarbe. 7 Patienten (36,8%) hatten einen Hinterwandinfarkt erlitten, davon 3 Patienten (15,7%) anamnestisch sowohl einen Vorder- als auch einen Hinterwandinfarkt (Abb. 19).

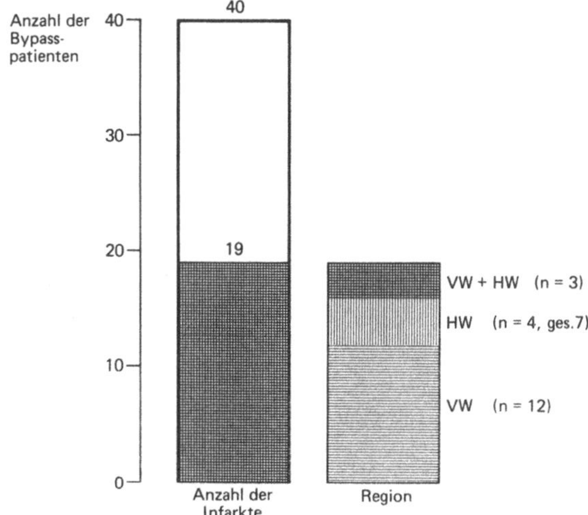


**Abb. 19.** Teilgruppe von 40 Bypasspatienten. Anteil derjenigen Patienten, die trotz eines anamnestischen Infarktes einer Revaskularisation zugeführt wurden (*VW* Vorderwand-, *HW* Hinterwandinfarkt)

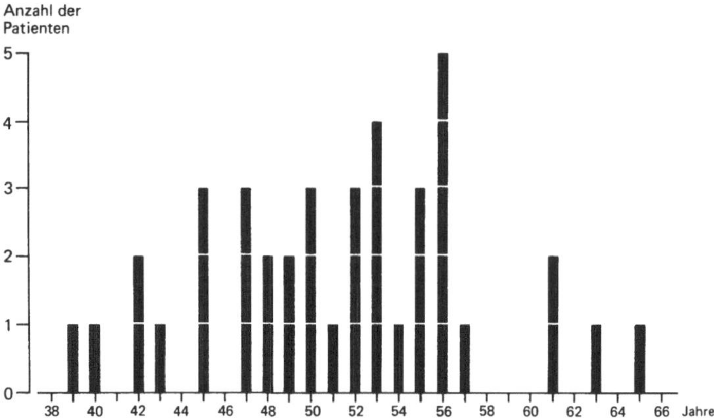


**Abb. 20.** Altersverteilung zum Zeitpunkt der Bypassrevaskularisation

Bei der überwiegenden Mehrzahl der Infarkt- und auch Nichtinfarktpatienten trat präoperativ eine belastungsinduzierbare Angina-pectoris-Symptomatik auf, die auch den maßgeblichen Grund zur Operationsindikation darstellte. Bei 34 Patienten (85%) handelte es sich um eine „stabile", durch Belastung reproduzierbare Angina pectoris, während 6 Patienten anamnestisch Beschwerden angaben, welche zum Zeitpunkt der Ergometerprüfung jedoch nicht auslösbar waren.

2 Patienten wiesen nach der kardiologischen Diagnostik zusätzlich zur Koronarinsuffizienz ein kombiniertes Aortenvitium auf. In einem Fall handelte es sich um einen hämodynamisch unwirksamen Herzfehler, der bisher zu keinerlei objektivierbaren Veränderungen geführt hatte (auch keine Linkshypertrophie im EKG), im anderen Fall handelte es sich um eine hämodynamisch wirksame Aortenstenose mit einem transvalvulären Druckgradienten von 60 mmHg (8 kPa). Da aber auch in diesem Fall nur eine mittelschwere konzentrische Linksherzhypertrophie bestand und die anstehenden Probleme durch die Begleiteffekte dieses Vitiums nicht verfälscht werden, wurden diese Patienten nicht von der weiteren Untersuchung ausgeschlossen.

Das Alter der Patienten lag zwischen 39 und 67 Jahren, das Durchschnittsalter betrug 52,7 Jahre (Abb. 20). Die Untersuchungsgruppe umfaßte 39 Männer und eine Frau.

Einen Überblick über die kardiologischen Befunde bei der Untersuchungsgruppe gibt Tabelle 4.

# 2 Präoperative Befunde

## 2.1 Koronarangiographie

Die 40 untersuchten Bypasspatienten wiesen, wie eingangs erwähnt, präoperativ eine signifikante Stenosierung in mindestens einer der drei Gefäßprovinzen des LAD-Diagonalis-Stromgebiets, des Circumflexus-Marginalis-Perfusionsareals oder im Bereich der rechten Kranzarterie auf (Abb. 21).

**Tabelle 4.** Befunde der kardiologischen präoperativen Diagnostik in der Bypassgruppe, Übersicht. *i.m.* intramural, *inf.* inferior, *AS* anteroseptal, *AL* anterolateral

| Pat. Nr. | Alter | Anamn. Infarkt | Sympto-matik | Ruhe-EKG | Belastungs-EKG [W] | ST-Senkung [mV] | Angiographie | | Stenosierung (in %) | Lävokardiographie | | | |
|---|---|---|---|---|---|---|---|---|---|---|---|---|---|
| | | | | | | | LAD + Diag. | LCX + Marg. | RCA | Hypokinesie | Akinesie | Dys-kinesie | Ejektions-fraktion [%] |
| 1 | 55 | HW + VW | + | inf. Narbe | 50 | 0,2 | 60 | – | 2 × 70 | – | HW + VW | – | 56 |
| 2 | 47 | – | – | o. B. | 100 | 0,2 | 90 | – | 50 | VW | – | – | 65 |
| 3 | 53 | – | + | o. B. | 75 | 0,3 | 90 | 70 | 70 | VW | – | – | 60 |
| 4 | 47 | – | – | AS-Narbe | 100 | Negativ | 100 | 50 | – | VW | – | – | 63 |
| 5 | 53 | i. m. VW | + | o. B. | 125 | Negativ | 70 | – | 50 | – | – | – | 75 |
| 6 | 52 | i. m. VW | + | o. B. | 100 | 0,3 | 90 | 50 | 50 | – | – | – | 68 |
| 7 | 57 | VW | + | ausged. VW | 75 | 0,2 | 99 | 50 | 70 | – | – | VW | 35 |
| 8 | 53 | – | + | Ruhe-ST-S | 50 | 0,4 | 90 | – | – | VW | – | – | 62 |
| 9 | 42 | – | + | o. B. | 100 | 0,4 | 99 | 50 | – | VW | – | – | 65 |
| 10 | 54 | VW | + | AL-Narbe | 100 | Negativ | 99 | – | – | – | – | VW | 32 |
| 11 | 56 | i. m. VW | – | o. B. | 125 | Negativ | 75 | – | – | – | – | – | 67 |
| 12 | 56 | HW + VW | + | inf. Narbe | 25 | 0,4 | 99 | 99 | 100 | VW | HW | – | 30 |
| 13 | 49 | i. m. VW | + | o. B. | 100 | 0,3 | 99 | – | – | VW | – | – | 60 |
| 14 | 48 | HW + VW | + | inf. Narbe | 150 | 0,2 | 70 | – | 99 | HW | – | – | 66 |
| 15 | 52 | VW | – | ausged. VW | 75 | 0,2 | 99 | – | – | – | – | VW | 37 |
| 16 | 45 | – | + | o. B. | 75 | 0,3 | 99 | – | – | VW | – | – | 61 |
| 17 | 40 | HW | + | inf. Narbe | 100 | 0,2 | – | – | 99 | – | HW | HW | 48 |
| 18 | 39 | – | + | Ruhe-ST-S | 25 | 0,3 | 99 | – | – | – | – | – | 66 |
| 19 | 50 | – | – | o. B. | 100 | Negativ | 70 | – | – | – | – | – | 72 |
| 20 | 51 | – | + | o. B. | 150 | 0,2 | 70 | 50 | 50 | – | – | – | 63 |
| 21 | 61 | VW | + | Ruhe-ST-S | 25 | 0,3 | Hauptst. | 99 | 50 | – | – | – | 45 |
| 22 | 50 | – | + | o. B. | 50 | 0,5 | 99 | 50 | 99 | VW | – | – | 52 |
| 23 | 55 | HW | + | inf. Narbe | 75 | 0,3 | 70 | 60 | 100 | HW | – | – | 60 |
| 24 | 48 | HW + VW | + | Ruhe-ST-S | 50 | 0,3 | 99 | 50 | 99 | VW | HW | – | 46 |
| 25 | 65 | – | – | o. B. | 25 | 0,2 | 70 | 50 | 99 | VW + HW | – | – | 55 |
| 26 | 56 | VW | + | ausged. VW | 50 | 0,3 | 100 | 50 | 70 | – | – | VW | 48 |
| 27 | 63 | – | + | o. B. | 150 | Negativ | 70 | – | 50 | – | – | – | 66 |
| 28 | 56 | VW | + | Ruhe-ST-S | 50 | 0,4 | Hauptst. | 99 | 70 | VW + HW | VW | – | 38 |
| 29 | 45 | VW | + | ausged. VW | 50 | 0,3 | 99 | 70 | 50 | – | – | VW | 35 |
| 30 | 43 | – | + | o. B. | 150 | 0,3 | Hauptst. | 60 | 90 | HW | – | – | 60 |
| 31 | 56 | VW | + | AS-Narbe | 75 | 0,2 | 90 | 70 | 50 | – | VW | – | 56 |
| 32 | 53 | HW | + | inf. Narbe | 75 | 0,3 | 70 | 50 | 90 | HW | – | – | 61 |
| 33 | 49 | VW | + | AS-Narbe | 100 | 0,2 | 90 | – | – | – | – | – | 67 |
| 34 | 52 | – | + | o. B. | 100 | 0,3 | 90 | – | 50 | VW | – | – | 62 |
| 35 | 47 | VW | + | AS-Narbe | 75 | 0,3 | 90 | – | 50 | VW | – | – | 56 |
| 36 | 42 | – | + | inf. Narbe | 50 | 0,2 | 70 | 50 | 90 | HW | – | – | 61 |
| 37 | 50 | – | + | AS-Narbe | 75 | 0,2 | 90 | 70 | 70 | VW | – | – | 58 |
| 38 | 55 | VW | + | ausged. VW | 50 | 0,4 | 99 | 70 | 90 | HW | – | VW | 39 |
| 39 | 45 | – | + | AS-Narbe | 100 | 0,3 | 90 | – | – | – | – | – | 67 |
| 40 | 61 | – | + | o. B. | 100 | 0,2 | 90 | 50 | 70 | VW | – | – | 60 |

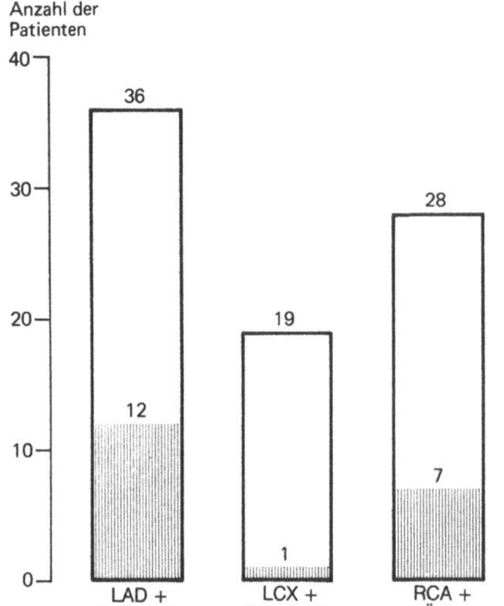


**Abb. 21.** Befall der 3 koronaren Hauptgefäße mit bypassbedürftigen Stenosen, als Untergruppen Infarktkriterien im Ruhe-EKG des zugehörigen Myokardareals (*RCA* rechte Koronararterie)

**Tabelle 5.** Bypassindikationen für das LAD-Diagonalis-Stromgebiet. Primärindikation: Angina pectoris und gut revaskularisierbarer Gefäßbefund

| Pat. Nr. | Alter | EKG-Narbe Vorderwand | Gefäßbefund (Stenosierung in %) Vorderwand LAD + Diagonalis | Ventrikelbefund Vorderwand | EF global [%] |
|---|---|---|---|---|---|
| 1 | 55 | - | 60 | Akin. | 56 |
| 2 | 47 | - | 90 | Hypokin. | 65 |
| 3 | 53 | - | 90 | Hypokin. | 60 |
| 5 | 53 | - | 70 | - | 75 |
| 6 | 52 | - | 90 | - | 68 |
| 8 | 53 | - | 90 | Hypokin. | 62 |
| 9 | 42 | - | 99 | Hypokin. | 65 |
| 11 | 56 | - | 75 | - | 67 |
| 12 | 56 | - | 99 | Hypokin. | 30 |
| 13 | 49 | - | 99 | Hypokin. | 60 |
| 14 | 48 | - | 70 | - | 66 |
| 16 | 45 | - | 99 | Hypokin. | 61 |
| 18 | 39 | - | 99 | - | 66 |
| 19 | 50 | - | 70 | - | 72 |
| 20 | 51 | - | 70 | - | 63 |
| 21 | 61 | - | Hauptst. 99 | - | 45 |
| 22 | 50 | - | 99 | Hypokin. | 52 |
| 23 | 55 | - | 70 | - | 60 |
| 24 | 48 | - | 99 | Hypokin. | 46 |
| 25 | 65 | - | 70 | Hypokin. | 55 |
| 27 | 63 | - | 70 | - | 66 |
| 30 | 43 | - | Hauptst. 60 | - | 60 |
| 32 | 53 | - | 70 | - | 61 |
| 34 | 52 | - | 90 | Hypokin. | 62 |
| 36 | 42 | - | 70 | Hypokin. | 61 |
| 40 | 61 | - | 90 | Hypokin. | 60 |

**Tabelle 6.** Sekundärindikation: Angina pectoris trotz Infarkt im Bypassgebiet. *AS* anteroseptal, *AL* anterolateral

| Pat. Nr. | Alter | EKG-Narbe Vorderwand | Gefäßbefund (Stenosierung in %) Vorderwand | Ventrikelbefund Vorderwand | EF global [%] |
|---|---|---|---|---|---|
| 4 | 47 | AS-Narbe | 100 | Hypokin. | 63 |
| 7 | 57 | ausged. VW | 99 | Dyskin. | 35 |
| 10 | 54 | AL-Narbe | 99 | Dyskin. | 32 |
| 15 | 52 | ausged. VW | 99 | Dyskin. | 37 |
| 26 | 56 | ausged. VW | 100 | Dyskin. | 48 |
| 29 | 45 | ausged. VW | 99 | Dyskin. | 35 |
| 31 | 56 | AS-Narbe | 90 | Akin. | 56 |
| 33 | 49 | AS-Narbe | 90 | – | 67 |
| 35 | 47 | AS-Narbe | 90 | Hypokin. | 56 |
| 37 | 50 | AS-Narbe | 90 | Hypokin. | 58 |
| 38 | 55 | ausged. VW | 99 | Dyskin. | 39 |
| 39 | 45 | AS-Narbe | 90 | – | 67 |

**Tabelle 7.** Bypassindikationen für das Circumflexus-Marginalis-Stromgebiet. Primärindikation: Angina pectoris und gut revaskularisierbarer Gefäßbefund

| Pat. Nr. | Alter | EKG-Narbe posterolateral | Gefäßbefund (Stenosierung in %) LCX + Marginalis | Ventrikelbefund posterior LAO | EF [%] |
|---|---|---|---|---|---|
| 3 | 53 | – | 70 | – | 60 |
| 4 | 47 | – | 50 | – | 63 |
| 6 | 52 | – | 50 | – | 68 |
| 7 | 57 | – | 50 | – | 35 |
| 9 | 42 | – | 50 | – | 65 |
| 12 | 56 | – | 99 | Hypokin. | 30 |
| 20 | 51 | – | 50 | – | 63 |
| 22 | 50 | – | 50 | – | 52 |
| 23 | 55 | – | 60 | – | 60 |
| 24 | 48 | – | 50 | – | 46 |
| 25 | 65 | – | 50 | – | 55 |
| 26 | 56 | – | 50 | – | 48 |
| 29 | 45 | – | 70 | – | 35 |
| 31 | 56 | – | 70 | – | 56 |
| 32 | 53 | – | 50 | – | 61 |
| 36 | 42 | – | 50 | – | 61 |
| 37 | 50 | – | 70 | – | 58 |
| 38 | 55 | – | 70 | – | 39 |
| 40 | 61 | – | 50 | – | 60 |

Angiographisch fand sich (vgl. Tabellen 5–9)
- in 20 Fällen eine 3-Gefäß-Erkrankung,
- in 9 Fällen eine 2-Gefäß-Erkrankung,
- in 11 Fällen eine 1-Gefäß-Erkrankung.

Im Sinne einer möglichst vollständigen Revaskularisation wurden bei diesen Patienten mit proximalen Stenosen alle Einengungen $\geqq 70\%$, und bei Mehrgefäßerkrankungen

**Tabelle 8.** Weitere Primärindikation: Mitrevaskularisation des Circumflexus bei Hauptstammstenosen

| Pat. Nr. | Alter | EKG-Narbe Vorderwand | Gefäßbefund (Stenosierung in %) Hauptstamm | Ventrikelbefund Vorderwand | EF [%] |
|---|---|---|---|---|---|
| 21 | 61 | – | 99 | – | 45 |
| 28 | 56 | – | 99 | Akin. | 38 |
| 30 | 43 | – | 60 | – | 60 |

**Tabelle 9.** Bypassindikationen für das RCA-Stromgebiet. Primärindikation: Angina pectoris und gut revaskularisierter Gefäßbefund. Sekundärindikation: Angina pectoris trotz Hinterwandinfarkt

| Pat. Nr. | Alter | EKG-Narbe inferior | Gefäßbefund (Stenosierung in %) RCA | Ventrikelbefund Unterw. RAO | EF [%] |
|---|---|---|---|---|---|
| 1 | 55 | Inf. Narbe | 2×70 | Akin. | 56 |
| 2 | 47 | – | 50 | – | 65 |
| 3 | 53 | – | 70 | – | 60 |
| 5 | 53 | – | 50 | – | 75 |
| 6 | 52 | – | 50 | – | 68 |
| 7 | 57 | – | 70 | – | 35 |
| 12 | 56 | Inf. Narbe | 100 | Akin. | 30 |
| 14 | 48 | Inf. Narbe | 99 | Hypokin. | 66 |
| 17 | 40 | Inf. Narbe | 99 | Akin., Dyskin. | 48 |
| 20 | 51 | – | 50 | – | 63 |
| 21 | 61 | – | 50 | – | 45 |
| 21 | 50 | – | 99 | – | 52 |
| 23 | 55 | Inf. Narbe | 100 | Hypokin. | 60 |
| 24 | 48 | – | 99 | Akin. | 46 |
| 25 | 65 | – | 99 | Hypokin. | 55 |
| 26 | 56 | – | 70 | – | 48 |
| 27 | 63 | – | 50 | – | 66 |
| 28 | 56 | – | 70 | Hypokin. | 38 |
| 29 | 45 | – | 50 | – | 35 |
| 30 | 43 | – | 90 | Hypokin. | 60 |
| 31 | 56 | – | 50 | – | 56 |
| 32 | 53 | Inf. Narbe | 90 | Hypokin. | 61 |
| 34 | 52 | – | 50 | – | 62 |
| 35 | 47 | – | 50 | – | 56 |
| 36 | 42 | Inf. Narbe | 90 | Hypokin. | 61 |
| 37 | 50 | – | 70 | – | 58 |
| 38 | 55 | – | 90 | Hypokin. | 39 |
| 40 | 61 | – | 70 | – | 60 |

auch zusätzliche Stenosierungen zwischen 50 und 70% zur Revaskularisation vorgeschlagen, wenn in diesen letzteren Fällen ohnehin ein Bypass für ein anderes über 70%ig stenosiertes Gefäß für notwendig erachtet wurde.

Zum Zeitpunkt der Durchführung dieser Studie wurde die Indikation zur Bypassoperation eher verneint, wenn sich in dem hinter einer Stenose gelegenen Areal ventrikulographisch eine Akinesie oder eine Dyskinesie fand und wenn gleichzeitig elektro-

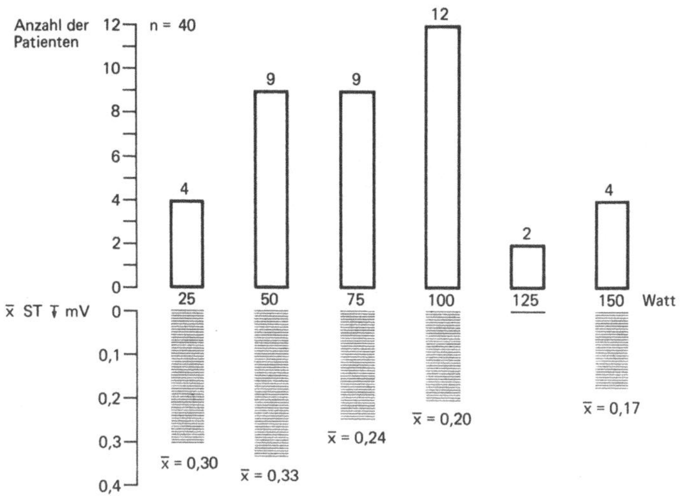


**Abb. 22.** Präoperative ergometrische Belastbarkeit bei 40 Bypasspatienten, gemessen an der erreichten Wattzahl und der aufgetretenen durchschnittlichen ST-Strecken-Depression

**Tabelle 10.** Auswertungsdaten der präoperativen ergometrischen Belastung im Rahmen der Myokardszintigraphie

| Watt | Anzahl der Patienten | Erreichte Endfrequenz ($\bar{x}$) | Steigerung zur Ausgangsfrequenz [%] | ST-Streckensenkung ($\bar{x}$) [mV] | Angina pectoris |
|---|---|---|---|---|---|
| 25 | 4 | 98 | 40 | 0,30 | 3 |
| 50 | 9 | 109 | 55,7 | 0,33 | 9 |
| 75 | 9 | 125 | 66,6 | 0,24 | 8 |
| 100 | 12 | 132 | 83,3 | 0,20 | 9 |
| 125 | 2 | 131 | 87,1 | 0,0 | 1 |
| 150 | 4 | 136 | 83,7 | 0,17 | 4 |

kardiographisch oder anamnestisch ein Infarkt dokumentiert war. Die hier als verschlossen deklarierten Gefäße wurden jedoch revaskularisiert, wenn sich eine verzögerte antegrade oder eine retrograde Gefäßanfärbung zeigte.

## 2.2 Präoperative Fahrradergometrie

In der Anamnese vor der Untersuchung lag bei allen Patienten eine typische belastungsinduzierbare Angina-pectoris-Symptomatik vor.

Nur bei 34 Patienten konnte während der in Verbindung mit der Thalliumszintigraphie durchgeführten Ergometrie ein typischer EKG-Befund im Sinne der vorgenannten Ischämiekriterien erhoben werden (Tabelle 10, Abb. 22). Da die verbleibenden 6 Patienten aber eine signifikante Koronarsklerose aufwiesen und z. B. auch eine typische Angina-pectoris-Symptomatik, wurden diese EKGs als „falsch-negativ" bezeichnet. Danach berechnet sich die *Sensitivität* des Belastungsversuchs wie folgt:

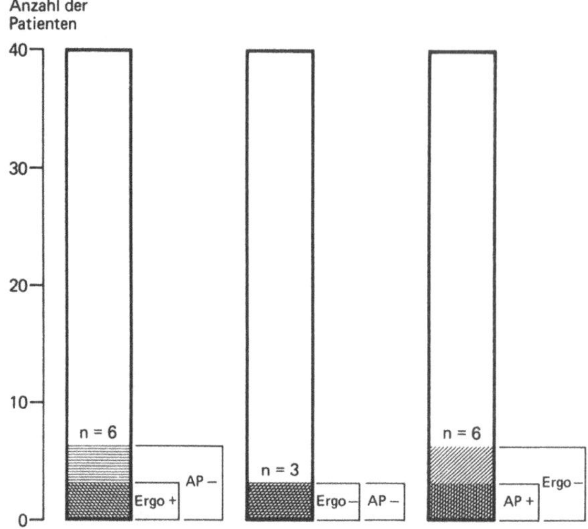


**Abb. 23.** Anteil der falsch-negativen Angina-pectoris-Symptomatik *(AP)* und Ergometriereaktion (–) bei richtig positiven Befunden (+), dargestellt jeweils in der Gesamtgruppe der angiographisch nachgewiesenen Gefäßveränderungen

$$p\,(T+D+) = p\frac{(T+D+)}{p\,(D+)} = \frac{34}{40} = 0{,}85 \text{ oder } 85\%$$ [1]

Die Wahrscheinlichkeit einer positiven Belastungsreaktion ist hierbei mit p (T+) und die Wahrscheinlichkeit einer angiographischen Diagnose der koronaren Herzkrankheit mit p (D+) bezeichnet.

## 2.3 Präoperative Symptomatik

In ebenfalls 6 Fällen trat bei angiographisch gesichertem Vorliegen einer signifikanten Koronarsklerose keine Angina-pectoris-Symptomatik auf, sie wurden als falsch-negative Anginasymptomatik angesehen (Abb. 23). Hier waren umgekehrt die Ergometrien z. T. positiv (s. Abb. 24). Für die Angina pectoris-Symptomatik ergibt sich somit folgende Berechnung für die Sensitivität:

$$p\,(T+D+) = p\frac{34+0}{40} = 0{,}85 \text{ oder } 85\%.$$

Von den Patienten mit negativen Parametern einer Belastungskoronarinsuffizienz wiesen 3 eine Eingefäßerkrankung, 2 weitere eine Zweigefäßerkrankung und 1 Patient eine Dreigefäßerkrankung auf. Bei den 3 Patienten mit fehlenden EKG-Veränderungen bei vorhandener Angina-pectoris-Symptomatik ließ sich in einem Fall eine Eingefäß-

[1] Die Wertigkeit dieser diagnostischen Verfahren bezüglich Koronarinsuffizienz läßt sich auch durch den positiven Voraussagewert „predictive positive value" ausdrücken. Hierzu muß allerdings, wie auch bei anderen Indizes der Wahrscheinlichkeitsrechnung wie Spezifität oder „predictive negative value" eine *nicht* vorselektierte Untersuchungsgruppe vorliegen. Daher sind diese letztgenannten Parameter für unsere angiographisch vorselektierte Gruppe irrelevant.

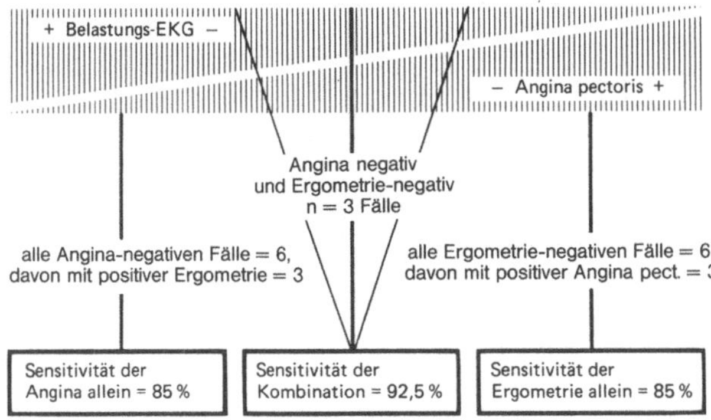


**Abb. 24.** Angiographisch gesicherte präoperative Koronarsklerose in einer Bypassgruppe mit falsch-negativen Hinweisen auf eine daraus resultierende Koronarinsuffizienz im Belastungs-EKG und anhand der Angina-pectoris-Symptomatik

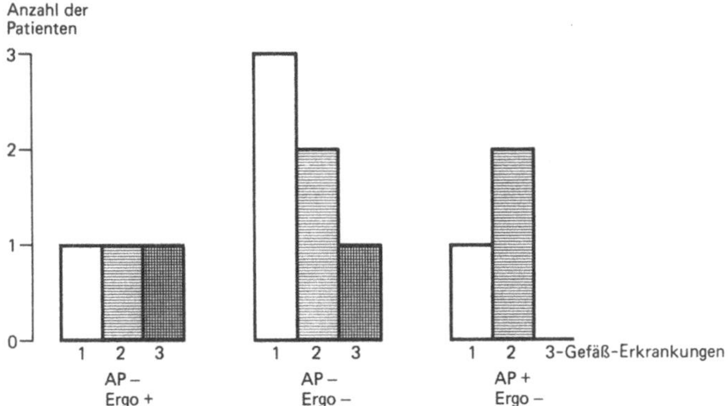


**Abb. 25.** Verteilung des Gefäßbefalles bei Patienten mit negativen Parametern einer Belastungskoronarinsuffizienz (*AP* Angina pectoris, *Ergo* Ergometrie)

erkrankung mit 90%iger LAD-Stenose, bei den beiden anderen eine Zweigefäßerkrankung nachweisen.

Bei den Patienten mit positiven EKG-Kriterien ohne Symptomatik lag je einmal eine Ein-, eine Zwei- und eine Dreigefäßerkrankung vor (Abb. 25).

## 2.4 Präoperative Thallium-Myokardszintigraphie

### 2.4.1 Szintigraphischer Nachweis präoperativer Infarktnarben

Zunächst galt es, präoperativ bereits infarzierte Segmente zu lokalisieren und zu dokumentieren, um diese Segmente postoperativ von der Perfusionsbewertung ausschließen zu können.

19 Patienten hatten einen präoperativen Myokardinfarkt erlitten. Diese Infarkte mußten, wie bereits oben geschildert, enzymchemisch oder EKG-diagnostisch dokumentiert sein. Alleinige anamnestische Infarktangaben ohne EKG-Narbenkriterien wurden hingegen nicht als Infarkt gewertet (Abb. 26).

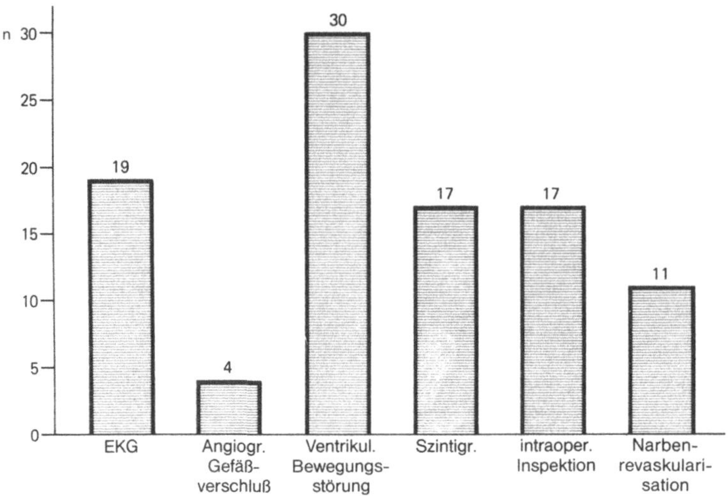


**Abb. 26.** Narbenkriterien nach verschiedenen präoperativen Parametern (vgl. Tabelle 13)

Von diesen 19 Infarkten wurden präoperativ mit der Sichtauswertung der Szintigramme 14 Infarkte richtig erkannt. Die Sensitivität für die Diagnose eines zurückliegenden transmuralen Infarkts lag mit Hilfe der *Sichtauswertung* in dieser Bypasspatientengruppe bei

$$\frac{rp + rn}{N} \times 100 = \frac{14 + 0}{19} \times 100 = 74\%.$$

Der Voraussagewert für ein richtiges Ergebnis, der „predictive positive value", liegt damit bei

$$\frac{rp}{rp + fp} \times 100 = \frac{14}{14 + 0} \times 100 = 100\%.$$

Dennoch liegt der Prozentsatz der nicht erfaßten Infarkte mit 26% (4 HW, 3 VW) recht hoch. Bei derartigen Befunden brachte die Computeranalyse eine wesentliche Verbesserung (Abb. 27 und 28).

Bei der Computerauswertung nach einzelnen Koronarsegmenten setzten wir als Infarktkriterium einen segmentalen Abfall der Speicheraktivität um mindestens 37,5% der maximalen myokardialen Speicheraktivität bei Vorderwandinfarkten voraus, bei Hinterwandinfarkten erwies sich eine Absenkung des Schwellwertes auf 20% als notwendig. Wir orientierten uns hier nur an positiven EKG-Kriterien als Referenzbefund, da im Ventrikulogramm einerseits eine gestörte regionale Wandbewegung nicht immer narbig bedingt sein muß und andererseits das Fehlen einer Wandbewegungsstörung in dem hier überwiegend verwendeten RAO-Ventrikulogramm gerade z. B. Septumnarben nicht ausschließen kann.

Die Sensitivität der Computeranalyse für präoperative transmurale Infarkte erbrachte

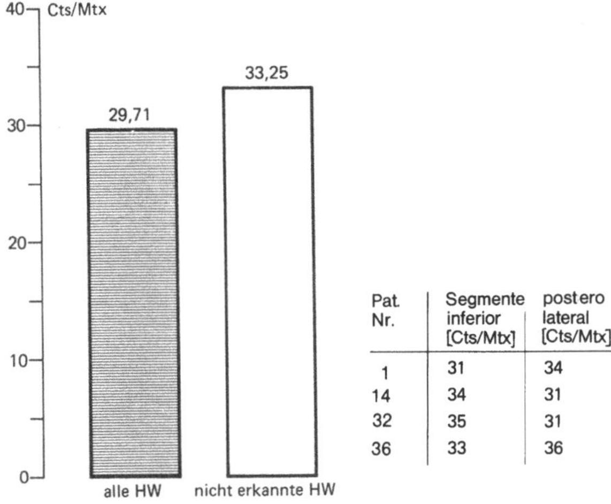


| Pat. Nr. | Segmente inferior [Cts/Mtx] | postero lateral [Cts/Mtx] |
|---|---|---|
| 1 | 31 | 34 |
| 14 | 34 | 31 |
| 32 | 35 | 31 |
| 36 | 33 | 36 |

**Abb. 27.** Mittels Computeranalyse ermittelte Impulshöhen der mit Sichtauswertung nicht erkannten Hinterwandinfarkte. $\bar{x} = 33{,}25$ Cts/Mtx bei nicht erkannten Hinterwandinfarkten; $\bar{x} = 29{,}71$ Cts/Mtx: Durchschnittswert aller Hinterwandinfarkte

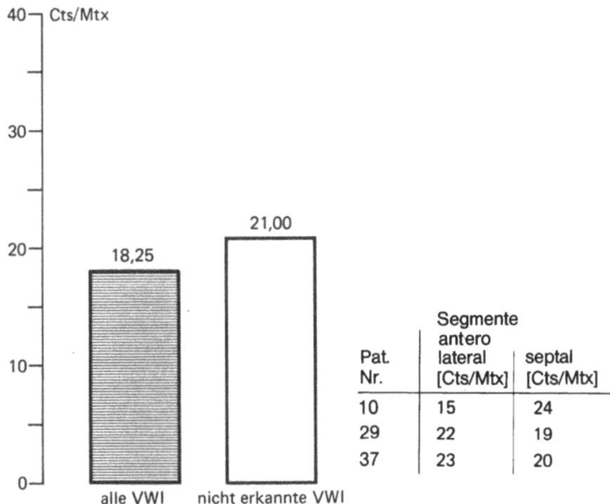


| Pat. Nr. | Segmente antero lateral [Cts/Mtx] | septal [Cts/Mtx] |
|---|---|---|
| 10 | 15 | 24 |
| 29 | 22 | 19 |
| 37 | 23 | 20 |

**Abb. 28.** Mittels Computeranalyse ermittelte Impulshöhen der mit Sichtauswertung nicht erkannten Vorderwandinfarkte. $\bar{x} = 21{,}00$ Cts/Mtx bei nicht erkannten Vorderwandinfarkten; $\bar{x} = 18{,}25$ Cts/Mtx: Durchschnittswert aller Vorderwandinfarkte

$$\frac{rp + rn}{N} \times 100 = \frac{19 + 0}{19} \times 100 = 100\%.$$

Der Voraussagewert für ein richtiges Ergebnis („predictive positive value“) liegt somit bei

$$\frac{rp}{rp + fp} \times 100 = \frac{19}{19 + 0} \times 100 = 100\%.$$

**Tabelle 11.** Impulsraten aus den Einzelsegmenten der linksventrikulären Computeranalyse bei Patienten mit präoperativen Infarkten

| Pat. Nr. | Alter | Infarkt-lokalisation (EKG) | Angiographie (Stenosierung in %) | | | Ventrikulographie | | | Impulsraten in szintigr. Segmenten[a] [Cts/Mtx] | | | | Matrixflächengröße[b] | | |
|---|---|---|---|---|---|---|---|---|---|---|---|---|---|---|---|
| | | | LAD | LCX | RCA | Hypokin. | Akin. | Dyskin. | anterior | inferior | septal | postero lateral | Gesamt-ventrikel | Cavum | Quotient |
| 1 | 55 | HW | 60 | – | 70 | – | VW+ HW | – | 35 | 31 | 40 | 34 | 454 | 152 | 2,99 |
| 4 | 47 | VW | 100 | 50 | – | VW | – | – | 21 | 39 | 18 | 45 | 558 | 186 | 3,00 |
| 7 | 57 | VW | 99 | 50 | 70 | – | – | VW | 18 | 41 | 15 | 39 | 948 | 332 | 2,50 |
| 10 | 54 | VW | 99 | – | – | – | – | VW | 15 | 39 | 24 | 40 | 856 | 342 | 2,50 |
| 12 | 56 | HW | 99 | 99 | 100 | VW | HW | – | 20 | 24 | 22 | 27 | 488 | 163 | 2,99 |
| 14 | 48 | HW | 70 | – | 99 | HW | – | – | 44 | 34 | 39 | 31 | 419 | 131 | 3,20 |
| 15 | 52 | VW | 99 | – | – | – | – | VW | 19 | 42 | 17 | 43 | 1085 | 493 | 2,20 |
| 17 | 40 | HW | – | – | 99 | HW | – | – | 47 | 19 | 41 | 28 | 548 | 182 | 3,01 |
| 23 | 55 | HW | 70 | 60 | 100 | HW | – | – | 39 | 32 | 40 | 25 | 398 | 132 | 3,02 |
| 26 | 56 | VW | 100 | 50 | 70 | – | – | VW | 18 | 41 | 20 | 41 | 732 | 329 | 2,22 |
| 29 | 45 | VW | 99 | 70 | 50 | – | – | VW | 22 | 39 | 19 | 42 | 654 | 307 | 2,13 |
| 31 | 56 | VW | 90 | 70 | 50 | – | VW | – | 20 | 43 | 15 | 40 | 550 | 204 | 2,70 |
| 32 | 53 | HW | 70 | 50 | 90 | HW | – | – | 40 | 35 | 42 | 31 | 512 | 153 | 3,24 |
| 33 | 49 | VW | 90 | – | – | – | – | – | 19 | 40 | 17 | 43 | 531 | 177 | 3,00 |
| 35 | 47 | VW | 90 | – | 50 | VW | – | – | 23 | 39 | 18 | 40 | 541 | 204 | 2,65 |
| 36 | 42 | HW | 70 | 50 | 90 | HW | – | – | 38 | 33 | 42 | 36 | 419 | 147 | 2,85 |
| 37 | 50 | VW | 90 | 70 | 70 | VW | – | – | 23 | 43 | 20 | 41 | 529 | 179 | 2,96 |
| 38 | 55 | VW | 99 | 70 | 90 | HW | – | VW | 22 | 16 | 17 | 29 | 1150 | 534 | 2,15 |
| 39 | 45 | VW | 90 | – | – | – | – | – | 18 | 40 | 19 | 39 | 571 | 200 | 2,86 |

[a] Durchschnittswert für nichtinfarzierte VW-Segmente (septales Segment in LAO) $\bar{x}=40{,}66$ Cts/Mtx.
Durchschnittswert für infarzierte VW-Segmente $\bar{x}=18{,}25$ Cts/Mtx.
Signifikanz nach t-Test.
Durchschnittswert für nichtinfarzierte HW-Segmente (inferiores Segment in LAO) $\bar{x}=40{,}45$ Cts/Mtx.
Durchschnittswert für infarzierte HW-Segmente $\bar{x}=29{,}71$ Cts/Mtx.
Signifikanz nach t-Test.

[b] Flächenausdehnung des Gesamtventrikels nach Vorderwandinfarkten (als Kreisinhalt $F=\pi r^2$) ausgedrückt in Matrixpunkten (128 × 128 Computermatrix) F = 725,45 Mtx.
Durchschnittlicher Quotient Gesamtventrikel: Ventrikelkavum $\bar{q}=2{,}57$.
Flächenausdehnung nach HW-Infarkten F = 462,57 Mtx, durchschn. Quotient $\bar{q}=3{,}04$.

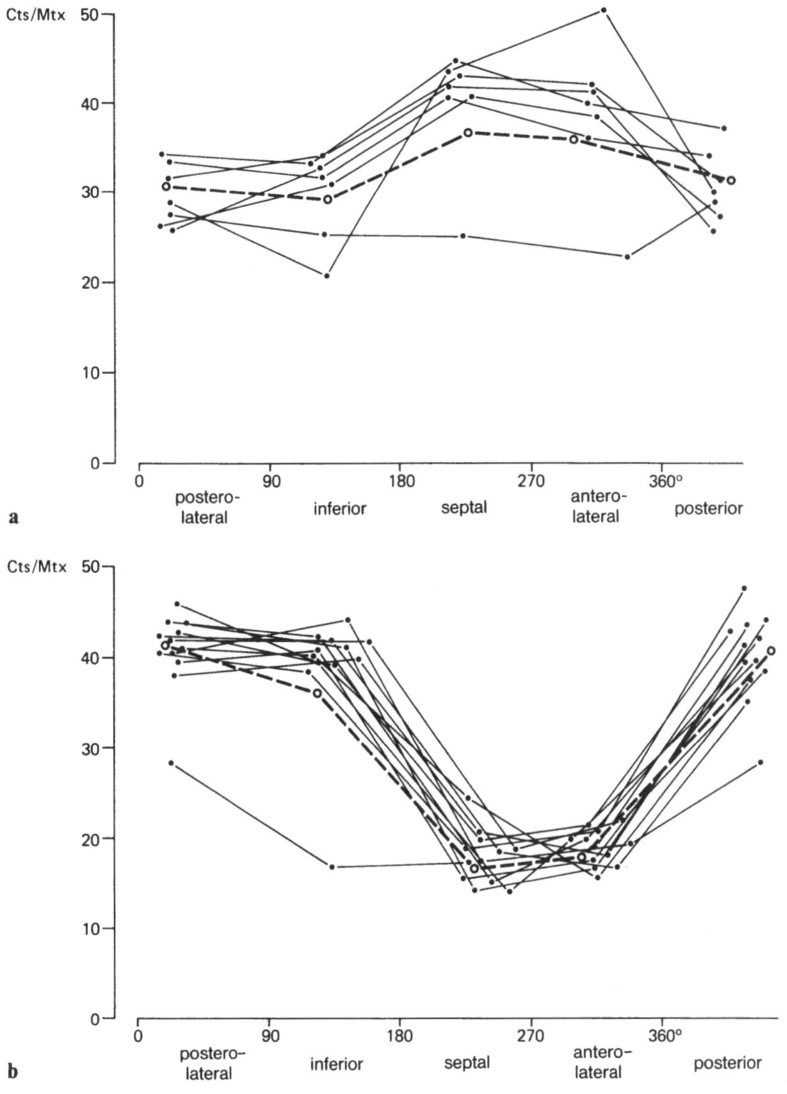


**Abb. 29 a, b.** Kreisabwicklung der Impulsratenzirkumferenz als Profilkurve. **a)** Zirkumferenzielle Impulsverteilung der Hinterwandinfarkte. **b)** Zirkumferenzielle Impulsverteilung der Vorderwandinfarkte

Die Impulsraten aus den Einzelsegmenten der linksventrikulären Computeranalyse bei Patienten mit präoperativen Infarkten sind in Tabelle 11 sowie Abb. 29 aufgeführt.

### 2.4.2 Szintigraphischer Nachweis einer präoperativen Koronarinsuffizienz

Um die präoperativen Szintigraphiebefunde mit den positiven Belastungs-EKG-Reaktionen oder der alleinigen Angabe von Angina-pectoris-Symptomatik unter Belastung vergleichen zu können, ermittelten wir die Anzahl der Patienten, die in keinem der ausgewerteten Segmente trotz stets vorhandenem koronarangiographischem Nachweis ei-

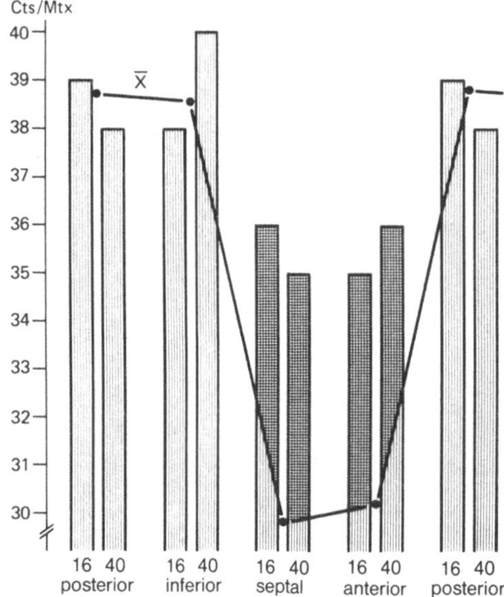


**Abb. 30.** Impulszahlen der beiden trotz Computeranalyse nicht erkannten Patienten mit Vorderwandischämie *(Säulen)* sowie Durchschnittswerte aller Patienten mit Vorderwandischämien *(Linie)*. Die Werte im posterolateralen und inferioren Segment unterscheiden sich nicht vom Durchschnitt, während die Impulse septal und anterior signifikant darüber liegen

ner relevanten Koronarsklerose einen Belastungsspeicherdefekt von $\geqq 25\%$ der maximalen kardialen Speicheraktivität aufwiesen.

Bei nur 2 falsch-negativen Befunden erreichte die Szintigraphie eine präoperative Sensitivität von 95% bei diesem nur aus angiographisch gesichert Koronarkranken bestehenden Patientenkollektiv:

$$\frac{rp + rn}{N} \times 100 = \frac{38 + 0}{40} \times 100 = 95\%.$$

Die 2 falsch-negativen Befunde fanden sich einmal bei einem Patienten mit einer 1-Gefäß-Erkrankung der LAD (Pat. 16) und bei einem weiteren Patienten mit einer 3-Gefäß-Erkrankung bei mehr als 70%iger LAD- und RCA-Stenose (Pat. 40). Beide Patienten wiesen eine deutlich positive präoperative Belastungsreaktion im EKG auf (Abb. 30).

Die beiden falsch-negativen Befunde wurden durch Überstrahlung der minderperfundierten Areale durch gesunde Segmente bei leicht gedrehtem und deshalb nicht ideal im „Strahlengang" liegenden Herzen erzeugt.

Der „predictive positive value" wird dadurch nicht beeinträchtigt und beträgt

$$\frac{rp}{rp + fp} \times 100 = \frac{19}{19 + 0} \times 100 = 100\%.$$

In dieser Gruppe wurden mit *Sichtauswertung* und *Computeranalyse* gleich gute Wahrscheinlichkeitsindizes erreicht, wenn auch im Einzelfall die Entscheidung per Sichtauswertung weniger leicht zu treffen war.

Die Kreisabwicklung der Impulsratenzirkumferenz für Hinterwandischämien (s. Abb. 31 a) ist in der hier aufgeführten Gruppe nicht repräsentativ, da bei den meisten

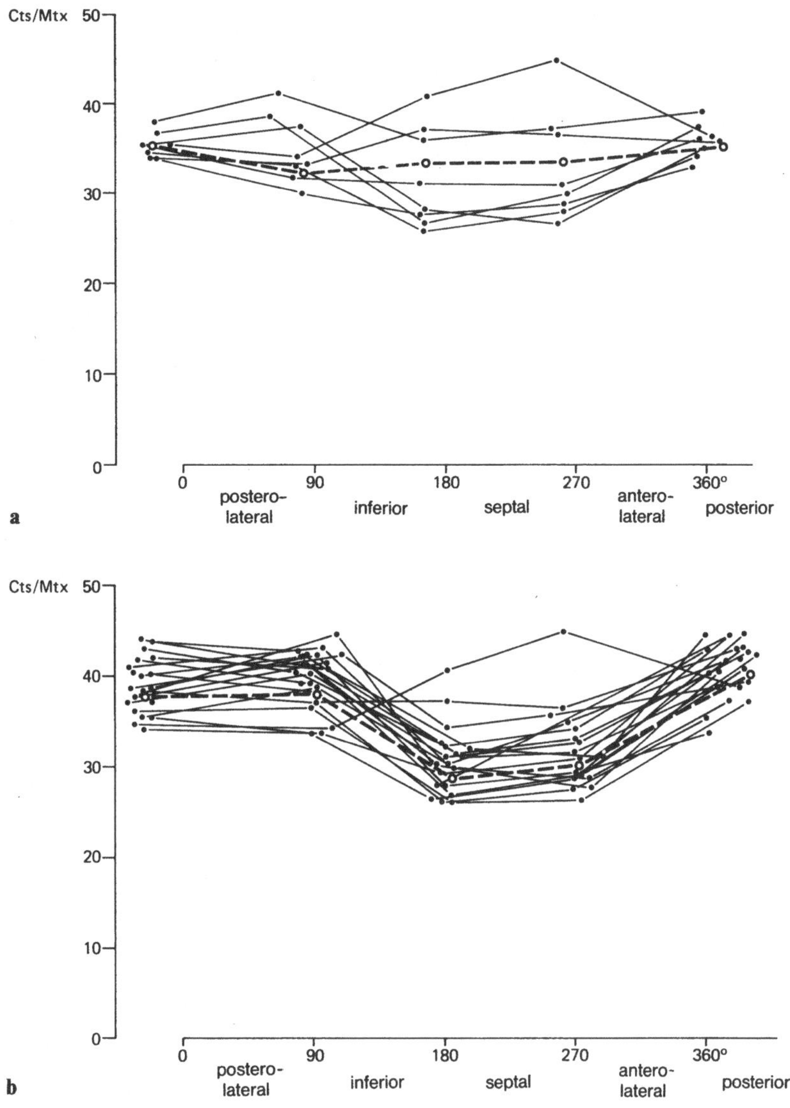


**Abb. 31 a, b.** Kreisabwicklung der Impulsratenzirkumferenz als Profilkurve. **a** Zirkumferenzielle Impulsverteilung bei Hinterwandischämien. **b** Zirkumferenzielle Impulsverteilung bei Vorderwandischämien

aufgeführten Hinterwandminderperfusionen gleichzeitig auch eine Erkrankung anderer Gefäßprovinzen mit gleichzeitiger Ischämieentwicklung in den dort zugehörigen Myokardarealen vorlag.

Dagegen darf das Impulsprofil bei den hier aufgeführten Vorderwandischämien (s. Abb. 31 b) als charakteristisch angesehen werden – wie auch der homogene Kurvenverlauf aller Fälle zeigt –, da in der Mehrzahl der Fälle bei Vorderwandischämien eine Eingefäßerkrankung bestand.

**Tabelle 12.** Patienten mit Belastungskoronarinsuffizienz ohne Myokardinfarkt

| Pat. Nr. | Alter | Belastungs-EKG | | | Angiographie (Stenosierung in %) | | | Impulsraten in szintigraph. Segmenten [Cts/Mtx][a] | | | | Matrixflächengröße[b] | | |
|---|---|---|---|---|---|---|---|---|---|---|---|---|---|---|
| | | Stufe [W] | ST-Senkg. [mV] | Lokalisation | LAD | LCX | RCA | anterior | inferior | septal | postero lateral | Gesamt-ventrikel | Cavum | Quotient |
| 2 | 47 | 100 | 0,2 | $V_{4-6}$ | 90 | – | 50 | 32 | 41 | 29 | 39 | 426 | 130 | 3,28 |
| 3 | 53 | 75 | 0,3 | $V_{4-6}$ | 90 | 70 | 70 | 30 | 37 | 28 | 36 | 402 | 101 | 3,94 |
| 5 | 53 | 125 | – | – | 70 | – | 50 | 34 | 40 | 32 | 41 | 365 | 88 | 4,15 |
| 6 | 52 | 100 | 0,3 | $V_{4-6}$ | 90 | 50 | 50 | 29 | 42 | 28 | 43 | 392 | 99 | 3,96 |
| 8 | 53 | 50 | 0,4 | $V_{2-5}$ | 90 | – | – | 28 | 41 | 31 | 40 | 414 | 97 | 4,27 |
| 9 | 42 | 100 | 0,4 | $V_{2-5}$ | 99 | 50 | – | 32 | 39 | 32 | 38 | 439 | 102 | 4,30 |
| 11 | 56 | 125 | – | – | 75 | – | – | 34 | 38 | 31 | 40 | 417 | 97 | 4,30 |
| 13 | 49 | 100 | 0,3 | $V_{3-5}$ | 99 | – | – | 31 | 40 | 30 | 42 | 442 | 109 | 4,06 |
| 16 | 45 | 75 | 0,3 | $V_{3-6}$ | 99 | – | – | 35 | 38 | 36 | 39 | 396 | 92 | 4,30 |
| 18 | 39 | 25 | 0,3 | $V_{2-5}$ | 99 | – | – | 29 | 40 | 30 | 42 | 468 | 119 | 3,93 |
| 19 | 50 | 100 | – | – | 70 | – | – | 32 | 39 | 31 | 41 | 422 | 107 | 3,94 |
| 20 | 51 | 150 | 0,2 | $V_{4-6}$ | 70 | 50 | 50 | 33 | 38 | 32 | 40 | 481 | 121 | 3,98 |
| 21 | 61 | 25 | 0,3 | $V_{2-6}$ II, III | Hs 99 | – | 50 | 27 | 41 | 29 | 40 | 514 | 130 | 3,95 |
| 22 | 50 | 50 | 0,5 | $V_{3-6}$ II, III | 99 | 50 | 99 | 28 | 33 | 26 | 34 | 505 | 126 | 4,01 |
| 24 | 48 | 50 | 0,3 | $V_{3-5}$ II, III | 99 | 50 | 99 | 30 | 32 | 31 | 35 | 548 | 171 | 3,20 |
| 25 | 65 | 25 | 0,2 | $V_{5-6}$ II, III | 70 | 50 | 99 | 41 | 33 | 39 | 35 | 442 | 111 | 3,98 |
| 27 | 63 | 150 | neg. | – | 70 | – | 50 | 26 | 40 | 28 | 39 | 432 | 108 | 4,00 |
| 28 | 56 | 50 | 0,4 | $V_{2-6}$ II, III | Hs 99 | – | 70 | 25 | 36 | 26 | 35 | 544 | 156 | 3,49 |
| 30 | 43 | 150 | 0,3 | $V_{3-6}$ II, III | Hs 60 | – | 90 | 35 | 32 | 36 | 34 | 412 | 105 | 3,92 |
| 34 | 52 | 100 | 0,3 | $V_{2-5}$ | 90 | – | 50 | 30 | 42 | 32 | 39 | 431 | 116 | 3,72 |
| 40 | 61 | 100 | 0,2 | $V_{3-5}$ | 90 | 50 | 70 | 36 | 40 | 35 | 38 | 422 | 104 | 4,06 |

[a] Durchschnittswert für eine Vorderwandischämie anterolateral $\bar{x}=33,42$ Cts/Mtx, anteroseptal $\bar{x}=30,37$ Cts/Mtx.
Durchschnittswert für eine Hinterwandischämie inferior $\bar{x}=34,71$ Cts/Mtx, posterolateral $\bar{x}=35,29$ Cts/Mtx.

[b] Flächenausdehnung des Gesamtventrikels bei Vorderwandischämie $\overline{F}=445,10$ Mtx, Quotient zum Kavum $\bar{q}=3,94$.
Flächenausdehnung des Gesamtventrikels bei Hinterwandischämie $\overline{F}=467,86$ Mtx, Quotient zum Cavum $\bar{q}=3,80$.

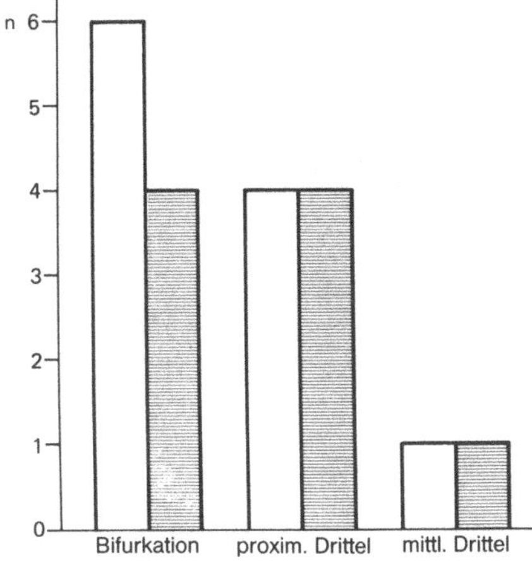


**Abb. 32.** Angiographisch vorhandene *(weiß)* und szintigraphisch erkannte *(schraffiert)* Stenosierungen der Diagonaläste. Aufnahmen: LAD, septales Segment in LAO, 30–60° ; Diagonaläste, anterolaterales Segment, a.-p. und linkslateral

Die hier dargestellten Fälle sind identisch mit der präoperativen Identifikation bypassbedürftiger Stenosen.

Zudem wurden auch die vorher genannten Patienten mit anamnestisch gesichertem Infarkt einer Bypassoperation zugeführt, da jeweils die Kriterien der Belastungskoronarinsuffizienz - vereinzelt nur aus dem infarzierten Gefäß, häufiger jedoch aus einer Mehrgefäßerkrankung resultierend - bestanden.

Vereinfachend wurden in Tabelle 12 die Diagonaläste 1 und 2 den LAD-Stenosen und Marginalisstenosen der Circumflexarterie zugerechnet.

Die Diagonaläste bedürfen jedoch wegen ihrer Sonderstellung einer besonderen Besprechung (Abb. 32). Im Bereich der beiden großen Diagonaläste fanden sich 11 Einengungen, wobei 4 Stenosen im proximalen Drittel dieser Gefäße lokalisiert waren. In weiteren 6 Fällen zeigte sich der eigentliche Gefäßverlauf der Diagonaläste frei von Stenosen, jedoch fand sich im Abgangsbereich der Diagonaläste vom Ramus interventricularis anterior eine Abgangs- oder Bifurkationsstenose, so daß die Perfusion der Diagonaläste hämodynamisch relevant beeinträchtigt war. Diese Fälle erscheinen uns für die hier vorgestellte Segmentanalyse besonders interessant, weil sich nach unserer Segmentdefinition eine klare Unterscheidung zwischen dem solitären Befall der beiden Diagonalgefäße einerseits und dem gleichzeitigen stenotischen Befall von LAD und Diagonalästen andererseits machen läßt.

## 2.5 Präoperative Identifikation bypassbedürftiger Koronarstenosen in einzelnen Myokardsegmenten

### LAD-Segmente

Bei 39 von 40 Patienten wurde die Indikation zur Anlage einer LAD-Bypassanastomose gestellt. Bei 12 dieser Patienten lag ein anamnestischer Infarkt vor, entsprechende EKG-Veränderungen konnten gesichert werden. 27 weitere Patienten wiesen eine deutliche Ischämiereaktion im Vorderwandbereich auf.

Nach dem computergestützten segmentalen Impulsratenmapping zeigten 26 dieser 27 Patienten einen ischämietypischen Impulsabfall und 11 der 12 Patienten den Infarkt-

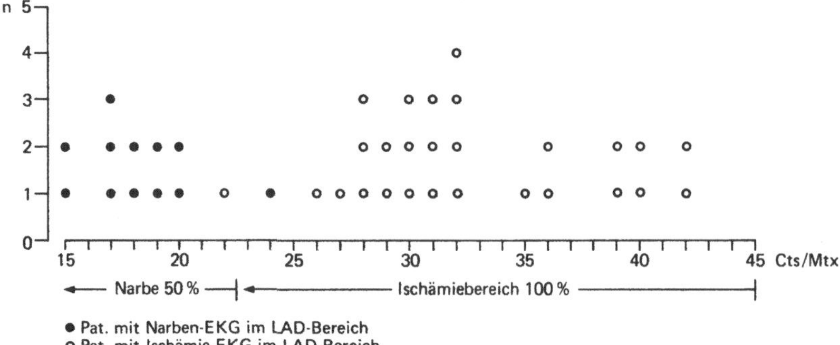


**Abb. 33.** OP-Indikationen bei LAD-Stenosen, Impulszählung im septalen Segment

kriterien entsprechende Aktivitätsverminderungen im septalen Segment unter Belastung.

Nach szintigraphischer Analyse müßte also 1 Patient zusätzlich als Infarktpatient eingestuft werden, während ebenfalls 1 Patient trotz entsprechender EKG-Kriterien keinen infarkttypischen Impulsverlust aufwies. Das Redistributionsverhalten bestätigte jedoch die zuvor gestellte EKG-Diagnose.

Für eine Ischämie im LAD-Bereich ergab sich in dieser Gruppe also:

$$\text{Sensitivität: } \frac{26+12}{39} = 94\%,$$

$$\text{Spezifität: } \frac{13}{13+1} = 93\%,$$

$$\text{„predictive negative value"} \ \frac{13}{13+0} = 100\%,$$

$$\text{„predictive positive value"} \ \frac{26}{26+1} = 96\%.$$

Für die Infarkte in diesem Segment zeigten die Wahrscheinlichkeitsindizes ähnliche Werte:

$$\text{Sensitivität: } \frac{11+27}{39} = 97\%,$$

$$\text{Spezifität: } \frac{27}{27+1} = 96\%,$$

$$\text{„predictive negative value"} \ \frac{27}{27+1} = 96\%,$$

$$\text{„predictive positive value"} \ \frac{11}{11+1} = 92\%.$$

LCX-Segmente

Bei 22 der hier besprochenen 40 Patienten fand sich auch eine proximale Circumflexstenose bzw. eine Hauptstammstenose (3mal), die zur Bypassversorgung auch der Circumflexarterie Veranlassung gab. Weder nach anamnestischen Angaben, noch nach EKG-

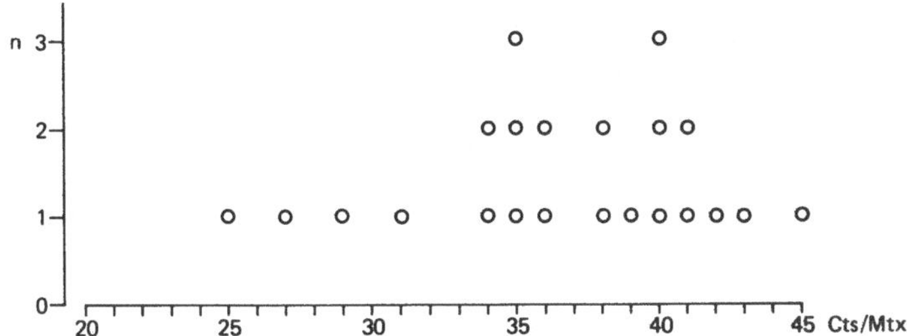


**Abb. 34.** OP-Indikationen bei Circumflexstenosen, Impulszählung im Posterolateralsegment; im Untersuchungsgut fand sich kein Posterolateralinfarkt

oder angiographischen Befunden konnte ein Myokardinfarkt im entsprechenden Posterolateralsegment vermutet werden.

Alle Patienten wiesen eine Ischämiereaktion im Belastungs-EKG auf.

Nach dem computergestützten segmentalen Impulsratenmapping zeigten alle 22 Patienten dieser Untergruppe einen ischämietypischen Impulsratenabfall von weniger als 50% der myokardialen Maximalaktivität im vermessenen Posterolateralsegment unter Belastung (Abb. 34). Die Redistributionsaufnahme zeigte in allen Fällen einen Wiederanstieg der Impulsraten in der Spätaufnahme.

Die Sensitivität für das Posterolateralsegment betrug

$$\frac{rp+rn}{N} \times 100 = \frac{22+0}{22} \times 100 = 100\%.$$

Der „predictive positive value" lag entsprechend bei

$$\frac{rp}{rp+fp} \times 100 = \frac{22}{22+0} \times 100 = 100\%.$$

RCA-Segmente

Bei 28 von 40 Bypasskandidaten wurde die Indikation für einen RCA-Bypass gestellt, wobei sich das grundsätzliche Vorhaben der Intervention schon aus dem Befall anderer Gefäße ableitete – nur in einem einzigen Fall lag eine isolierte RCA-Stenose vor (Pat. 17).

Bei 7 Patienten wurde anamnestisch ein inferiorer Infarkt berichtet, auch die geforderten und vorher beschriebenen EKG-Kriterien konnten gesichert werden. 21 weitere Patienten zeigten nach den Voruntersuchungen eine belastungsinduzierbare Koronarinsuffizienz.

Nach dem computergestützten segmentalen Impulsratenmapping wiesen nur 20 der 22 Patienten mit Koronarinsuffizienz einen üblichen Impulsabfall auf. Von den 7 Infarktpatienten zeigte sogar nur 1 Patient eine entsprechende Aktivitätsverminderung, während die übrigen im Ischämiebereich lagen (Abb. 35).

Nach belastungsszintigraphischer Analyse wäre also 1 Ischämiepatient zusätzlich als Infarktpatient einzuordnen, wogegen trotz entsprechender EKG-Kriterien 6 von 7 Patienten keinen transmuralen inferioren Infarkt erlitten hätten.

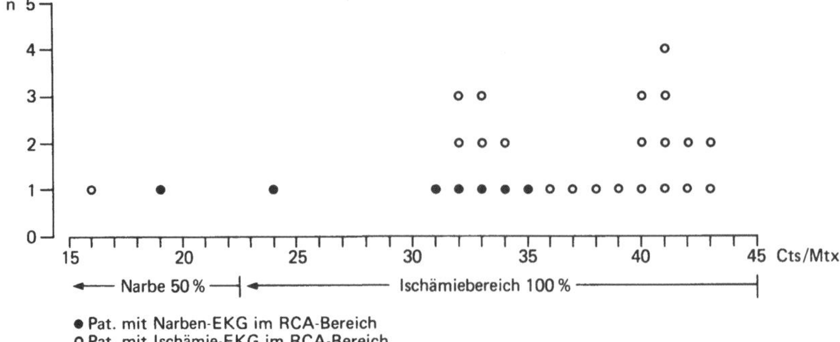


**Abb. 35.** OP-Indikationen bei RCA-Stenosen, Impulszählung im inferioren Segment

Die Redistributionsuntersuchung zeigte bei dem einen Ischämiepatienten einen ausreichenden Wiederanstieg der Aktivität, während die 6 untypischen Infarktpatienten weiterhin ihr relativ hohes Impulsniveau im inferioren Segment mit trägem „wash-out" zeigten.

Für eine Ischämie im inferioren Myokardsegment ergab sich in dieser Gruppe:

Sensitivität: $\frac{20+1}{28} = 75\%$,

Spezifität: $\frac{1}{1+6} = 14\%$,

„predictive negative value" $\frac{1}{1+1} = 50\%$,

„predictive positive value" $\frac{20}{20+6} = 77\%$.

Für die Infarkte im inferioren Segment zeigen die Wahrscheinlichkeitsindizes folgende Werte:

Sensitivität: $\frac{1+20}{28} = 75\%$,

Spezifität: $\frac{20}{20+1} = 95\%$,

„predictive negative value": $\frac{20}{20+6} = 77\%$,

„predictive positive value": $\frac{1}{1+1} = 50\%$.

Die auf den vorausgegangenen Seiten berechneten Wahrscheinlichkeitsindices wurden lediglich an der anamnestischen Angabe und an den EKG-Befunden gemessen. Sie wurden grundsätzlich auch an größeren Patientengruppen beobachtet.

Werden zusätzlich die angiographischen Ergebnisse herangezogen, so ergeben sich für die Sensitivität ähnliche Werte, während die Spezifität in Abhängigkeit zum betrachteten Myokardsegment deutlich andere Zahlen aufweist.

Im Gegensatz zur Sensitivitätsbeurteilung muß die Spezifität vorsichtiger bewertet werden, da bis heute zur Überprüfung dieser nichtinvasiven Perfusionsstudien lediglich die Koronarangiographie als Referenzmethode herangezogen werden kann. In vielen Fällen muß es jedoch gerade koronarangiographisch unklar bleiben, ob nicht auch eine angiographisch nur als 50%ig eingestufte Stenosierung bereits hämodynamisch wirksam ist, wie neuere Untersuchungen mit radioaktivem Ammonium vermuten lassen (Gould et al. 1980). Außerdem muß die Frage gestellt werden, ob mit den heute routinemäßig angewendeten Auswertungsmethoden überhaupt eine annähernd prozentual exakte Graduierung von koronarangiographisch dargestellten Stenosierungen möglich ist.

Zur Berechnung der Spezifität ermittelten wir nun bei dem vorliegenden Patientengut alle weniger als 50% stenosierten oder angiographisch sich frei von Stenosen darstellenden Gefäße und errechneten aus der sich ergebenden Anzahl der mit Hilfe des Szintigrammes für richtig negativ eingestuften Befunde den Wert p (T−/D−) für das jeweilige Stromgebiet.

LAD-Perfusionsareal

Unter den 40 zur Bypassoperation vorgesehenen Patienten befand sich nur 1 Fall ohne angiographisch nachweisbaren Befall des Ramus interventricularis anterior. Dieser Patient wurde als „richtig-negativ" erkannt. Andererseits gab es einen weiteren Patienten, der unter Belastung zwar wie alle Ischämiepatienten auch einen Impulsratenabfall aufwies, dieser Abfall bewegte sich jedoch bis weit in die üblicherweise nur bei Infarkten anzutreffenden Impulsverlustbereiche hinein; dies ist nur für die abgrenzende Spezifität Ischämie/Infarkt von Bedeutung und muß für das generelle Erkennen von Ischämiereaktionen ohne Belang bleiben. Damit ergibt sich eine generelle Spezifität für Ischämien im LAD-Segment von

$$\frac{1}{1+0} \times 100 = 100\%.$$

LCX-Perfusionsareal

Im Bereich der Circumflexarterie fand sich in 18 Fällen kein obstruierender Gefäßbefund, wobei hier 3 funktionell auch als Circumflexstenosen wirksame Hauptstammstenosen (Pat. 21, 28, 30) ausgeklammert sind (insgesamt also eigentlich 21 freie Circumflexgefäße).

Es zeigten sich in 3 Fällen Aktivitätsverminderungen unter Belastung im Posterolateralsegment, die an eine Ischämie denken ließen, ohne daß eine LCX-Stenose vorlag (Pat. 1: 34 Cts, Pat. 14: 31 Cts, Pat. 17: 28 Cts). Somit entstehen hier also 3 „falsch-positive" Befunde.

Diese Tatsache mag mit dadurch erklärt werden, daß in diesen 3 Fällen hochgradige RCA-Stenosen nachweisbar waren, weshalb das Posterolateralsegment nicht nur strikt das Perfusionsareal der Circumflexarterie zu repräsentieren scheint.

Die Spezifität von Posterolateralveränderungen als Hinweis auf wirksame Circumflexstenosen beträgt also

$$\frac{\mathrm{rn}}{\mathrm{rn}+\mathrm{fp}} \times 100 = \frac{15}{15+3} \times 100 = 83\%.$$

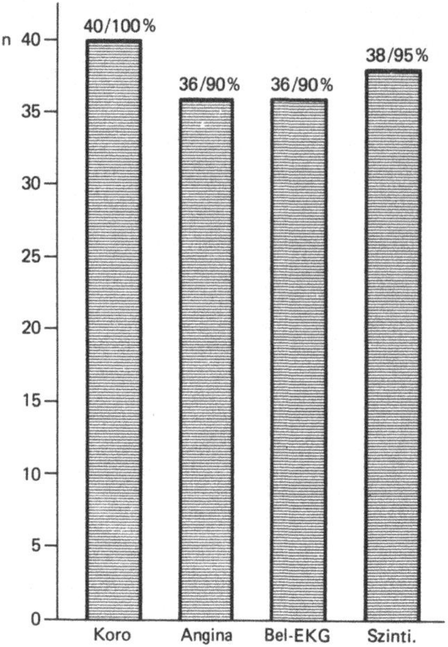


**Abb. 36.** Sensitivität für das Vorliegen einer Belastungskoronarinsuffizienz in der Bypassgruppe (n = 40)

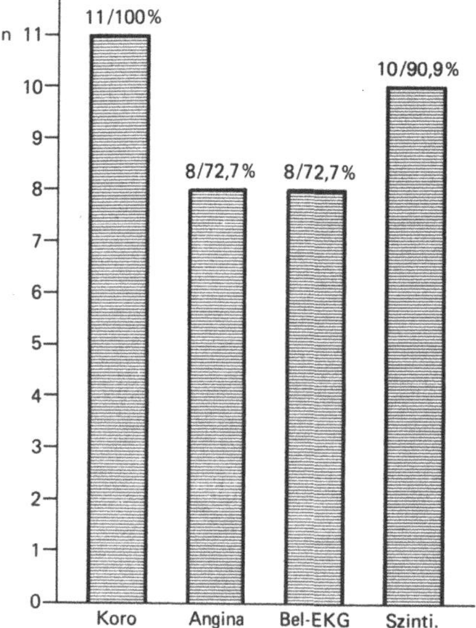


**Abb. 37.** Sensitivität für das Vorliegen einer Belastungskoronarinsuffizienz in der Bypassgruppe bei 1-Gefäß-Erkrankung

RCA-Perfusionsareal

Die rechte Kranzarterie erwies sich angiographisch in 12 Fällen frei von stenosierenden Veränderungen.

In all diesen Fällen fanden sich auch bei der computergesteuerten Impulsratenanalyse normale Aktivitätswerte ($\bar{x}$ = 40,08 Cts/Mtx), so daß die Spezifität von Impulsver-

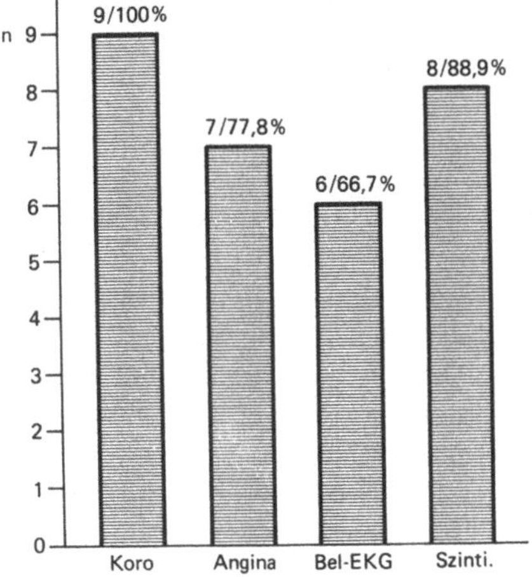


**Abb. 38.** Sensitivität für das Vorliegen einer Belastungskoronarinsuffizienz in der Bypassgruppe bei 2-Gefäß-Erkrankung (Hauptstammstenosen und RCA-Befall wurden als 3-Gefäß-Erkrankung eingestuft)

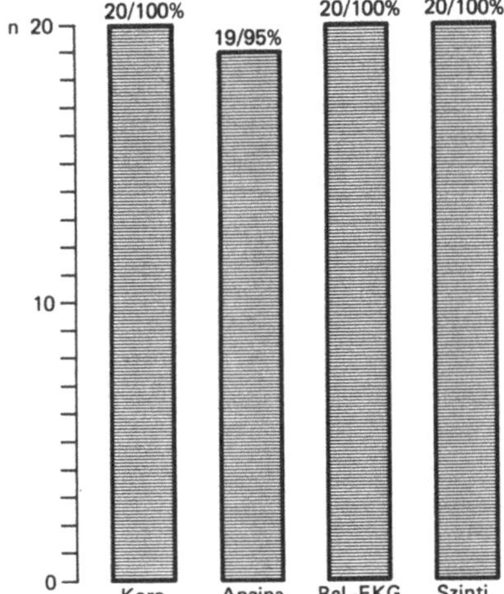


**Abb. 39.** Sensitivität für das Vorliegen einer Belastungskoronarinsuffizienz in der Bypassgruppe bei 3-Gefäß-Erkrankung (einschließlich Hauptstammstenosen und RCA-Befall)

änderungen im inferioren Myokardsegment als Hinweis auf eine wirksame RCA-Stenose in dieser Gruppe

$$\frac{12}{12+0} \times 100 = 100\% \text{ beträgt.}$$

Eine zusammenfassende Darstellung der Wertigkeit präoperativer Indikatoren einer Belastungskoronarinsuffizienz für die hier untersuchte Bypassgruppe findet sich in den Abb. 36–39. Als Indikatoren galten dabei: Koronarangiographische Stenose von > 50%, belastungsabhängige Angina pectoris, ischämische ST-Senkung im Belastungs-EKG und belastungsinduzierbare Speicherverminderung > 20% im Tl-Szintigramm.

# 3 Intraoperative Messungen, intra- und postoperative Befunde und Komplikationen

## 3.1 Anzahl und Lokalisation der Bypassanastomosen

Die Anzahl und Verteilung der angelegten Venengrafts auf die einzelnen Koronarsegmente ist zusammenfassend in Tabelle 13 aufgeführt.

In unserem Untersuchungsgut wurden insgesamt 89 Bypassgrafts angelegt. 11 Patienten erhielten gleichzeitig einen LAD- und einen Diagonalisbypass. Weitere 2 Patienten wurden gleichzeitig mit einem LCX- und einem Marginalisbypass versorgt. Bei einem Patienten wurden ein LCX- und sogar 2 Marginalisgrafts angelegt. Ein weiterer Patient wurde nur mit 2 Marginalisgrafts versorgt. Zur Vereinfachung wurden die Bypasses der Nebengefäße in der Tabelle den jeweiligen Hauptgefäßen zugeordnet. In der Untersuchungsgruppe ist ein Patient mit 2 hintereinander auf die LAD inserierten Bypassgrafts enthalten, ebenso ein Patient mit Reoperation eines stenosierten LAD-Bypass.

## 3.2 Intraoperative Flußmessungen

Um einen orientierenden Ausgangswert für die postoperativen szintigraphischen Messungen zu erhalten, wurden intraoperativ an den verwendeten Venentransplantaten nach der Anastomosierung elektromagnetische Flußmessungen durchgeführt.

Es wurde hier das elektromagnetische Induktionsprinzip (Abb. 40) verwendet, welches auf der nachfolgenden Gesetzmäßigkeit beruht:

$$E = (M\ L\ V) \times 10^{-8},$$

wobei E die Spannung (in Volt) darstellt, M das magnetische Feld, L den Gefäßdurchmesser (in cm) und V die Geschwindigkeit der Flüssigkeitssäule (in cm/s).

Zur Messung wurden perivasale elektromagnetische Blutflußtransducer der Größe 6–22 mm (in 2-mm-Schritten) der Firmen Statham und Carolina Medical Electronics verwendet (s. Abb. 41).

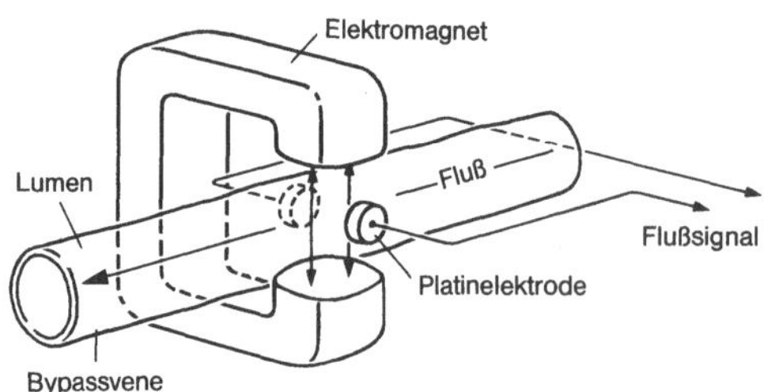


**Abb. 40.** Induktionsprinzip: An eine ¾-Spule wird Strom angelegt. Die Induktivspannung des Bluts wird über die seitlich angebrachte Platinelektrode gemessen. Das Signal der Flußvoltage, welches praktisch direkt proportional dem Blutfluß ist, wird verstärkt, integriert und auf einem Flowmeter wiedergegeben

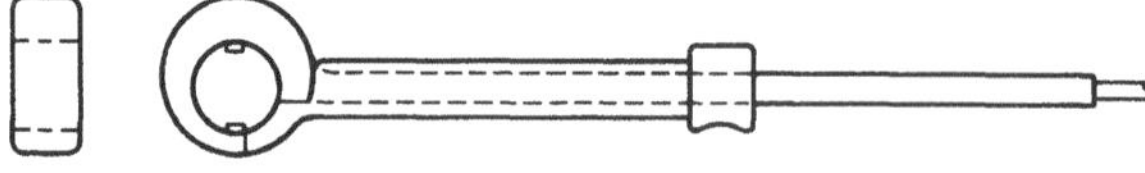

**Abb. 41.** „Handletyp" eines Blutflußtransducers

**Tabelle 13.** Anzahl und Lokalisation der tatsächlich angelegten Bypassanastomosen bei den Patienten mit präoperativer Koronarinsuffizienz. (*Haupt* Hauptstammstenose, *n* Bypass auf verschlossenes Gefäß mit Narbensegment)

| Pat. | Alter | EKG-Narbe | Angiographie (Stenosierung in %) | | | Szintigraphische Segmente nach Ischämie- *(I)* oder Narbenkriterien- *(N)* | | | | Myokardinspektion intraoperativ | Bypassanastomosen | | |
|---|---|---|---|---|---|---|---|---|---|---|---|---|---|
| | | | LAD | LCX | RCA | anterior | inferior | septal | postero lateral | | LAD | LCX | RCA |
| 1 | 55 | Inferior | 60 | – | 70 | – | I | – | – | Inferior narbig | + | – | + |
| 2 | 47 | – | 90 | – | 50 | I | – | I | – | o. B. | + | – | + |
| 3 | 53 | – | 90 | 70 | 70 | I | – | I | – | o. B. | + | + | + |
| 4 | 47 | AS | 100 | 50 | – | N | – | N | – | Anterior narbig | +n | + | – |
| 5 | 53 | – | 70 | – | 50 | – | – | I | – | o. B. | + | – | + |
| 6 | 52 | – | 90 | 50 | 50 | I | – | I | – | o. B. | + | + | + |
| 7 | 57 | VW | 99 | 50 | 70 | N | – | N | – | Anterior narbig | +n | + | + |
| 8 | 53 | – | 90 | – | – | I | – | I | – | o. B. | + | – | – |
| 9 | 42 | – | 99 | 50 | – | (I) | – | (I) | – | o. B. | + | + | – |
| 10 | 54 | AL | 99 | – | – | N | – | N | – | Anterior narbig | +n | – | – |
| 11 | 56 | – | 75 | – | – | – | – | I | – | o. B. | + | – | – |
| 12 | 56 | Inferior | 99 | 99 | 100 | N | N | N | I | Inferior und anterior narbig | +n | + | +n |
| 13 | 49 | – | 99 | – | – | I | – | I | – | o. B. | + | – | – |
| 14 | 48 | Inferior | 70 | – | 99 | – | I | – | N | Herz nicht ganz luxierbar | + | – | +n |
| 15 | 52 | VW | 99 | – | – | N | – | N | – | Anterior narbig | +n | – | – |
| 16 | 45 | – | 99 | – | – | – | – | – | – | o. B. | + | – | – |
| 17 | 40 | Inferior | – | – | 99 | – | N | – | N | Inferior narbig | – | – | + |
| 18 | 39 | – | 99 | – | – | (N) | – | I | – | Anterior narbig | +n | – | – |
| 19 | 50 | – | 70 | – | – | I | – | I | – | o. B. | + | – | – |
| 20 | 51 | – | 70 | 50 | 50 | (I) | – | I | – | o. B. | + | + | + |
| 21 | 61 | – | Haupt | 99 | 50 | (N) | – | I | – | Anterior narbig | +n | + | + |
| 22 | 50 | – | 99 | 50 | 99 | I | I | (N) | – | Anterior narbig | +n | + | + |
| 23 | 55 | Inferior | 70 | 60 | 100 | – | (N) | – | N | Inferior narbig | + | + | +n |
| 24 | 48 | – | 99 | 50 | 99 | I | I | I | – | o. B. | + | + | + |
| 25 | 65 | – | 70 | 50 | 99 | – | I | – | – | o. B. | + | + | + |
| 26 | 56 | VW | 100 | 50 | 70 | N | – | N | – | Anterior narbig | +n | + | + |
| 27 | 63 | – | 70 | – | 50 | (N) | – | I | – | o. B. | + | – | + |
| 28 | 56 | – | Haupt | 99 | 70 | N | – | I | – | Anterior narbig | +n | + | + |
| 29 | 45 | VW | 99 | 70 | 50 | N | – | N | – | Anterior narbig | +n | + | + |
| 30 | 43 | – | Haupt | 60 | 90 | – | I | – | – | o. B. | + | + | + |
| 31 | 56 | AS | 90 | 70 | 50 | N | – | N | – | Anterior narbig | + | + | + |
| 32 | 53 | Inferior | 70 | 50 | 90 | – | – | – | (N) | o. B. | + | + | + |
| 33 | 49 | AS | 90 | – | – | N | – | N | – | Anterior narbig | + | – | – |
| 34 | 52 | – | 90 | – | 50 | I | – | I | – | o. B. | + | – | + |
| 35 | 47 | AS | 90 | – | 50 | N | – | N | – | o. B. | + | – | + |
| 36 | 42 | Inferior | 70 | 50 | 90 | – | (N) | – | – | o. B. | + | + | + |
| 37 | 50 | AS | 90 | 70 | 70 | N | – | N | – | o. B. | + | + | + |
| 38 | 55 | VW | 99 | 70 | 90 | N | N | N | I | Anterior narbig | +n | + | + |
| 39 | 45 | AS | 90 | – | – | N | – | N | – | o. B. | + | – | – |
| 40 | 61 | – | 90 | 50 | 70 | – | – | – | – | o. B. | + | + | + |

**Tabelle 14.** In-vitro-Bestimmung der Flußkorrekturfaktoren für Blut verschiedener Verdünnungsgrade. Im Vergleich dazu reines Plasma und Kochsalz

| Hämatokrit [%] | Korrekturfaktoren | |
|---|---|---|
| | intravasale Kanüle | perivasaler Transducer |
| 75 | 0,88 | 0,79 |
| 70 | 0,90 | 0,83 |
| 65 | 0,92 | 0,88 |
| 60 | 0,94 | 0,92 |
| 55 | 0,96 | 0,95 |
| 50 | 0,98 | 0,97 |
| 45 | 1,00 | 1,00 |
| 40 | 1,02 | 1,06 |
| 35 | 1,04 | 1,08 |
| 30 | 1,06 | 1,10 |
| 25 | 1,07 | 1,12 |
| 20 | 1,07 | 1,13 |
| 15 | 1,08 | 1,15 |
| 10 | 1,08 | 1,16 |
| 5 | 1,09 | 1,18 |
| Plasma | 1,10 | 1,19 |
| NaCl 0,9% | 1,11 | 1,22 |

Gegenüber den Vormessungen mit 0,9%iger NaCl-Lösung hat sich eine Korrektur der Blutflußmessungen um den jeweiligen Hämatokritwert als vorteilhaft erwiesen. Zur Überprüfung der perivasalen Transducer wurden intravasale Kanülenmessungen herangezogen.

$$\text{Korrigierter Fluß} = \frac{\text{Anzeigewert}}{\text{Korrekturfaktor}}$$

Tabelle 14 zeigt die Korrekturfaktoren bei Vergleichsmessungen zwischen intravasalem und perivasalem Transducer, wie sie in vitro für das Statham-Flowmeter SP 2204 in Vergleichsmessungen zwischen Plasma und 0,9 %iger NaCl-Lösung ermittelt wurden.

In der Untersuchungsgruppe wurde stets die gleiche chirurgische Revaskularisationstechnik verwendet. Es wurden keine Endarteriektomien durchgeführt, ebenso wurden keine sequentiellen Grafttechniken verwendet, so daß die ermittelten Flußwerte stets direkt aus der Aorta einem segmental gut einzuordnenden Gefäßabschnitt zugute kamen. Andere Operationstechniken, wie z. B. auch die suppletorische Arteria-mammaria-Implantation, wurden aus dieser Studie ausgegliedert. Der Bypass wurde jeweils unmittelbar distal der wirksamsten Stenose durch End-zu-Seit-Anastomosierung implantiert. Bypassinsertionen unmittelbar auf eine Stenose wurden hier ebenfalls nicht berücksichtigt.

Die gefundenen Flußwerte sind in Abb. 43 jeweils aufgegliedert in einzelne Gefäßprovinzen dargestellt.

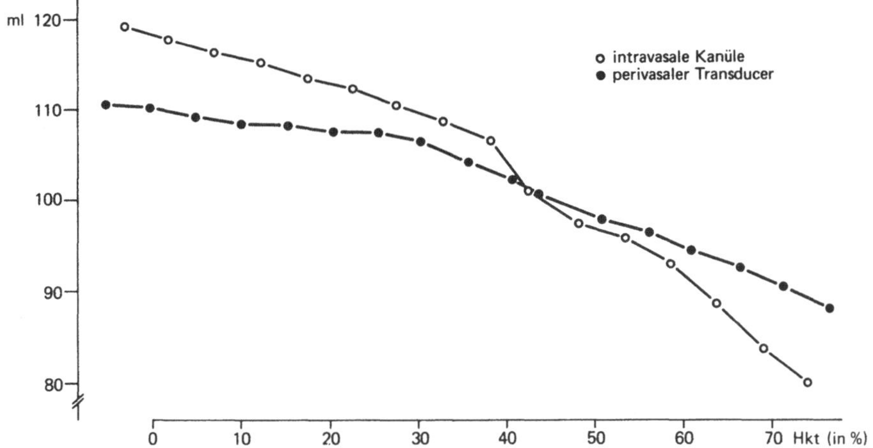


**Abb. 42.** Unkorrigierte Meßwerte aus Kanüle und Transducer bei einem Nominalfluß von 100 ml

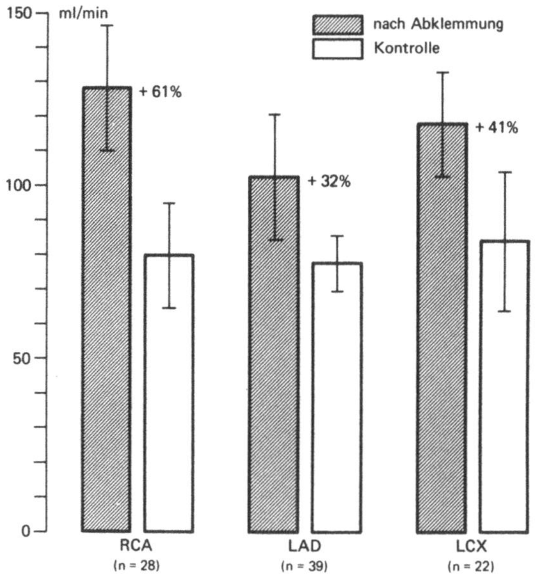


**Abb. 43.** Bypassflußgrößen. Messung der vasodilatatorischen Reserve der koronaren Bypassdurchblutung durch Erzeugung einer reaktiven Myokardhyperämie nach 20 s Gefäßabklemmung und Kontrollmessung

## 3.3 Operationskomplikationen

### 3.3.1 Postkardiotomiesyndrom

Von den vielen möglichen Operationskomplikationen seien nachfolgend nur diejenigen genannt, die in einem direkten Zusammenhang mit der Veränderung der postoperativen myokardszintigraphischen Aufnahme stehen können.

Bei 10 Patienten waren schwerwiegendere Komplikationen zu verzeichnen:

2 Patienten erlitten unmittelbar postoperativ eine Herzbeuteltamponade, was zu einer wesentlichen Bypassalteration führen kann. In diesen Fällen mußte eine Rethorako-

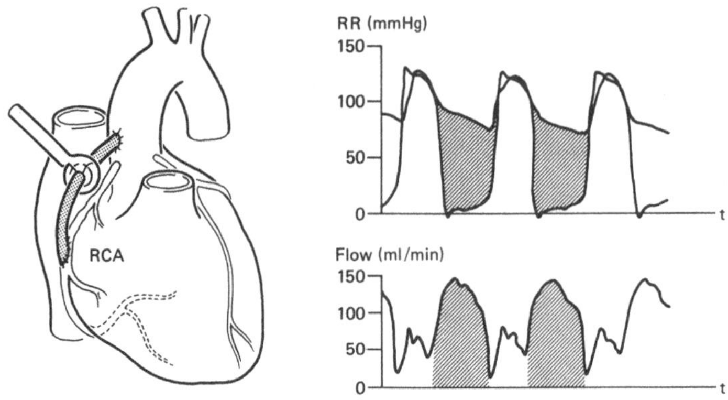


**Abb. 44.** Pat. Nr. 17, 40 Jahre, isolierter RCA-Bypass. Schematische Darstellung des Operationssitus und der Druck- und Flußkurven nach Bypassanastomosierung

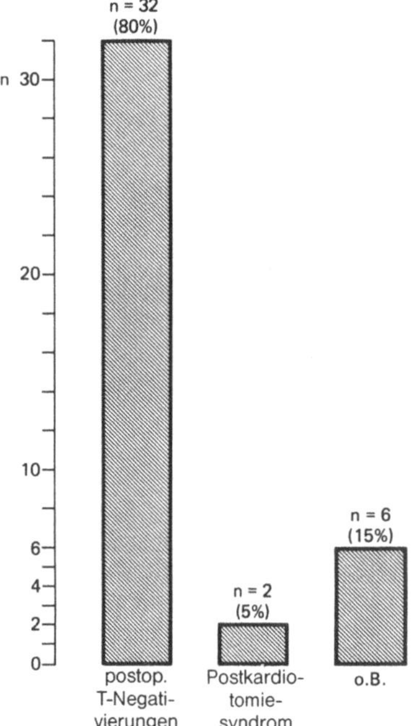


**Abb. 45.** Früh-postoperative EKG-Veränderungen (Gesamtzahl n = 40)

tomie durchgeführt werden. Der postoperative Verlauf dieser beiden Patienten war nach der Reoperation ebenso wie auch bei 2 weiteren Patienten durch ein zerebrales Postperfusionssyndrom nach Langzeitperfusion über die Herz-Lungen-Maschine (Schulte et al. 1972; Eichstädt 1975) erheblich kompliziert.

Bei nur 2 weiteren Patienten diagnostizierten wir anhand der folgenden Kriterien ein Postkardiotomiesyndrom (Maisch et al. 1979):

- klinische Entzündungskonstellation mit Fieberanstieg nach freiem Intervall (= Zeit zur Induktion der Antikörperbildung) und auskultatorisches Perikardreiben,

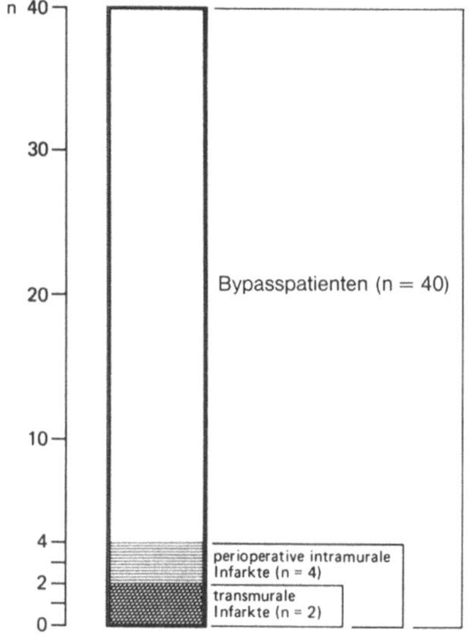


**Abb. 46.** Anteil perioperativer Infarkte am Operationsgut

- laborchemische Entzündungskonstellation mit BSG-Beschleunigung und Leukozytose (bei Eosinophilie),
- röntgenologische Polyserositis mit Pleura- und/oder Perikardbeteiligung,
- immunologischer Nachweis herzmuskelspezifischer antisarkolemmaler Autoantikörper (ASA) und organunspezifischer antiendothelialer Antikörper.

Damit konnten die beiden Patienten mit einem definierten Postkardiotomiesyndrom eindeutig von den übrigen Patienten unterschieden werden, die fast alle die EKG-Kriterien einer transitorischen postoperativen Außenschichtalteration aufwiesen (Abb. 45).

### 3.3.2 Perioperative Myokardinfarkte

Nach den bereits geschilderten Kriterien des klinischen Verlaufs, der Enzymkinetik und der EKG-Konstellationen erlitten 2 Patienten perioperativ einen transmuralen Myokardinfarkt, welcher in einem Fall durch eine zunächst therapierefraktäre Linksherzinsuffizienz kompliziert war, die über längere Zeit eine intraaortale Gegenpulsation notwendig machte.

Der zweite Patient erlitt einen unkomplizierten Hinterwandinfarkt. Weitere 2 Patienten zeigten die Kriterien eines intramuralen Vorderwandinfarkts mit Enzymverlauf (s. Abb. 46).

Die Infarkte wurden zusätzlich durch die Technetiumdiphosphonat-Szintigraphie gesichert (Eichstädt et al. 1980 d).

# 4 Postoperative Befunderhebung

## 4.1 Postoperative Koronarangiographie

Alle Patienten wurden durchschnittlich 8 Wochen nach dem Eingriff einer Nachangiographie unterzogen.

Hierbei fanden sich 19 Bypassvenen verschlossen (21,35%). Von den 40 untersuchten

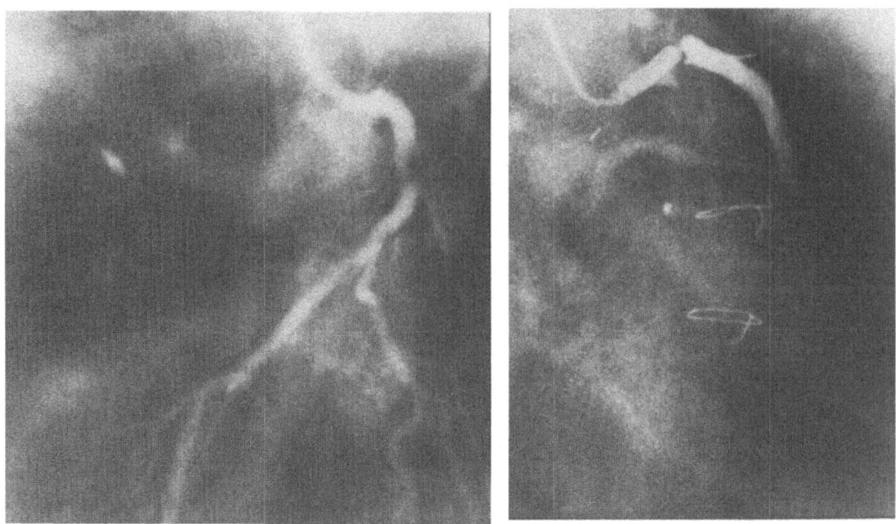

**Abb. 47.** Pat. Nr. 6, 52 Jahre. Hochgradig stenosierter LAD-Bypass mit postoperativ persistierender Koronarinsuffizienz

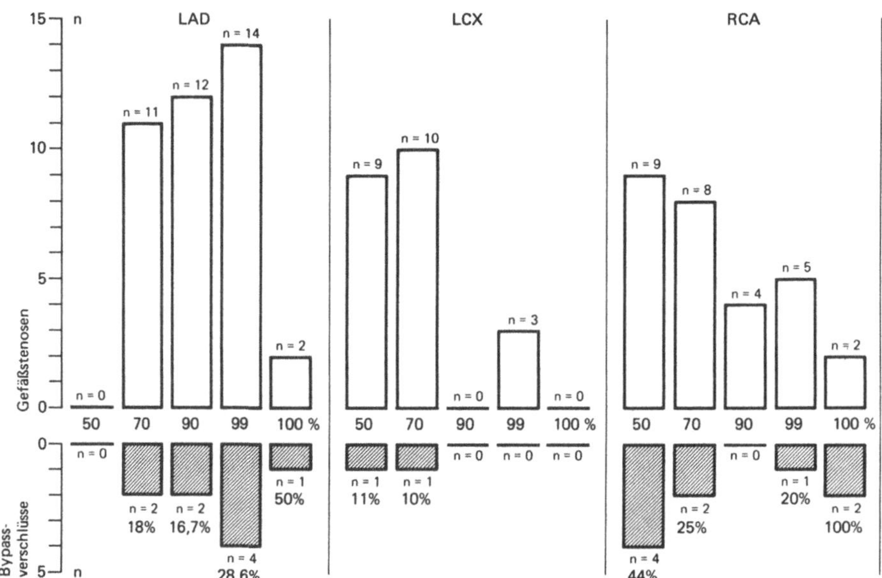


**Abb. 48.** Stenosegrad der Nativgefäße zum Zeitpunkt der Nachangiographie und zugehörige Bypassdysfunktionen. Hauptstammstenosen sind den Gefäßen zugeteilt. %-Angaben: Anteil der verschlossenen Bypasses auf einem Gefäß mit dem angegebenen Stenosierungsgrad

**Tabelle 15.** Ergebnisse der Nachangiographie bei 40 Bypasspatienten

| Pat. Nr. | Alter | Angiographie der Nativgefäße Stenosezunahme .+/– [%] | | | Vollständig revaskularisiert | Perioperativer Infarkt | Angiogr. Bypasszustand (+ Bypass offen, – kein Bypass angelegt) | | |
|---|---|---|---|---|---|---|---|---|---|
| | | LAD | LCX | RCA | | | LAD | LCX | RCA |
| 1 | 55 | 70 | – | 70 | + | Inferior | + | – | verschl. |
| 2 | 47 | 90 | – | 50 | + | – | + | – | verschl. |
| 3 | 53 | 90 | 70 | 70 | + | – | + | + | + |
| 4 | 47 | 100 | 50 | – | + | – | + | verschl. | – |
| 5 | 53 | 70 | – | 50 | + | – | + | – | verschl. |
| 6 | 52 | 90 | 50 | 50 | + | – | stenos. | + | + |
| 7 | 57 | 99 | 50 | 70 | + | – | verschl. | + | + |
| 8 | 53 | 90 | – | – | + | – | + | – | – |
| 9 | 42 | 99 | 50 | – | + | – | + | + | – |
| 10 | 54 | 99 | – | – | + | – | + | – | – |
| 11 | 56 | 75 | – | – | + | – | + | – | – |
| 12 | 56 | 99 | 99 | 100 | + | – | verschl. | + | verschl. |
| 13 | 49 | 99 | – | – | + | – | + | – | – |
| 14 | 48 | 70 | – | 99 | + | – | + | – | verschl. |
| 15 | 52 | 99 | – | – | + | – | + | – | – |
| 16 | 45 | 99 | – | – | + | Intramuraler VW-Infarkt | verschl. | – | – |
| 17 | 40 | – | – | 99 | + | – | – | – | + |
| 18 | 39 | 99 | – | – | + | – | + | – | – |
| 19 | 50 | 70 | – | – | + | – | + | – | – |
| 20 | 51 | 70 | 50 | 50 | + | – | + | + | verschl. |
| 21 | 61 | Haupt | 99 | 50 | + | – | + | + | verschl. |
| 22 | 50 | 99 | 50 | 99 | + | – | + | + | + |
| 23 | 55 | 70 | 60 | 100 | + | – | + | + | verschl. |
| 24 | 48 | 99 | 50 | 99 | + | Transmuraler VW-Infarkt | verschl. | + | + |
| 25 | 65 | 70 | 70[a] | 99 | + | – | + | + | + |
| 26 | 56 | 100 | 50 | 70 | + | – | verschl. | + | + |
| 27 | 63 | 70 | – | 50 | + | – | + | – | + |
| 28 | 56 | Haupt | 99 | 70 | + | – | + | + | + |
| 29 | 45 | 99 | 70 | 50 | + | – | + | + | + |
| 30 | 43 | Haupt | 60 | 90 | + | – | + | + | + |
| 31 | 56 | 90 | 70 | 50 | + | – | + | verschl. | + |
| 32 | 53 | 90[a] | 50 | 90 | + | Intramuraler VW-Infarkt | verschl. | + | + |
| 33 | 49 | 90 | – | – | + | – | + | – | – |
| 34 | 52 | 90 | – | 70[a] | + | – | + | – | + |
| 35 | 47 | 90 | – | 50 | + | – | + | – | + |
| 36 | 42 | 70 | 70[a] | 90 | + | – | verschl. | + | + |
| 37 | 50 | 90 | 70 | 70 | + | – | + | + | + |
| 38 | 55 | 99 | 70 | 90 | + | – | + | + | + |
| 39 | 45 | 90 | – | – | + | – | + | – | – |
| 40 | 61 | 90 | 70[a] | 70 | + | – | + | + | verschl. |

[a] Zunahme der Stenose gegenüber der Vorangiographie

Patienten wurden außerdem 16 in einem Zeitraum von 6 Monaten bis zu 1 Jahr wegen erneut auftretender Symptomatik nochmals nachangiographiert. In keinem dieser 16 Fälle fand sich jedoch ein weiterer Bypassverschluß, was die Mehrzahl der vorliegenden Literaturmitteilungen bestätigte, daß die meisten Bypassverschlüsse perioperativ oder unmittelbar postoperativ durch Abknickung, Torsion oder Nahtstenosierung der Bypassvene (Abb. 47) mit anschließender Thrombose zustande kommen.

Neben der Darstellung der Bypassgefäße kam weiteren postoperativen angiographischen Fragestellungen wesentliche Bedeutung zu (Abb. 48):

1) Hatte sich die hochgradige Stenosierung des nativen Gefäßes postoperativ durch den Konkurrenzfluß des Bypass vollständig verschlossen?
2) Wie vollständig wurde der Patient revaskularisiert, d.h. wieviele höhergradige Gefäßstenosen waren postoperativ noch ohne Bypassversorgung darstellbar?
3) In welchen Arealen war ventrikulographisch ein möglicherweise klinisch stummer perioperativer Infarkt abgelaufen?

Diese wesentlichen Fragen hatten entscheidende Bedeutung bei der Beurteilung der postoperativen Myokardszintigramme.

Tabelle 15 gibt Aufschluß über die diesbezüglichen angiographischen Daten.

## 4.2 Postoperative Ergometrie

32 Patienten (= 80%) fühlten sich postoperativ bereits subjektiv wesentlich besser belastbar und gaben dann bei der Ergometrie auch erst auf deutlich höherer Belastungsstufe oder bis zur altersentsprechenden Ausbelastung keine Angina-pectoris-Beschwerden mehr an. Die postoperativen ergometrischen Ergebnisse sind in Abb. 49 und Tabelle 16 angegeben.

5 Patienten machten auf der gleichen Belastungsstufe wie präoperativ bereits wieder auf pektanginöse Beschwerden aufmerksam, bei 3 Patienten konnte nur eine niedrigere

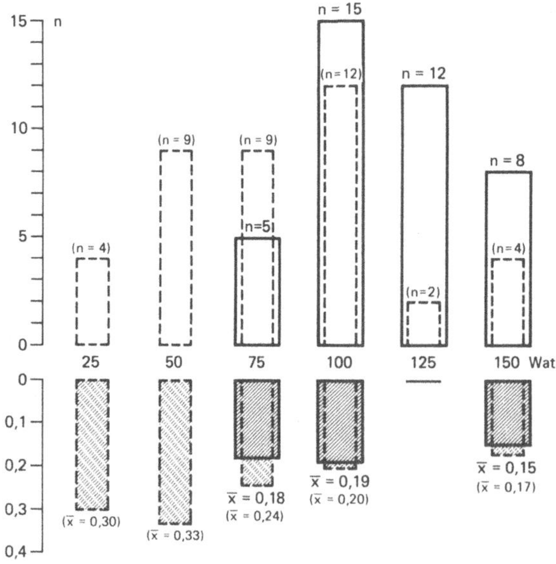


**Abb. 49.** Postoperative ergometrische Belastbarkeit bei 40 Bypasspatienten, gemessen an der erreichten Wattzahl und der aufgetretenen durchschnittlichen ST-Streckendepression. Zum Vergleich die präoperativen Werte *gestrichelt*

**Tabelle 16.** Auswertungsdaten der postoperativen ergometrischen Belastung im Rahmen der Myokardszintigraphie bei 40 Bypasspatienten

| Watt | Anzahl der Patienten | Erreichte Endfrequenz ($\bar{x}$) | Steigerung gegenüber der Ausgangsfrequenz [%] | ST-Streckensenkung [mV] ($\bar{x}$)[a] | Angina pectoris |
|---|---|---|---|---|---|
| 25 | – | – | – | – | – |
| 50 | – | – | – | – | – |
| 75 | 5 | 117 | 80,0 | 0,18 (5) | 3 |
| 100 | 15 | 130 | 91,18 | 0,19 (9) | 5 |
| 125 | 12 | 136 | 86,30 | – | – |
| 150 | 8 | 144 | 102,82 | 0,15 (2) | – |

[a] Klammer: Patienten, die auf einer bestimmten Belastungsstufe ST-Senkungen zeigten.

Belastungsstufe erreicht werden, hier waren jedoch deutlich auch Zeichen der Myokardinsuffizienz und nicht nur der Belastungskoronarinsuffizienz limitierend.

Die Bestimmung der Sensitivität ist hier etwas schwieriger, da zum Zweck der möglichst vollständigen Revaskularisation *alle* Gefäße mit einem Bypass versehen wurden, die präoperativ angiographisch eine mindestens 50%ige Stenose aufgewiesen hatten. Gerade die Bypassvenen für diese geringgradig stenosierten Gefäße zeigten sich postoperativ häufiger verschlossen (5 von 19 = 26%). Wenn die Bypassanastomosen der übrigen höhergradig stenosierten Gefäße des gleichen Patienten sich funktionstüchtig zeigten, war also wahrscheinlich mit einer ischämie-provozierenden Methode trotz des einen Bypassverschlusses keine positive Ischämiereaktion mehr zu erwarten.

In eine „falsch-negative" und „falsch-positive" EKG-Betrachtung wurden daher nur die Patienten einbezogen, die eine angiographische Bypassdysfunktion an einem $\geqq$ 70%ig stenosierten Gefäß aufwiesen. Unter solchen Bedingungen zeigten sich 14 Bypasses verschlossen. Nur 8 dieser Patienten zeigten ergometrisch postoperativ eine positive Belastungsreaktion, die Sensitivität der Ergometrie nach Bypassoperation für die Bewertung der Bypassfunktion liegt demnach in unserer Untersuchungsgruppe bei

$$\frac{rp + rn}{N} \times 100 = \frac{8+0}{14} \times 100 = 57{,}14\%.$$

## 4.3 Postoperative Symptomatik

Unabhängig von der Steigerung, dem Gleichbleiben oder dem Absinken der Leistungsbreite (in Watt) bei der Ergometerbelastung, berücksichtigen wir auch das Symptom der Angina pectoris für sich allein bzw. das rein subjektive Empfinden der Patienten bezüglich einer Verbesserung oder einer Verschlechterung der Belastbarkeit nach der Bypassoperation.

Ebenso wurden auch die EKG-Veränderungen isoliert betrachtet (s. 4.2). Bei 3 Patienten handelte es sich um persistierende EKG-Veränderungen unter Belastung, ohne daß postoperativ noch die korrespondierende Symptomatik vorhanden gewesen wäre. Wir werteten dieses Phänomen im Sinne einer sympathischen Denervation (Preston 1977).

Insgesamt wiesen 12 Patienten postoperativ eine positive Belastungsreaktion auf, unter Ausklammerung unvollständiger Revaskularisationen zeigten nur 8 Patienten der

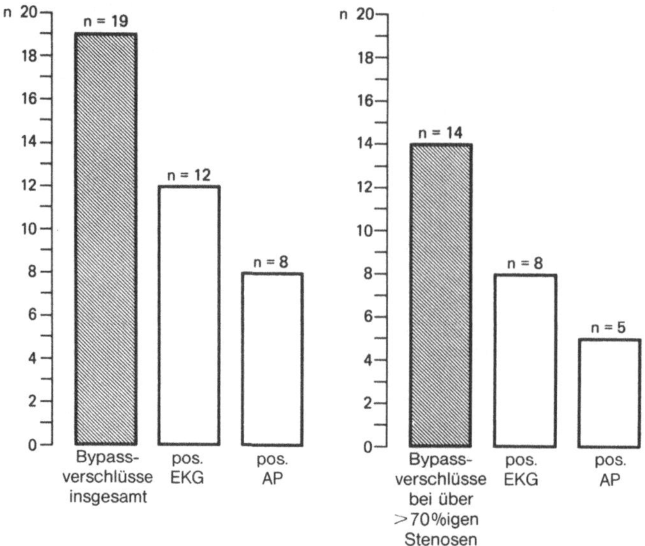


**Abb. 50.** Gesamtzahl der angelegten Bypasses n = 89, postoperativ verschlossen n = 19 (21,35%). *AP* Angina pectoris

Gruppe mit Bypassverschluß über einer signifikanten Gefäßstenose (14) ein positives EKG. Von diesen gaben wiederum nur 5 eine typische Angina-pectoris-Symptomatik an (Abb. 50).

Daß die postoperative Reduktion einer Angina-pectoris-Symptomatik zwar als Maßstab für einen Operationserfolg unter subjektiven, nicht aber unter angiographischen Kriterien gewertet werden kann, ergibt sich nicht nur daraus, daß stattgehabte perioperative oder postoperative Infarkte das weitere Persistieren von Angina pectoris verhindern, sondern auch aus der Tatsache, daß sich bei der Nachangiographie mehr Bypassverschlüsse (19) und Stenoseprogressionen (5) fanden, als symptomatische Patienten (insgesamt 8, davon 5 mit einsichtigem angiographischem Korrelat). Es fand sich bei den Nachuntersuchungen kein Fall einer falsch-positiven Angina-pectoris-Angabe.

Die Sensitivität ist demgegenüber erstaunlich niedrig, denn einer relativ hohen Zahl von Bypassverschlüssen stehen nur wenige symptomatische Patienten gegenüber. Die Sensitivität beträgt

$$\frac{\mathrm{rp}+\mathrm{rn}}{\mathrm{N}} \times 100 = \frac{8+0}{19} \times 100 = 42\%$$

Die Spezifität liegt demgegenüber mit

$$\frac{\mathrm{rn}}{\mathrm{rn}+\mathrm{fp}} \times 100 = \frac{70}{70+0} \times 100 = 100\%$$

im optimalen Bereich. Das bedeutet, daß eine postoperative Angina-pectoris-Symptomatik mit Sicherheit auf eine Koronarinsuffizienz hinweist, d. h. bei vollständiger Revas-

**Tabelle 17.** Postoperative szintigraphische Beurteilung klinisch vermuteter Narbenrevaskularisationen

| Pat. Nr. | EKG-Narbe | Angiogr. Gefäßbefund im Narbenareal (Stenosierung in %) | Intraoperativer Inspektionsbefund im vermutlichen Narbenareal | Postoperativer angiogr. Bypassverschluß im Infarktsegment | Szintigr. Änderung (Impulsraten) [Cts/Mtx] | [%] |
|---|---|---|---|---|---|---|
| 1 | inf. | RCA 70 | Inferior narbig | Verschluß | 38 | +22 |
| 4 | AS | LAD 100 | Anterior narbig | Offen | 22 | + 4,7 |
| 7 | VW | LAD 99 | Anterior narbig | Verschluß | 17 | − 5,5 |
| 10 | AL | LAD 99 | Anterior narbig | Offen | 29 | +93 |
| 12 | inf. | RCA 100 | Inferior narbig | Verschluß | 22 | − 8,3 |
| 14 | inf. | RCA 99 | Nicht einsehbar | Verschluß | 29 | −14,7 |
| 15 | VW | LAD 99 | Anterior narbig | Offen | 21 | +10,5 |
| 17 | inf. | RCA 99 | Inferior narbig | Offen | 30 | +57,8 |
| 23 | inf. | RCA 100 | Inferior narbig | Verschluß | 29 | − 9,3 |
| 26 | VW | LAD 100 | Anterior narbig | Verschluß | 16 | −11,1 |
| 29 | VW | LAD 99 | Anterior narbig | Offen | 24 | + 9,0 |
| 31 | AS | LAD 90 | Anterior narbig | Offen | 23 | +15,0 |
| 32 | inf. | RCA 90 | Keine Narbenflächen | Offen | 42 | +20,0 |
| 33 | AS | LAD 90 | Anterior narbig | Offen | 18 | − 5,2 |
| 35 | AS | LAD 90 | Keine Narbenflächen | Offen | 23 | ± 0,0 |
| 36 | inf. | RCA 90 | Keine Narbenflächen | Offen | 40 | +21,2 |
| 37 | AS | LAD 90 | Keine Narbenflächen | Offen | 36 | +56,5 |
| 38 | VW | LAD 99 | Anterior narbig | Offen | 25 | +13,6 |
| 39 | AS | LAD 90 | Keine Narbenflächen | Offen | 20 | +11,1 |

kularisation eine Bypassdysfunktion. Dem steht entgegen, daß das Fehlen einer Angina-pectoris-Symptomatik keinesfalls sicher funktionstüchtige Bypasses belegt.

Auch wenn die Subgruppe der Bypassverschlüsse an mehr als 70% stenosierten Gefäßen isoliert berechnet wird, ergeben sich keine besseren Werte: die Sensitivität beträgt dann 35,7%, die Spezifität wiederum 100%.

## 4.4 Postoperative Myokardszintigraphie

### 4.4.1 Identifikation von Narbenrevaskularisationen

Bei 7 Patienten mit einer hochgradigen Stenosierung oder einem Verschluß im proximalen Drittel der rechten Kranzarterie, die einen anamnestischen Hinterwandinfarkt durchgemacht hatten, wurde dennoch der periphere Abschnitt dieses Gefäßes mit einer Bypassanastomose versorgt. Neben den genannten angiographischen Veränderungen und den EKG-Narbenkriterien wurde auch die intraoperative grob makroskopische Sichtbeurteilung des Myokards durch den Operateur (gut beurteilbar waren Anterolateralwand und Facies diaphragmatica, während sich Septum und Posterolateralwand meist einer guten inspektorischen Beurteilung entziehen) herangezogen. Diese Befunde wurden tabellarisch (Tabelle 17) den postoperativen angiographischen und szintigraphischen Befunden gegenübergestellt. Bei 4 Patienten (57%) zeigte sowohl die Sichtauswertung als auch die Impulsratenbestimmung erstaunlich deutlich eine normale Speicherung oder nur diskrete Speicherverminderung anstelle des vorher festgestellten Speicherdefekts. Bei den 3 übrigen Patienten persistierten die Narbenkriterien auch nach Bypassversorgung dieses primären Infarktareals (Abb. 51 und 52).

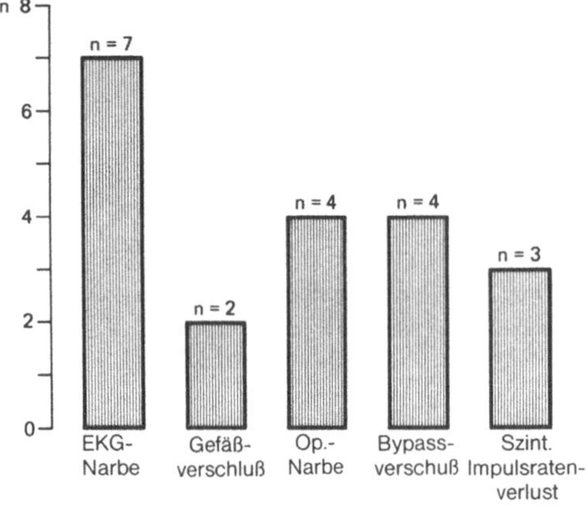


**Abb. 51.** Postoperativ persistierende Narbenkriterien bei 7 Hinterwandinfarktrevaskularisationen

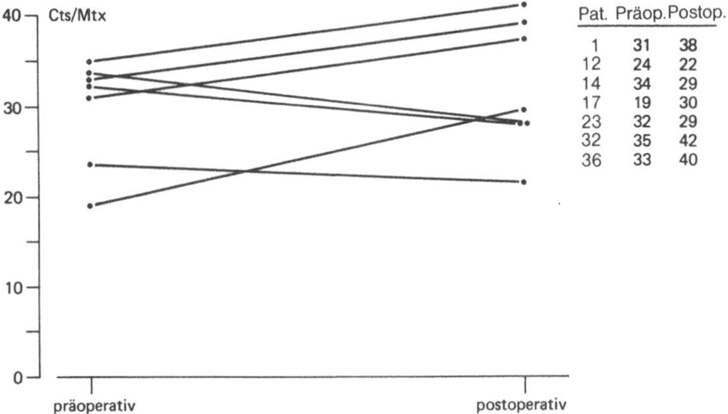


| Pat. | Präop. | Postop. |
|---|---|---|
| 1 | 31 | 38 |
| 12 | 24 | 22 |
| 14 | 34 | 29 |
| 17 | 19 | 30 |
| 23 | 32 | 29 |
| 32 | 35 | 42 |
| 36 | 33 | 40 |

**Abb. 52.** Impulsverhalten vor und nach Bypassversorgung eines Narbengebiets im Hinterwandbereich. In 4 Fällen ergibt sich eine signifikante Impulsratenverbesserung trotz „Narbenrevaskularisation"

Unter 12 Vorderwandinfarktsegmenten wiesen hingegen nur 2 (16,6%) eine postoperative Speicherverbesserung auf (Abb. 53 und 54).

Für die Fragestellung der Narbenrevaskularisation erscheint eine Validitätsberechnung anhand weiterer klinischer Untersuchungsparameter nicht befriedigend, da die Angiographie z. B. bei einem offenen Bypass und einem dennoch vorhandenen Perfusionsdefekt als Referenzmethode gegenüber der Szintigraphie inadäquat ist.

### 4.4.2 Nachweis peri- und postoperativer Myokardinfarkte

Die aus Ruhe-EKG und klinischem Verlauf vermuteten 2 perioperativen transmuralen Infarkte konnten in einem Fall szintigraphisch bestätigt werden (Pat. 24).

Bei einer anderen Patientengruppe wurde differentialdiagnostisch eine intramurale Infarzierung vermutet (n = 32), da anhand der perioperativen Symptomatik zwar an einen Infarkt gedacht werden mußte, sich im EKG wegen der postoperativen Endstrek-

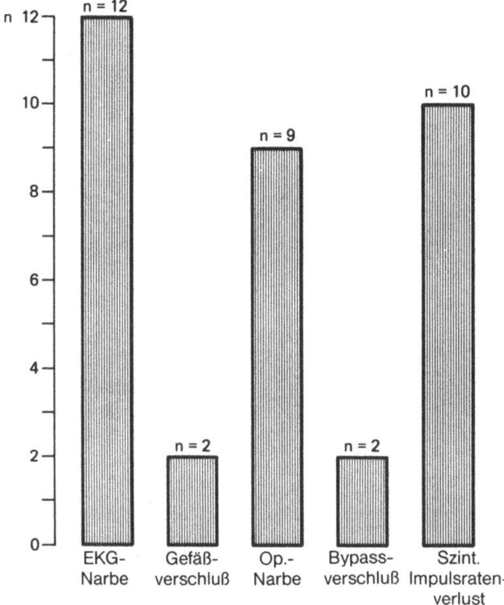


**Abb. 53.** Postoperativ faßbare Narbenkriterien bei 12 Vorderwandinfarktrevaskularisationen

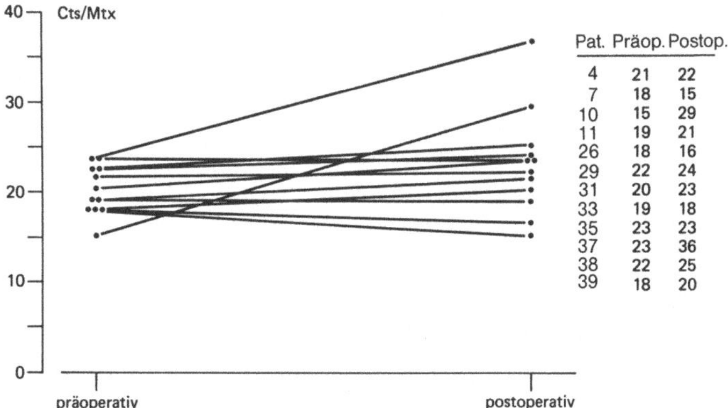


| Pat. | Präop. | Postop. |
|---|---|---|
| 4 | 21 | 22 |
| 7 | 18 | 15 |
| 10 | 15 | 29 |
| 11 | 19 | 21 |
| 26 | 18 | 16 |
| 29 | 22 | 24 |
| 31 | 20 | 23 |
| 33 | 19 | 18 |
| 35 | 23 | 23 |
| 37 | 23 | 36 |
| 38 | 22 | 25 |
| 39 | 18 | 20 |

**Abb. 54.** Impulsverhalten vor und nach Bypassversorgung eines Narbengebiets im Vorderwandbereich. In nur 2 Fällen ergibt sich eine signifikante Impulsratenverbesserung trotz „Narbenrevaskularisation“

kenveränderungen und der ohnehin oft etwas veränderten Enzymkonstellation dieser Infarkt aber nicht sichern ließ.

In nur 2 Fällen aus dieser Gruppe (Pat. 16 und 32) wurden bei der Computeranalyse dann Speicherverminderungen um 25 und 30% der Maximalspeicherung festgestellt, was eine Infarzierung belegte (Abb. 55).

### 4.4.3 Postoperative Perfusionsverminderungen bei persistierender Koronarinsuffizienz

In Tabelle 18 werden die prä- und postoperativen szintigraphischen Befunde im Einzelsegment vereinfacht nach folgenden 4 Gruppen aufgeschlüsselt:

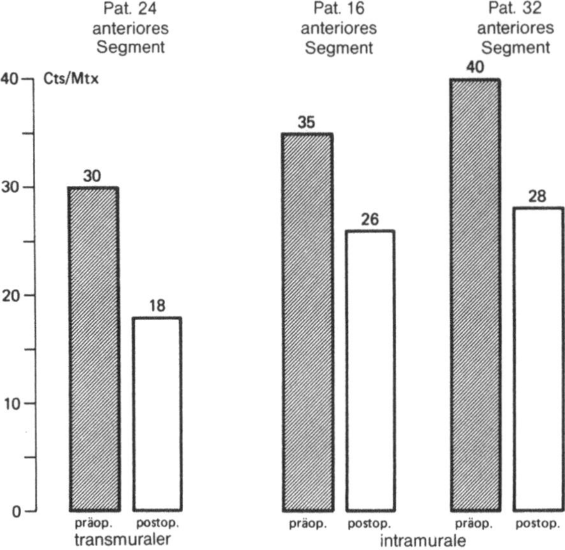


**Abb. 55.** Impulsraten einzelner als infarziert erkannter Myokardsegmente

1) prä- und postoperativ normales Speicherverhalten,
2) prä- und postoperativ nachweisbarer Speicherdefekt,
3) postoperative Speicherverbesserung,
4) postoperative Speicherverschlechterung.

Zur Gesamtbeurteilung des Operationserfolgs ist nicht nur die isolierte Betrachtung einzelner Segmente notwendig, sondern die Untersuchung aller Myokardregionen, insbesondere die Berücksichtigung des Verhältnisses von Segmenten mit Dysfunktionen zum gut perfundierten Restmyokard.

So ist speziell zu 2) eine weitere Untergliederung etwa folgendermaßen denkbar:

a) postoperative Persistenz eines Speicherdefekts bei gleichzeitiger Perfusionsverbesserung in einem weiteren präoperativen Speicherdefekt,
b) erfolgreiche Revaskularisation aller präoperativ vorhandenen Speicherdefekte bei gleichzeitigem Auftreten eines postoperativ neuen Speicherdefekts in einem zusätzlichen Segment,
c) Persistenz eines präoperativen Speicherdefektes, gleichzeitige Perfusionsverbesserung in einem weiteren präoperativen Speicherdefekt und zusätzliches Auftreten eines neuen Speicherdefekts,
d) persistierende Speicherdefekte, also identischer prä- und postoperativer Befund,
e) postoperative Zunahme der Anzahl der Speicherdefekte, d.h. Persistenz der präoperativen Defekte nebst zusätzlichen neuen postoperativen Defekten.

### 4.4.4 Szintigraphische Bewertung der Bypassfunktion

#### *4.4.4.1 Verschlossene Bypasses in Relation zum regionalen Impulsverhalten*

Zur Bewertung der diagnostischen Sicherheit der Szintigraphie verwendeten wir die Gegenüberstellung von offenen und verschlossenen Bypassgefäßen (Tabelle 19).

**Tabelle 18.** Postoperative Szintigraphie bei Patienten mit präoperativer Koronarinsuffizienz

| Pat. Nr. | Alter | Infarkte | | Belastungs-EKG[a] | | | | Angiographie postoperativ | | | | | | Szintigraphie prä-/postoperativ [Cts/Mtx] | | | |
|---|---|---|---|---|---|---|---|---|---|---|---|---|---|---|---|---|---|
| | | ana-mnestisch | perioperativ | präop. | | postop. | | Stenosierung [%] | | | Bypasses[b] | | | anterior | inferior | septal | posterior |
| | | | | [W] | [mV] | [W] | [mV] | LAD | LCX | RCA | LAD | LCX | RCA | | | | |
| 1 | 55 | HW+VW | Fragl. inf. Infarkt | 50 | 0,2 | 100 | 0,2 | 70 | – | 70 | + | – | ∅ | 35/32 | 31/38 | 40/38 | 34/35 |
| 2 | 47 | – | – | 100 | 0,2 | 125 | – | 90 | – | 50 | + | – | ∅ | 32/39 | 41/37 | 29/36 | 39/38 |
| 3 | 53 | – | – | 75 | 0,3 | 150 | 0,1 | 90 | 70 | 70 | + | + | + | 30/38 | 37/40 | 28/35 | 36/39 |
| 4 | 47 | – | – | 100 | – | 125 | – | 100 | 50 | – | + | ∅ | – | 21/22 | 39/38 | 18/20 | 45/42 |
| 5 | 53 | Intram. VW | – | 125 | – | 150 | – | 70 | – | 50 | + | – | ∅ | 34/40 | 40/37 | 32/38 | 41/39 |
| 6 | 52 | Intram. VW | – | 100 | 0,3 | 100 | 0,2 | 90 | 50 | 50 | sten. | + | + | 29/27 | 42/40 | 28/25 | 43/42 |
| 7 | 57 | VW | – | 75 | 0,2 | 100 | 0,2 | 99 | 50 | 70 | ∅ | + | + | 18/17 | 41/39 | 15/18 | 39/38 |
| 8 | 53 | – | – | 50 | 0,4 | 150 | – | 90 | – | – | + | – | – | 28/38 | 41/40 | 31/39 | 40/41 |
| 9 | 42 | – | – | 100 | 0,4 | 100 | – | 99 | 50 | – | + | + | – | 32/39 | 39/38 | 32/37 | 38/36 |
| 10 | 54 | VW | – | 100 | – | 150 | – | 99 | – | – | + | – | – | 15/29 | 39/38 | 24/31 | 40/39 |
| 11 | 56 | Intram. VW | – | 125 | – | 150 | – | 75 | – | – | + | – | – | 34/40 | 38/37 | 31/36 | 40/38 |
| 12 | 56 | HW+VW | – | 25 | 0,4 | 75 | 0,2 | 99 | 99 | 100 | ∅ | + | ∅ | 20/18 | 24/22 | 22/21 | 27/37 |
| 13 | 49 | Intram. VW | – | 100 | 0,3 | 150 | – | 99 | – | – | + | – | – | 31/39 | 40/41 | 30/38 | 42/40 |
| 14 | 48 | HW+VW | – | 50 | 0,2 | 75 | 0,2 | 70 | – | 99 | + | – | ∅ | 44/38 | 34/29 | 39/33 | 31/30 |
| 15 | 52 | VW | – | 75 | 0,2 | 125 | – | 99 | – | – | + | – | – | 19/21 | 42/40 | 17/18 | 43/40 |
| 16 | 45 | – | Intram. VW | 75 | 0,3 | 75 | 0,2 | 99 | – | – | ∅ | – | – | 35/26 | 38/36 | 36/25 | 39/37 |
| 17 | 40 | HW | – | 100 | 0,2 | 100 | 0,2 | – | – | 99 | – | – | ∅ | 47/43 | 19/20 | 41/39 | 28/32 |
| 18 | 39 | – | – | 25 | 0,3 | 125 | – | 99 | – | – | + | – | – | 29/39 | 40/38 | 30/37 | 42/41 |
| 19 | 50 | – | – | 100 | – | 125 | – | 70 | – | – | + | – | – | 32/38 | 39/37 | 31/39 | 41/40 |
| 20 | 51 | – | – | 150 | 0,2 | 125 | – | 70 | 50 | 50 | + | + | ∅ | 33/39 | 38/35 | 32/37 | 40/39 |
| 21 | 61 | VW | – | 25 | 0,3 | 125 | – | Haupt | 99 | 50 | + | + | ∅ | 27/36 | 41/40 | 29/35 | 40/39 |
| 22 | 50 | – | – | 50 | 0,5 | 150 | – | 99 | 50 | 99 | + | + | + | 28/42 | 33/39 | 26/38 | 34/41 |
| 23 | 55 | HW | – | 75 | 0,3 | 100 | 0,2 | 70 | 60 | 100 | + | + | ∅ | 39/38 | 32/29 | 40/39 | 25/22 |
| 24 | 48 | HW+VW | Transm. VW | 50 | 0,3 | 75 | 0,2 | 99 | 50 | 99 | ∅ | + | + | 30/18 | 32/30 | 31/16 | 35/33 |
| 25 | 65 | – | – | 25 | 0,2 | 125 | – | 70 | 70 | 99 | + | + | + | 41/37 | 33/39 | 39/36 | 35/40 |
| 26 | 56 | VW | – | 50 | 0,3 | 75 | 0,1 | 100 | 50 | 70 | ∅ | + | + | 18/17 | 41/38 | 20/19 | 41/40 |
| 27 | 63 | – | – | 150 | – | 125 | – | 70 | – | 50 | + | – | + | 26/34 | 40/39 | 28/27 | 39/37 |
| 28 | 56 | VW | – | 50 | 0,4 | 100 | 0,1 | Haupt | 99 | 70 | + | + | + | 25/39 | 36/38 | 26/37 | 35/36 |
| 29 | 45 | VW | – | 50 | 0,3 | 100 | – | 99 | 70 | 50 | + | + | + | 22/38 | 33/37 | 19/36 | 42/40 |
| 30 | 43 | – | – | 150 | 0,3 | 125 | – | Haupt | 60 | 90 | + | + | + | 35/36 | 32/40 | 36/36 | 34/39 |
| 31 | 56 | VW | – | 75 | 0,2 | 100 | – | 90 | 70 | 50 | + | ∅ | + | 20/35 | 43/41 | 15/36 | 40/39 |
| 32 | 53 | HW | Intram. VW | 75 | 0,3 | 100 | 0,2 | 90 | 50 | 90 | ∅ | + | + | 40/36 | 35/38 | 42/39 | 31/37 |
| 33 | 49 | VW | – | 100 | 0,2 | 100 | – | 90 | – | – | + | – | – | 19/39 | 40/38 | 17/36 | 43/40 |
| 34 | 52 | – | – | 100 | 0,3 | 100 | – | 90 | – | 70 | + | – | + | 30/40 | 42/41 | 32/38 | 39/38 |
| 35 | 47 | VW | – | 75 | 0,3 | 100 | – | 90 | – | 50 | + | – | + | 23/37 | 39/38 | 18/35 | 40/39 |
| 36 | 42 | – | – | 50 | 0,2 | 100 | 0,2 | 70 | 70 | 90 | ∅ | + | + | 38/32 | 33/40 | 42/36 | 36/38 |
| 37 | 50 | – | – | 75 | 0,2 | 125 | – | 90 | 70 | 70 | + | + | + | 23/36 | 43/41 | 20/37 | 41/40 |
| 38 | 55 | VW | – | 50 | 0,4 | 150 | 0,2 | 99 | 70 | 90 | + | + | + | 22/39 | 16/32 | 17/36 | 29/34 |
| 39 | 45 | – | – | 100 | 0,3 | 125 | – | 90 | – | – | + | – | – | 18/38 | 40/37 | 19/36 | 39/38 |
| 40 | 61 | – | – | 100 | 0,2 | 100 | 0,2 | 90 | 70 | 70 | + | + | ∅ | 36/38 | 40/32 | 35/36 | 38/39 |

[a] Angegeben sind Leistung und ST-Senkung. [b] + Bypass offen, ∅ Bypass verschlossen, – kein Bypass angelegt

**Tabelle 19.** Impulsratenverhalten und Belastbarkeit bei Patienten mit postoperativ angiographisch gesichertem Bypassverschluß

| Pat. Nr. | Verschlossenes Bypassgefäß | Impulsraten [Cts/Mtx] | | Änderung [%] | Belastungs-EKG[a] | | | |
|---|---|---|---|---|---|---|---|---|
| | | präop. | postop. | | präop. | | postop. | |
| | | | | | [W] | [mV] | [W] | [mV] |
| 1 | RCA | 31 | 38 | +22,6 | 50 | 0,2 | 100 | 0,2 |
| 2 | RCA | 41 | 37 | − 9,7 | 100 | 0,2 | 125 | - |
| 4 | LCX | 45 | 42 | − 6,7 | 100 | - | 125 | - |
| 5 | RCA | 40 | 37 | − 7,5 | 125 | - | 150 | - |
| 6 | LAD | 28 | 25 | −10,7 | 100 | 0,3 | 100 | 0,2 |
| 7 | LAD | 15 | 18 | +20,0 | 75 | 0,2 | 100 | 0,2 |
| 12 | LAD | 22 | 21 | − 4,5 | | | | |
| | | 24 | 22 | − 8,3 | 25 | 0,4 | 75 | 0,2 |
| 14 | RCA | 34 | 29 | −14,7 | 50 | 0,2 | 75 | 0,2 |
| 17 | RCA | 19 | 20 | + 5,3 | 100 | 0,2 | 100 | 0,2 |
| 20 | RCA | 38 | 35 | − 7,9 | 150 | 0,2 | 125 | - |
| 21 | RCA | 41 | 40 | − 2,4 | 25 | 0,3 | 125 | - |
| 23 | RCA | 32 | 29 | − 9,4 | 75 | 0,3 | 100 | 0,2 |
| 26 | LAD | 20 | 19 | − 5,0 | 50 | 0,3 | 75 | 0,1 |
| 31 | LCX | 40 | 39 | − 2,5 | 75 | 0,2 | 100 | - |
| 32 | LAD | 42 | 39 | − 7,1 | 75 | 0,3 | 100 | 0,2 |
| 36 | LAD | 42 | 36 | −14,3 | 50 | 0,2 | 100 | 0,2 |
| 40 | RCA | 40 | 32 | −20,0 | 100 | 0,2 | 100 | 0,2 |

[a] Angegeben sind Leistung und ST-Senkung.

Zudem wurde eine veränderte Belastbarkeit mit persistierenden oder veränderten ST-Streckensenkungen herangezogen. Hiernach müßte folgende Konstellation postuliert werden:

Identisches prä- und postoperatives Speicherverhalten bzw. Speicherabnahme spricht für einen Bypassverschluß, da die wirksame Stenose erhalten bleibt (bei Ausschluß perioperativer Infarkte).

Bei dieser Gruppe mit Bypassverschluß und persistierender originärer Stenose zeigte sich erwartungsgemäß keine postoperative Verbesserung des regionalen Speicherverhaltens, es wurde hingegen eine nicht signifikante Abnahme der Speicheraktivität im betroffenen Segment um −4,6% gemessen.

Die Belastbarkeit der Patienten war postoperativ leichtgradig um durchschnittlich 26,5 W (entspr. 34%) gesteigert, was nicht ohne weiteres zur Annahme einer Verbesserung der Perfusionsverhältnisse berechtigt. Die durchschnittliche ST-Streckensenkung nahm dabei von durchschnittlich 0,21 mV auf 0,12 mV ab.

Auch die konventionellen Ischämieindikatoren lassen bei Bypassverschluß also keine drastische Veränderung gegenüber den präoperativen Befunden erkennen, die etwas verbesserte Ischämietoleranz wurde in der Vergangenheit u. a. mit sympathischer Denervation (Preston 1977) erklärt.

Nach den vorgenannten Aufzeichnungen fand sich postoperativ in 2 Fällen (Pat. 1 und 7) ein signifikanter regionaler Impulsratenanstieg, der bei verschlossenem Bypass und persistierender Gefäßstenose nicht zu erklären ist.

Wenn bei verschlossenem Bypass weiterhin ein provozierbarer Speicherdefekt entsteht, so ist dieser als „richtig-positiv“ anzusehen, während eine gute Anfüllung solcher minderversorgten Segmente einen „falsch-negativen“ Befund darstellt.

Die Sensitivität errechnet sich demnach aus

$$\frac{\text{rp}+\text{rn}}{\text{N}} \times 100 = \frac{15+0}{17} \times 100 = 88{,}2\%,$$

d.h. daß 88% der Bypassdysfunktionen von dieser Untersuchung erfaßt wurden.

Liegt bei einem Patienten ein solches positives Ergebnis vor, so errechnet sich die Wertigkeit dieser Aussage aus

$$\frac{\text{rp}}{\text{rp}+\text{fp}} \times 100 = \frac{15}{15+0} \times 100 = 100\%,$$

d.h. wenn ein persistierender Defekt besteht, dann liegt sicher eine Bypassdysfunktion vor („predictive positive value“).

*4.4.4.2 Offene Bypasses in Relation zum regionalen Impulsverhalten*

Auch in dieser Gruppe wurden zur Beurteilung eines Impulsratenanstiegs sowohl der angiographische Nachweis eines offenen Bypass als auch das postoperative Ergometrieverhalten herangezogen (Tabelle 20).

Folgendes Speicherverhalten müßte postuliert werden:

Identisches prä- und postoperatives Speicherverhalten auf hohem Impulsniveau bzw. eindeutige Speicherzunahme spricht für einen offenen Bypass, da die wirksame Stenose erfolgreich umgangen wird.

Insgesamt 69 Bypassgefäße wurden angiographisch als offen deklariert, jedoch nur in 24 Segmenten stieg die Speicherung postoperativ um mehr als 20% gegenüber dem präoperativen Wert an. Ob die Szintigraphie in den restlichen Fällen „falsch-negative“ Ergebnisse erbracht hat oder ob die Darstellung eines offenen Bypass *nicht* identisch mit einer sicher verbesserten Myokardperfusion ist, muß wohl in vielen Fällen offen bleiben, denn die nur teilweise in vivo verfügbaren Meßmethoden der Myokardperfusion sind ausgesprochen aufwendig und enthalten eine Fülle von Fehlermöglichkeiten (Pitot-Rohr-Prinzip als Ausstrommessung am Coronarsinus, Wärmeleitsonden, Xenon-133, Stickoxidul, Argon und andere Indikatorverdünnungsverfahren mit gleichzeitiger Koronararterien- und Koronarvenensinus-Katheterisierung).

In vielen Fällen läßt sich der scheinbar mangelhafte postoperative Impulsratenanstieg dadurch erklären, daß bereits präoperativ über dem betreffenden Gefäßareal keine genügende Ischämieprovokation gelang. Das ist auch damit erklärbar, daß alle 50%igen Stenosen bei Vorliegen weiterer Stenosen ebenfalls mit einem Bypassgraft versehen wurden.

Die mangelhafte Darstellbarkeit von nur geringgradig stenosierten Gefäßarealen läßt sich bei Patienten mit Mehrgefäßerkrankung dadurch erklären, daß eine Ischämieentwicklung hinter einer hochgradigen Gefäßstenose den Patienten bereits zum Belastungsabbruch zwingt, wenn zu diesem Zeitpunkt über weniger stenosierten Arealen eine Ischämieentwicklung noch nicht stattfindet.

Dieses Problem wird deutlich, wenn die einzelnen Gefäßareale in Abhängigkeit vom Stenosierungsgrad ausgewertet werden. Da über geringgradigen Stenosierungen prä-

**Tabelle 20.** Impulsverhalten und Belastbarkeit bei Patienten mit postoperativ angiographisch gesichert offenem Bypass

| Pat. Nr. | Offenes Bypassgefäß | Impulsraten [Cts/Mtx] | | Änderung [%] | Belastungs-EKG[a] | | | |
|---|---|---|---|---|---|---|---|---|
| | | präop. | postop. | | präop. | | postop. | |
| | | | | | [W] | [mV] | [W] | [mV] |
| 1 | LAD | 35 | 32 | − 8,6 | 50 | 0,2 | 100 | 0,2 |
| 2 | LAD | 32 | 39 | + 21,9 | 100 | 0,2 | 125 | – |
| 3 | LAD | 30 | 38 | + 26,7 | | | | |
| | LCX | 36 | 39 | + 8,3 | | | | |
| | RCA | 37 | 40 | + 8,1 | 75 | 0,3 | 150 | 0,1 |
| 4 | LAD | 21 | 22 | + 4,8 | 100 | – | 125 | – |
| 5 | LAD | 34 | 40 | + 17,7 | 125 | – | 150 | – |
| 6 | LCX | 43 | 42 | − 2,3 | | | | |
| | RCA | 42 | 40 | − 4,8 | 100 | 0,3 | 100 | 0,2 |
| 7 | LCX | 39 | 38 | − 2,6 | | | | |
| | RCA | 41 | 39 | − 4,9 | 75 | 0,2 | 100 | 0,2 |
| 8 | LAD | 28 | 38 | + 35,7 | 50 | 0,4 | 150 | – |
| 9 | LAD | 32 | 39 | + 21,9 | | | | |
| | LCX | 38 | 36 | − 5,3 | 100 | 0,4 | 100 | – |
| 10 | LAD | 15 | 29 | + 93,3 | 100 | – | 150 | – |
| 11 | LAD | 34 | 40 | + 17,7 | 125 | – | 150 | – |
| 12 | LCX | 27 | 37 | + 37,0 | 25 | 0,4 | 75 | 0,2 |
| 13 | LAD | 31 | 39 | + 25,8 | 100 | 0,3 | 150 | – |
| 14 | LAD | 44 | 38 | − 13,6 | 50 | 0,2 | 75 | 0,2 |
| 15 | LAD | 19 | 21 | + 10,5 | 75 | 0,2 | 125 | – |
| 18 | LAD | 29 | 39 | + 34,5 | 25 | 0,3 | 125 | – |
| 19 | LAD | 32 | 38 | + 18,8 | 100 | – | 125 | – |
| 20 | LAD | 33 | 39 | + 18,2 | | | | |
| | LCX | 40 | 39 | − 2,5 | 150 | 0,2 | 125 | – |
| 21 | LAD | 27 | 36 | + 33,3 | | | | |
| | LCX | 40 | 39 | − 2,5 | 25 | 0,3 | 125 | – |
| 22 | LAD | 28 | 42 | + 50,0 | | | | |
| | LCX | 34 | 41 | + 20,6 | | | | |
| | RCA | 33 | 39 | + 18,2 | 50 | 0,5 | 150 | – |
| 23 | LAD | 39 | 38 | - 2,6 | | | | |
| | LCX | 25 | 22 | − 12,0 | 75 | 0,3 | 100 | 0,2 |
| 24 | LCX | 35 | 33 | − 5,7 | | | | |
| | RCA | 32 | 30 | − 6,3 | 50 | 0,3 | 75 | 0,2 |
| 25 | LAD | 41 | 37 | − 9,8 | | | | |
| | LCX | 35 | 40 | + 14,3 | | | | |
| | RCA | 33 | 39 | + 18,2 | 25 | 0,2 | 125 | – |
| 26 | LCX | 41 | 40 | − 2,4 | 50 | 0,3 | 75 | 0,1 |
| | RCA | 41 | 38 | − 7,3 | | | | |
| 27 | LAD | 26 | 34 | + 30,8 | | | | |
| | RCA | 40 | 39 | − 2,5 | 150 | – | 125 | – |
| 28 | LAD | 25 | 39 | + 56,0 | | | | |
| | LCX | 35 | 36 | + 2,9 | | | | |
| | RCA | 36 | 38 | + 5,6 | 50 | 0,4 | 100 | 0,1 |
| 29 | LAD | 22 | 38 | + 72,7 | | | | |
| | LCX | 42 | 40 | − 4,8 | | | | |
| | RCA | 39 | 37 | − 5,1 | 50 | 0,3 | 100 | – |
| 30 | LAD | 35 | 36 | + 2,9 | | | | |
| | LCX | 34 | 39 | + 14,7 | | | | |
| | RCA | 32 | 40 | + 25,0 | 150 | 0,3 | 125 | – |

**Tabelle 20.** Fortsetzung

| Pat. Nr. | Offenes Bypassgefäß | Impulsraten [Cts/Mtx] | | Änderung [%] | Belastungs-EKG[a] | | | |
|---|---|---|---|---|---|---|---|---|
| | | präop. | postop. | | präop. | | postop. | |
| | | | | | [W] | [mV] | [W] | [mV] |
| 31 | LAD | 20 | 35 | + 75,0 | | | | |
| | RCA | 43 | 41 | − 4,7 | 75 | 0,2 | 100 | - |
| 32 | LCX | 31 | 37 | + 19,4 | | | | |
| | RCA | 35 | 38 | + 8,6 | 75 | 0,3 | 100 | 0,2 |
| 33 | LAD | 19 | 39 | + 105,3 | 100 | 0,2 | 100 | - |
| 34 | LAD | 30 | 40 | + 33,3 | | | | |
| | RCA | 42 | 41 | − 2,4 | 100 | 0,3 | 100 | - |
| 35 | LAD | 23 | 37 | + 60,9 | | | | |
| | RCA | 39 | 38 | − 2,6 | 75 | 0,3 | 100 | - |
| 36 | LCX | 36 | 38 | + 5,6 | | | | |
| | RCA | 33 | 40 | + 21,2 | 50 | 0,2 | 100 | 0,2 |
| 37 | LAD | 23 | 36 | + 56,5 | | | | |
| | LCX | 41 | 40 | − 2,4 | | | | |
| | RCA | 43 | 41 | − 4,7 | 75 | 0,2 | 125 | - |
| 38 | LAD | 22 | 39 | + 77,3 | | | | |
| | LCX | 29 | 34 | + 17,2 | | | | |
| | RCA | 16 | 32 | + 100,0 | 50 | 0,4 | 150 | 0,2 |
| 39 | LAD | 18 | 38 | + 111,1 | 100 | 0,3 | 125 | - |
| 40 | LAD | 36 | 38 | + 5,6 | | | | |
| | LCX | 38 | 39 | + 2,6 | 100 | 0,2 | 100 | 0,2 |

[a] Angegeben sind Leistung und ST-Senkung.

operativ kein Impulsratenabfall oder nur uncharakteristische diffuse Minderbelegungen gemessen wurden, konnte postoperativ auch kein eindeutiger Impulsanstieg eine gute Bypassdurchgängigkeit anzeigen (Tabelle 21 und 22).

Ein Bypassverschluß kann durch lokale Anastomosenbedingungen oder durch nur geringen Bypassfluß bei sehr gutem konkurrierendem Gefäßfluß zustande kommen, ohne daß dies zu einem postoperativen Impulsratenverlust führt. Andererseits kann ein auf ein Narbengebiet implantierter Bypass evtl. trotz des geringen „run-off" gut geöffnet bleiben und aufgrund der vorliegenden Narbe trotzdem keine Speicherverbesserung hervorrufen.

So läßt also ein prä- und postoperativ *gleich gutes* oder *gleich schlechtes* Speicherverhalten keine sicheren Rückschlüsse auf die Bypassöffnung, wohl aber auf die Mikroperfusion zu. Gravierende *Speicherverbesserungen* oder *Speicherverschlechterungen* finden sich hingegen nur bei offenem bzw. nur bei verschlossenem Bypass!

#### *4.4.4.3 Bewertung der szintimetrierten Bypass-Segmente zum Rückschluß auf die Bypassfunktion*

Mit Hilfe der Thalliumszintigraphie kann ähnlich wie mit der Ergometrie eine postoperativ verbesserte *globale* Belastungstoleranz nachgewiesen werden. Die Aussagemöglichkeiten zur *regionalen* myokardialen Mikroperfusion gehen weit über die angiographische Verifizierung eines offenen Bypassgefäßes hinaus.

**Tabelle 21.** Auswertung der postoperativen Bypass-Segmente, nach Speicherverhalten in 4 Gruppen unterteilt (n = Anzahl der Bypass-Segmente)

| Segmentale Impulsanalyse | Anterior | Septal | Inferior | Postero lateral | Szintigraphische Schlußfolgerung |
|---|---|---|---|---|---|
| Prä- und postop. o. B. (≧30 Cts/Mtx, Schwankungen < 25%) | 15 | 17 | 36 | 38 | Anzunehmende nicht wirksame Stenosen mit oder ohne funktionstüchtigen Bypass |
| Postop. Verbesserung (Präop. ≦30 Cts/Mtx, Anstieg > 25%) | 16 | 14 | 2 | 1 | Beweis einer guten Bypassfunktion bei hochgradiger Stenose |
| Prä- und postop. Defekt ( < 30 Cts/Mtx) | 7 | 6 | 2 | 1 | Anzunehmende weiterhin wirksame Stenose durch Bypassverschluß oder -stenose oder unvollständige Revaskularisation |
| Postop. Verschlechterung (prä- ≧30 Cts/Mtx, Abfall > 25%) | 2 | 3 | – | – | Anzunehmender Gefäßverschluß hinter einer funktionstüchtigen oder -untüchtigen Bypassanastomose |
| Vergleichender segmentaler Angiographiebefund | LAD | | RCA | LCX | |
| Bypassverschluß | 8 | 9 | 2 | | |
| Infarkte | 3 | 1 | – | | |
| Bypass offen | 31 | 19 | 20 | | |

**Tabelle 22.** Speicherverhalten, aufgeschlüsselt nach den einzelnen Koronargefäßen

| Stenosegrad | 50% | 70% | ≧90% |
|---|---|---|---|
| **LAD** | | | |
| Anzahl der Pat. mit offenem Bypass | – | 9 | 21 |
| Impulsanstieg > 20% | – | 1 (11,1%) | 18 (85,7% erkannt) |
| Impulsanstieg > 10% | – | 5 (55,6%) | 19 (90,5%) |
| **LCX** | | | |
| Anzahl der Pat. mit offenem Bypass | 8 | 9 | 3 |
| Impulsanstieg > 20% | 1 (12,5%) | – | 1 (33,3%) |
| Impulsanstieg > 10% | 2 (25,0%) | 2 (22,2%) | 1 (33,3%) |
| **RCA** | | | |
| Anzahl der Pat. mit offenem Bypass | 5 | 7 | 7 |
| Impulsanstieg > 20% | – | – | 3 (42,8%) |
| Impulsanstieg > 10% | – | – | 5 (71,4%) |

**Tabelle 23.** Abhängigkeit zwischen Bypassdurchgängigkeit und szintigraphischem Impulsratenverhalten

| Angiographische Bypassmorphologie | Postop. >20% verschlechtert | Prä- und postop. schlechte Speicherung | Postop. >20% verbessert | Prä- und postop. gute Speicherung |
|---|---|---|---|---|
| Bypass offen | – | 3 | 24 | 42 |
| Bypass verschlossen | – | 6 | – | 10 |
| Bypass und natives Gefäß verschlossen | 2 | – | – | 1 |

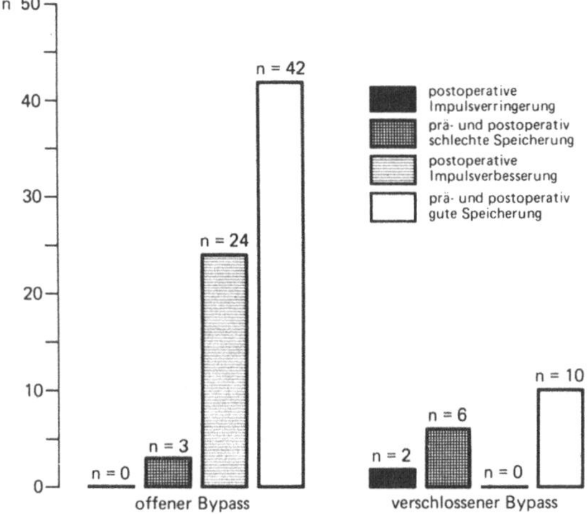


**Abb. 56.** Verteilung des unterschiedlichen Impulsverhaltens bei offenen und verschlossenen Bypassgefäßen

Wir beurteilten postoperativ die Perfusionsverhältnisse des mit einem Bypass versorgten Myokardsegments und leiteten hieraus eine Aussage über die Bypassfunktion ab (vgl. Tabelle 23 und Abb. 56):

1) Einen *Impulsratenabfall* um mehr als 20% fanden wir in 2 Fällen, es handelte sich hier um 2 perioperative Infarkte mit Gefäß- und Bypassverschluß. In einem Fall jedoch zeigte das Myokardszintigramm auch postoperativ ein gutes Speicherniveau trotz genügender andersartiger perioperativer Infarktkriterien. Die Sensitivität beträgt demnach bezüglich einer Bypassdysfunktion bei Speicherabfall,

$$\frac{2+85}{88} \times 100 = 99\%$$

und die Spezifität sogar

$$\frac{85}{85+0} \times 100 = 100\%.$$

2) Eine *prä- und postoperativ unverändert schlechte Speicherung* fand sich in 9 Segmenten, wobei es sich in allen Fällen entweder nach Anamnese und EKG oder nach der

intraoperativen Inspektion um Narbenrevaskularisationen handelte. Bezüglich dieser Aussage liegen Sensitivität und Spezifität ebenfalls bei 100%. 3 Bypasses auf diese Segmente waren allerdings offen, die übrigen 6 zeigten sich verschlossen. In dieser Subgruppe kann also szintigraphisch keine Aussage über die rein anatomische Durchgängigkeit des Bypasses getroffen werden, jedoch scheint der funktionelle Zustand der Mikroperfusion ebenfalls voll erfaßt zu werden, da EKG, intraoperativer Inspektionsbefund und Szintigraphie übereinstimmten.

3) Eine *postoperative Speicherverbesserung* um mehr als 20% fand sich in 24 Segmenten und lag nur dann vor, wenn auch angiographisch ein offenes Bypassgefäß vorgefunden wurde. Die Sensitivität berechnet sich in dieser Subgruppe aus:

$$\frac{24+0}{24} \times 100 = 100\%.$$

4) Ein *prä- und postoperativ gutes Speicherverhalten* wurde bei 42 offenen Bypassgefäßen gefunden, aber auch bei 10 Bypassverschlüssen und bei einem perioperativen Infarkt. Die Wahrscheinlichkeit, bei postoperativ gutem Speicherverhalten („post-test likelihood") einen offenen Bypass vorzufinden, berechnet sich aus

$$\frac{24+42}{(24+42)+(10+1)} \times 100 = 86\%.$$

Die Sensitivität bezüglich eines offenen Bypasses bei postoperativ gutem Speicherverhalten beträgt

$$\frac{66+11}{88} \times 100 = 88\%.$$

Die Spezifität liegt bei

$$\frac{11}{11+11} \times 100 = 50\%.$$

Zu den Ursachen einer Bypassdysfunktion sollen neben den aufgeführten perioperativen Infarkten noch 2 andere klinische Konstellationen genannt werden:

Bei einem Patienten (Nr. 6) wurde der Bypass anstelle der LAD versehentlich auf die V. cordis magna implantiert. Dieses Versehen wurde bisher vereinzelt von Koronarchirurgen mitgeteilt, besonders wenn die Gefäße sehr tief aus dem epikardialen Fettgewebe präpariert werden müssen und wenn sowohl Koronarvene als auch -arterie durch die Auffüllung mit kardioplegischer Lösung ein bei der Präparation ähnliches Aussehen annehmen.

Bei 3 weiteren Patienten lag postoperativ ein umfangreicher Perikarderguß vor, in einem Fall eine Perikardtamponade, was schließlich wohl zur Kompression führte und den später festgestellten Verschluß der durch das Perikard verlaufenden Bypassvenen verursachte.

#### 4.4.4.4 *Zusammenfassende Bewertung der postoperativen szintigraphischen Aussage über offene und verschlossene Bypassgefäße*

In 66 von 69 Fällen (95,7%) aller *offenen Bypasses* konnten wir anhand des postoperativen Speicherverhaltens eine Befundbesserung vorhersagen (= hohe Sensitivität bei offenem Bypass). Andererseits waren unter den postoperativ gut speichernden Myokardsegmenten auch 11 Areale (= 14,3%) mit Bypassverschluß (niedrigere Spezifität von nur 85,7% bei offenem Bypass).

Nur 42,1% aller *verschlossenen Bypasses* fielen durch eine postoperativ schlechte Speicherung auf (= niedrige Sensitivität bei verschlossenem Bypass). Unter den postoperativ schlecht speichernden Myokardsegmenten fanden sich 3 mit angiographisch offenem Bypass (27,3%). (Auch die Spezifität liegt bei verschlossenen Bypasses mit 72,7% also nicht sehr hoch.)

So findet sich bei der postoperativen Szintigraphie nicht in allen Fällen eine Übereinstimmung mit dem Angiographiebefund. Dies liegt, wie oben bereits besprochen, daran, daß nur geringgradig stenosierte Gefäße bei guter Perfusion einen Bypassverschluß aufzeigen können und daß andererseits ein Bypass mit narbigem Abstromgebiet nicht zwingend eine hohe Verschlußtendenz aufweisen muß.

Bei gleichbleibend prä- und postoperativ niedrigem oder auch hohem Impulsniveau ist also nicht immer eine 100%ige Aussagerichtigkeit zu erwarten, während bei prä- und postoperativen Impulsratenänderungen folgende Aussagen gemacht werden dürfen:

1) Bei *postoperativem Speicherabfall* fand sich in unseren Untersuchungen niemals ein offener segmental zugehöriger Bypass, es ist also mit großer Wahrscheinlichkeit mit einem *Bypassverschluß* zu rechnen.
2) Bei *postoperativ signifikantem Impulsratenanstieg* fand sich in unseren Untersuchungen niemals ein verschlossener segmental zugehöriger Bypass, es ist also mit großer Wahrscheinlichkeit mit einem *offenen Bypass* zu rechnen.

Daß die Aussage auch von dem betrachteten Gefäßareal abhängt, zeigen die Tabellen 19–22.

Im LAD-Bereich wurden offene Bypassgefäße auf ein 70%ig stenosiertes Gefäß nur in 11,1% der Fälle erkannt. Wenn man Impulsanstiege um 10% des präoperativen Werts mit berücksichtigte, stieg der Anteil der erkannten Bypasses auf 55,6%. Wurden nur 90%ig stenosierte Gefäße in die Bypassbetrachtung einbezogen, so erhielten wir bei Zugrundelegen eines mehr als 20%igen Impulsanstiegs zu 85,7% ein richtiges Ergebnis, gemessen am Angiographiebefund, bei Berücksichtigung von 10%igen Impulsschwankungen 90,5% richtige Ergebnisse.

Im Bereich der Circumflexarterie erhielten wir wesentlich schlechtere Ergebnisse, was zum einen auf die reduzierten Strahlungsbedingungen von der posterioren Wand her bei ventraler Kamerapositionierung zurückzuführen ist, zum anderen auch auf die niedrige Zahl der in diesem Areal angelegten Bypassanastomosen. So fanden wir bei 90%igen LCX-Stenosen unter Zugrundelegen von mindestens 20%igen Impulsratenschwankungen nur in 33,3% der Fälle eine Übereinstimmung mit dem Angiographiebefund. Die Richtigkeit der szintigraphischen Aussage läßt sich jedoch nicht sicher angiographisch überprüfen.

Im Bereich der rechten Kranzarterie mit Anastomosierung des Bypass an der Facies diaphragmatica im Bereich der Crux cordis lagen bei günstigeren Strahlungsbedingungen und etwas größeren Zahlen auch die szintigraphischen Ergebnisse günstiger. So ließ sich ein offener Bypass bei Impulsratenschwankungen von mehr als 20% in 42,8% der Fälle erkennen, bei Zugrundelegen von 10%igen Schwankungen sogar in 71,4% der Fälle.

Weiterhin gingen wir der Frage nach, ob ein Unterschied in der Rate der szintigraphisch als funktionstüchtig eingestuften Grafts zwischen den Patientengruppen mit und ohne präoperativen Infarkt besteht, was ja, wie oben bereits erwähnt, nicht immer mit der angiographischen Durchgängigkeitsrate einhergehen muß. In den letzten Jahren (vgl. Verani et al. 1978b; Hamilton et al. 1977c; Eichstädt et al. 1978b) hat dieses Problem bei der Indikationsstellung zur segmentalen operativen Revaskularisation eine außerordentliche Wichtigkeit erlangt. Denn die Untersuchung dient der Beantwortung der Frage, ob Myokardgewebe, welches nach allen präoperativen Kriterien bereits einmal infarziert wurde, durch eine Revaskularisationsoperation in seinen Randzonen teilweise reperfundiert werden kann und ob somit durch diese mögliche Mobilisation der ischämischen Infarktrandbezirke ein erneuter Zuwachs an funktionstüchtigem vitalem, also kontraktilem Myokard erwartet werden darf.

Die bisherigen Bedenken der Koronarchirurgie gingen dahin, daß im infarzierten Gebiet der extravasale Koronarwiderstand zu hoch sei und deshalb zu niedrige Flußraten durch das Bypassgefäß resultieren müßten, die ihrerseits natürlich wieder einen vorzeitigen Bypassverschluß begünstigten.

Der Anteil an offenen und verschlossenen Grafts bei Patienten mit und ohne präoperativem Infarkt geht aus Tabelle 24 hervor.

Während sich also bei 83% der Patienten mit präoperativem Infarkt im Vorderwandbereich offene Bypasses zeigten, konnte doch nur in 16% der Fälle eine szintigraphische Speicherzunahme gemessen werden. Im Hinterwandbereich stimmten die Zahlen für offenen Bypass und szintigraphische Verbesserung weitgehend überein.

Demgegenüber zeigte sich bei den Graftanlagen ohne präoperativen Infarkt eine andere Verteilung (Tabelle 25).

**Tabelle 24.** Angiographische Durchgängigkeitsrate im Vergleich zur postoperativen szintigraphischen Uptakeverbesserung bei Patienten mit präoperativem Infarkt

| | Präoperative Infarkte | Davon offene Bypasses | | Szintigr. Verbesserung | |
|---|---|---|---|---|---|
| | n | n | [%] | n | [%] |
| LAD | 12 | 10 | 83,3 | 2 | 16,7 |
| RCA | 7 | 3 | 42,9 | 4 | 57,1 |

**Tabelle 25.** Durchgängigkeitsrate und Uptakeverbesserung ohne präoperative Infarkte

| | Patienten ohne Infarkt im betreffenden Segment | Davon offene Bypasses | | Szintigr. Verbesserung | |
|---|---|---|---|---|---|
| | n | n | [%] | n | [%] |
| LAD | 19 | 16 | 84,2 | 19 | 100 |
| RCX | 20 | 19 | 95,0 | 2 | 10 |
| RCA | 21 | 16 | 76,2 | 3 | 14,3 |

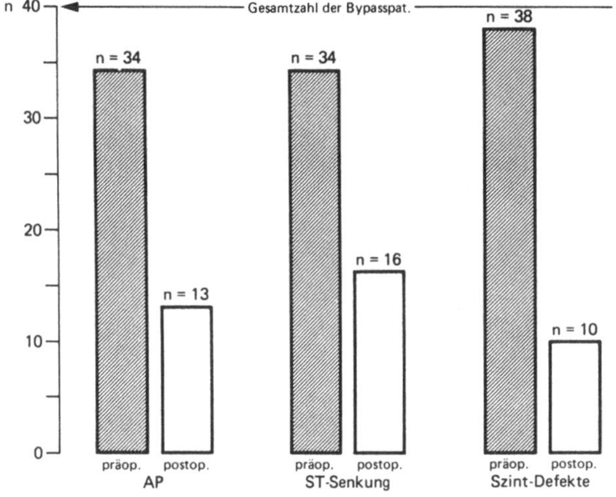


**Abb. 57.** Prä- und postoperative Ischämieparameter aus Symptomatik, Ergometrie und Szintigraphie bei 40 Bypasspatienten (*AP* Angina pectoris)

Ohne präoperative Infarkte zeigte sich also bei segmentaler Betrachtung ebenfalls eine hohe Durchgängigkeitsrate. Der Nachweis szintigraphischer Verbesserungen hing demgegenüber wesentlich stärker vom präoperativen Stenosierungsgrad und von den schlechteren Abbildungseigenschaften bei planarer Szintigraphie im Hinterwandbereich ab.

### *4.4.4.5 Beurteilung des Restmyokards als Kontrollgruppe*

31 nicht mit Grafts versehene Segmente wurden postoperativ im Hinblick auf die Frage analysiert, ob gegenüber dem präoperativen Befund signifikante Veränderungen der Impulsaufnahme aufgetreten waren. Diese Befunde wurden als Kontrollgruppe zu den Graftanlagen herangezogen. In keinem Fall ergab sich eine signifikante Impulsbewegung von $\geqq 20\%$. In 4 Fällen zeigten sich diskrete Impulsanstiege bis zu 14,3% über den präoperativen Wert, in 27 Fällen ließ sich ein leichtgradiger Impulsratenabfall bis zu 8,5% nachweisen.

Die leichtgradigen Anstiege könnten über die intraindividuelle Schwankungsbreite hinaus ($\pm 6{,}25\%$) als Folge der verbesserten Umgebungsperfusion bei in der kollateralisierten Nachbarschaft angelegten Grafts angesehen werden. Verschlechterte postoperative Impulsraten über die intraindividuelle Schwankungsbreite hinaus könnten mit chirurgischen Manipulationen (Haltefunktionen, Druck und Zug) oder auch durch Stealphänomene über den benachbarten Bypass erklärt werden.

Abbildung 57 zeigt, daß doch eine recht gute Übereinstimmung der Ischämieindikatoren bezüglich des Vorliegens einer Belastungskoronarinsuffizienz nach Bypassoperationen besteht, wie dies ja auch bereits für das Koronarkrankengut im allgemeinen nachgewiesen wurde.

Fehlen Ischämiezeichen im Belastungs-EKG, so ist mit einer Wahrscheinlichkeit von $p < 0{,}5$ auch das Myokardszintigramm normal. Lassen sich hingegen belastungsinduzierbare ST-Senkungen erzeugen, so tritt auch mit einer Wahrscheinlichkeit von $p = 0{,}66$ sowohl prä- als auch postoperativ ein Speicherdefekt auf.

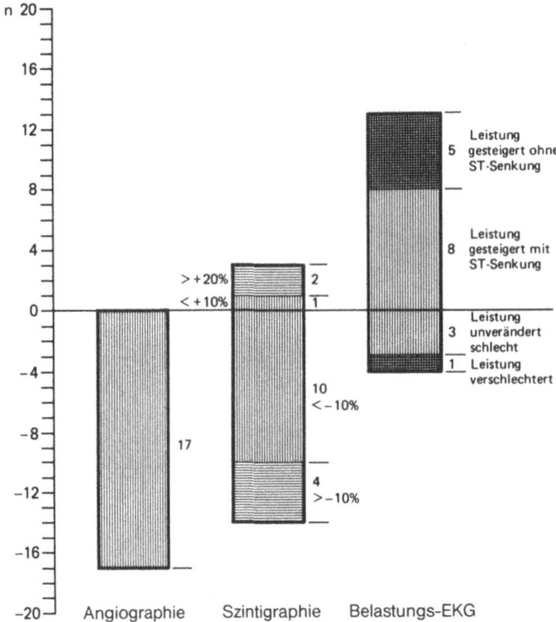


**Abb. 58.** Verteilung der Ischämiezeichen bei 17 verschlossenen Bypasses

### *4.4.4.6 Vergleichende Betrachtung unter Einbeziehung der angiographischen Bypassdarstellung*

Daß der Bypasszustand das regionale Impulsverhalten beeinflussen kann, wurde bereits dargelegt.

Patienten mit offenen und als hämodynamisch wirksam anzunehmenden Grafts sowie von uns als vollständig bewerteter Revaskularisation aller signifikanter Stenosen wurden angiographisch als „normal" und als negativ im Sinne einer Koronarinsuffizienz bezeichnet.

In der Myokardszintigraphie hingegen konnte die Beseitigung einer Koronarinsuffizienz nur angenommen werden, wenn auch sicher ein postoperativer signifikanter Impulsratenanstieg ($\geqq 20\%$) über die Impulsratenanalyse meßbar war.

In der Gegenkontrolle wurden 17 Bypasses angiographisch verschlossen gefunden. In 14 Fällen konnte auch szintigraphisch dieser Befund nachvollzogen werden, wogegen in nur 4 Fällen die Ergometrie diese Verhältnisse sicher darstellen konnte (vgl. Abb. 58).

Kapitel 4

# Untersuchung der diagnostischen Wertigkeit der Thallium-201-Myokardszintigraphie bei Resektion von Ventrikelaneurysmen

Neben der direkten Myokardrevaskularisation und der Bypassrevaskularisation ist heute die Aneurysmaresektion bei postinfarzieller Ventrikelaneurysmabildung die einzig mögliche therapeutische Maßnahme, um der medikamentösen Therapie nicht zugängliche unmittelbare Auswirkungen oder mittelbare Folgen der koronaren Herzerkrankung doch wirksam zu behandeln.

Nachfolgend sollen unsere Untersuchungen an Koronarpatienten geschildert werden, bei denen nach einem transmuralen Myokardinfarkt eine Aneurysmektomie vorgeschlagen wurde.

Neben den konventionellen kardiologischen Untersuchungsmethoden wurde zusätzlich eine Myokardszintigraphie durchgeführt. Nachdem die chirurgische Aneurysmaresektion erfolgt war, wurden die Patienten wiederum szintigraphiert. Die sich im Scan ergebenden Unterschiede wurden exploriert. Das technische Vorgehen entsprach in wesentlichen Schritten demjenigen bei der Auswertung von Bypass-Segmenten. Bei einigen Untersuchungsschritten waren jedoch zusätzlich Ansätze notwendig.

Auch bei der Zusammenstellung des Auswertungskonzepts mußten einige Modifikationen eingebracht werden.

## 1 Vorgehen bei der szintigraphischen Aneurysmaauswertung

Zur Auswertung der 201Tl-Myokardszintigramme wurden aus den 5 routinemäßig aufgenommenen Projektionen 3 ausgewählt, und zwar die 45° linksschräge Projektion (LAO 45°), die 30° rechtsschräge (RAO 30°) und die a.-p. Projektion (a.-p.).

Die routinemäßig mit angefertigten Linksprojektionen LAO 30°, in vielen Fällen auch LAO 60° und zudem die linkslaterale Projektion (LL) wurden zur Auswertung in dieser Studie nicht mit herangezogen, da die angiokardiographischen Vergleichsprojektionen nur in LAO 45° vorlagen. Zudem entsprach es auch der augenblicklichen Konvention der meisten anderen mit dieser Methode arbeitenden Zentren, die linksschräge Projektion in einem Winkel von 45° durchzuführen, so daß eher Vergleiche mit auswärtigen Ergebnissen möglich sind.

Orientiert am Operationsbefund, wo die aneurysmatische Erweiterung nach Palpation und Inspektion der Ventrikelwand entweder bis auf den Übergang zum vital aussehenden Myokard reseziert wurde, oder höchstens 1 cm Randsaum belassen wurde, wollten wir feststellen, inwieweit durch die Adaptation der Resektionsränder eine Speicherhomogenität des linken Ventrikels wieder erreicht werden kann.

Daß wir wahrscheinlich im postoperativen Scan eine linienförmige Narbe im Resektionsbereich zu erwarten hatten, wurde in die Ausgangsüberlegungen mit einbezogen.

**Tabelle 26.** Auflösungsvermögen

| Kamera-Objekt-Abstand [cm] | Objektgröße [cm] |
|---|---|
| 0 | 0,65 |
| 10 | 1,0 |
| 20 | 1,4 |

Wir durften nach unseren Messungen jedoch auch annehmen, daß operativ bedingte Myokardnarben in vielen Fällen unterhalb des Auflösungsvermögens der Kamera liegen würden.

Nach vorausgegangenen Phantommessungen bestimmten wir das Auflösungsvermögen für unsere Picker Dyna 4/15 Kamera bei Verwendung eines Parallellochkollimators (Tabelle 26).

In der LAO-45°-Projektion ließ sich etwa ein Abstand zum angenommenen Herzmittelpunkt von 10 cm realisieren, während in der RAO-30°-Projektion die Kamera mit durchschnittlich 20 cm schon recht herzfern steht. Der geringste Abstand läßt sich in a.-p.-Projektion im Sitzen (nicht in Rückenlage) mit etwa 4–5 cm erreichen.

Einige Patienten dieser Gruppe mußten aus organisatorischen Gründen mit einem kleineren Gesichtsfeld von 25 × 25 cm und dafür höherer Gesamtimpulsrate von 1 000 000 Counts pro Aufnahme szintigraphiert werden. Die Werte dieser Patienten wurden auf das normale Gesichtsfeld von 38,1 cm Durchmesser und eine Zählrate von 500 000 Counts umgerechnet, den Korrekturfaktor für die Impulsraten haben wir mit 2,3 bestimmt.

Die mit Hilfe des Aufnahmerechners erstellten hintergrundsubtrahierten Szintigramme wurden unter Markierung „irregulärer Regionen" (IR) nach folgenden Kriterien am Auswertungsrechner ausgemessen:

In der Projektion LAO 45° bestimmten wir „planimetrisch"[1] die Größe der vom linken Ventrikel eingenommenen Gesamtfläche (G) ausgedrückt als Anzahl von Matrixpunkten, sowie die Größe des in LAO-Szintigrammen gut zur Darstellung kommenden Ventrikelcavums (H = Hohlraum). Daraus wurde der Quotient G/H bestimmt. Wir führten hierfür den Begriff „ventricle/cavity ratio" ein (Eichstädt et al. 1981 a) (Abb. 59).

Als Kontrollgruppe wurden 15 herzgesunde Patienten ausgewählt, deren Szintigramme mit dem gleichen computergesteuerten Programm bearbeitet und ausgewertet wurden.

Aus allen 3 szintigraphischen Projektionen wurden zunächst per Sichtauswertung die Narbendefekte und evtl. auftretende belastungsinduzierte Ischämiedefekte (s. Kap. 2.4.1 u. 4.2) mit der entsprechenden Lokalisation bestimmt. In jeder Projektion wurde der maximale Abfall der Speicherintensität in Prozent der Maximalspeicherung mit zugehöriger Lokalisation angegeben. Zusätzlich wurde das Maximum in einer absoluten Impulszahl angegeben sowie das daraus berechnete Speicherminimum je Projekti-

1 „Planimetrie" bedeutet in der hier angewendeten Form nicht wie im üblichen Sinne der analytischen Geometrie „Berechnung einer Fläche aus dem gegebenen Umfang", sondern die Bestimmung der Anzahl von Matrixpunkten, die auf einer Rechnermatrix innerhalb eines vorgewählten Flächenumfangs liegen.

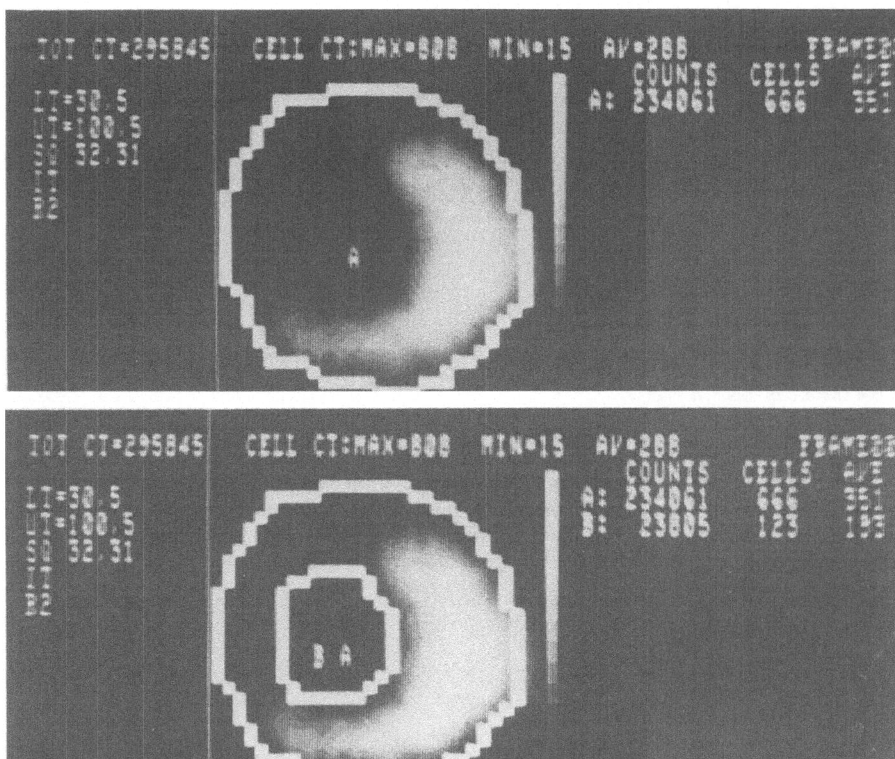


**Abb. 59.** Zur quantitativen Erfassung von Dilatationen und Wandstärken haben wir die sog. „ventricle/cavity ratio" vorgeschlagen (Eichstädt et al. 1981 a), wobei die vom Gesamtventrikel eingenommene Fläche an Matrixpunkten ($A = 666$ Mtx) der Fläche des dargestellten Hohlraums ($B = 123$ Mtx) gegenübergestellt wird

on. Ebenso wie aus der LAO-Projektion, wurde auch aus der RAO-Projektion planimetrisch der prozentuale Anteil des Narbendefekts zur Gesamtventrikelfläche mittels „irregulärer Regionen" bestimmt. (Abb. 60). Die szintigraphischen Befunde wurden den Ergebnissen im Ruhe- und Belastungs-EKG vor und nach Aneurysmektomie sowie den ventrikulographischen Erhebungen gegenübergestellt. Eine Zwischenanamnese sollte zusätzlich dazu dienen, den Grad der postoperativen Veränderung des Beschwerdestatus zu erfassen (nach den Kriterien der New York Heart Association, NYHA).

## 2 Patienten

Im Untersuchungszeitraum konnten 33 Patienten vor einer Aneurysmaresektion untersucht werden. 2 Patienten starben während der Operation, ein weiterer in der frühpostoperativen Phase vor der Nachuntersuchung. Somit beträgt die Operationsletalität 6,1% und die postoperative Frühletalität weitere 3,0%. Die Gesamtletalität liegt in unserer Untersuchungsgruppe bei 9,1%. Die übrigen 30 Patienten konnten zur postoperativen Untersuchung einbestellt werden.

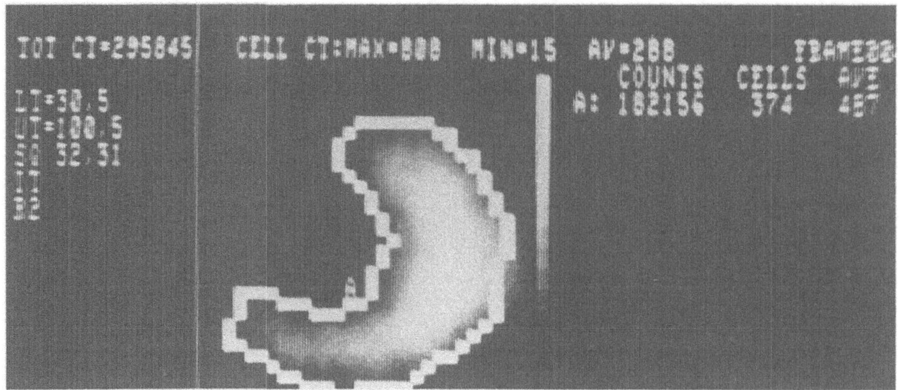


**Abb. 60.** Eine Infarktgrößenbestimmung wird möglich durch die Flächenbestimmung des Kreisringsegments (in Matrixpunkten) als Anteil an der totalen Kreisringfläche *(A–B)*. Da die Tracerimpulse zudem näherungsweise auch eine Tiefendimension wiedergeben, läßt sich der Differenzwert aus hochgerechnetem Gesamtstrahlenmantel minus effektiv strahlendem Mantelsegment approximativ als Infarktvolumen angeben: Zahl der Matrixpunkte A–B (= Mantel) mal durchschnittlicher Impulszahl im gesunden Gewebe (= 487) minus durchschnittliche Impulszahl mal Matrixzellzahl aus dem gesunden Areal

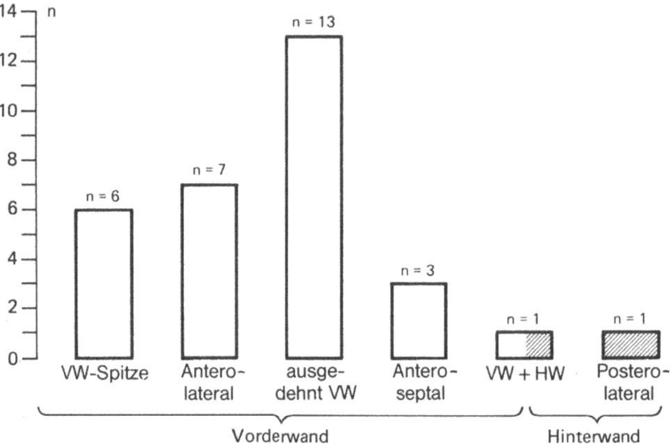


**Abb. 61.** Infarktlokalisationen bei 30 Aneurysmapatienten

# 3 Präoperative Befunde

## 3.1 Symptomatik, Ergometrie und präoperative Koronarangiographie

Bei 50% der Patienten (n = 15) hatte eine koronare Eingefäßerkrankung mit Infarktverschluß zur Ventrikelaneurysmabildung in dem von diesem Gefäß versorgten Myokardareal geführt. 36,7% der Patienten (n = 11) wiesen zusätzlich noch eine signifikante Stenosierung in einem weiteren Gefäß auf (2-Gefäß-Erkrankung), bei 13,3% der Patienten (n = 4) bestand eine koronare 3-Gefäß-Erkrankung.

**Tabelle 27.** Übersicht über einige anamnestische und kardiologische Daten der Aneurysmagruppe. (*VWsp:* Vorderwandspitzeninfarkt, *pvES* polytope ventrikuläre Extrasystolen)

| Pat. Nr. | Alter | Infarktlokalisation EKG + Ventrikulogramm | Symptomatik intraktable Angina | | Linksinsuffizienz | | Rhythmus-störung | Embolien | Belastungs-EKG Leistung [W] | Angiographie (Stenosierung in %) | | |
|---|---|---|---|---|---|---|---|---|---|---|---|---|
| | | | Ruhe | Belastung [W] | Ruhe | Belastung [W] | | | | LAD | LCX | RCA |
| 1 | 56 | VWsp | – | – | – | 50 | – | – | 50 Dyspnoe | 100 | – | |
| 2 | 42 | VWsp | + | 50 (verstärkt) | – | – | – | – | 50 ST 0,2[a] | 100 | diff. ~50 | – |
| 3 | 68 | VWsp | – | – | – | 50 | pvES | – | 50 Dyspnoe | 100 | – | – |
| 4 | 57 | Anterolateral | – | – | – | 75 | – | – | 75 Dyspnoe | 100 | – | – |
| 5 | 60 | VW | + | 50 (verstärkt) | – | – | pvES | Rezidiv. | 50 ST 0,3 | 99 | – | – |
| 6 | 46 | VW | – | – | + | 25 | – | – | 25 Dyspnoe | 100 | – | – |
| 7 | 60 | VWsp | – | – | – | 50 | – | – | 50 Dyspnoe | 100 | – | – |
| 8 | 42 | Anterolateral | – | 50 | – | – | pvES | – | 50 ST 0,2 | 100 | – | 99 |
| 9 | 55 | VW + HW | + | 25 (verstärkt) | – | – | pvES | – | 25 ST 0,2 | 100 | 99 | 90 |
| 10 | 49 | Anteroseptal | – | 50 | – | – | pvES | – | 50 ST 0,2 | 99 | 100 | – |
| 11 | 58 | VWsp | – | 25 | – | 25 | pvES | – | 25 ST 0,2 | 100 | 95 | 50 |
| 12 | 55 | VW | + | 50 (verstärkt) | – | – | – | – | 50 ST 0,3 | 95 | – | – |
| 13 | 58 | Anterolateral | + | 25 (verstärkt) | – | – | pvES | – | 25 ST 0,2 | 95 | – | 100 |
| 14 | 54 | VW | + | 50 (verstärkt) | – | – | pvES | – | 50 ST 0,2 | 99 | – | 99 |
| 15 | 47 | VW | – | 50 | + | 50 | – | – | 50 ST 0,2 | 100 | – | 75 |
| 16 | 53 | Anterolateral | – | – | + | 50 | – | – | 50 Dyspnoe | 100 | – | – |
| 17 | 57 | VW | – | – | + | 75 | – | – | 75 Dyspnoe | 100 | – | – |
| 18 | 52 | VW | – | – | + | 50 | – | – | 50 Dyspnoe | 100 | – | – |
| 19 | 52 | Anteroseptal | – | 25 | – | 25 | pvES | – | 25 ST 0,2 | 100 | – | 99 |
| 20 | 42 | VW | – | – | + | 50 | – | – | 50 Dyspnoe | 100 | – | – |
| 21 | 42 | VW | – | 75 | – | – | – | – | 75 ST 0,2 | 100 | 50 | – |
| 22 | 41 | Posterolateral | + | 50 (verstärkt) | – | – | pvES | – | 50 ST 0,2 | 99 | – | 100 |
| 23 | 35 | Anteroseptal | – | – | – | 75 | – | – | 75 Dyspnoe | 100 | – | – |
| 24 | 58 | VW | + | 50 (verstärkt) | – | – | pvES | – | 50 ST 0,4 | 99 | 50 | 50 |
| 25 | 43 | VW | + | 50 (verstärkt) | – | – | – | – | 50 – | 50 | 50 | – |
| 26 | 43 | Anterolateral | + | 50 (verstärkt) | – | – | – | – | 50 | 75 | – | – |
| 27 | 46 | VWsp | + | 25 (verstärkt) | – | – | pvES | – | 25 ST 0,2 | 99 | 75 | 50 |
| 28 | 55 | VW | + | 50 (verstärkt) | – | – | – | – | 50 ST 0,2 | 99 | – | – |
| 29 | 49 | Anterolateral | + | 50 (verstärkt) | – | – | – | – | 50 ST 0,2 | 99 | – | 99 |
| 30 | 55 | Anterolateral | – | – | + | 50 | – | – | 50 Dyspnoe | 100 | – | – |

[a] ST-Senkung 0,2 mV

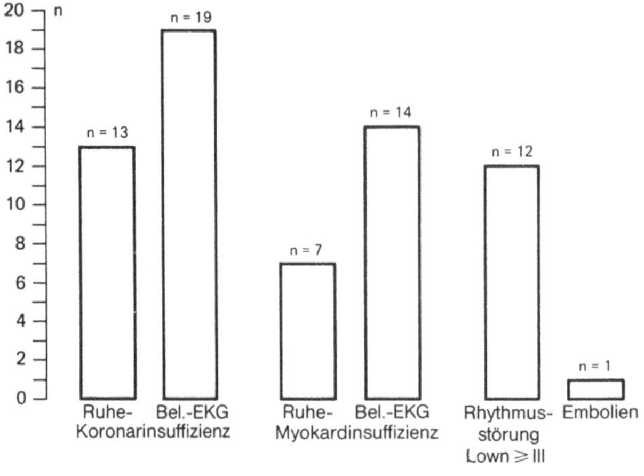


**Abb. 62.** Präoperative Symptomatik bei Aneurysmapatienten

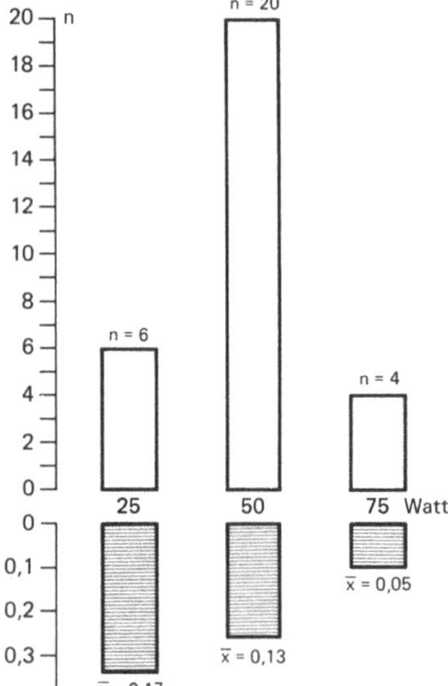


**Abb. 63.** Präoperative Belastbarkeit der Patienten aus der Aneurysmagruppe

Bei Eingefäßerkrankung stellte sich in 100% der Fälle eine LAD-Lokalisation heraus, wobei die LAD bis auf einen Fall mit 75%iger Stenose stets total oder subtotal verschlossen war.

Von den 11 Patienten (36,7%) mit einer 2-Gefäß-Erkrankung wiesen 10 Patienten ebenfalls einen totalen oder subtotalen LAD-Verschluß auf. Bei einem Patienten war dieses Gefäß bis auf eine etwa 50%ige Stenosierung rekanalisiert. 4 Patienten wiesen zusätzlich noch eine RCA-Stenose (davon 2mal Totalverschluß und 2mal subtotale Stenosierung) auf. Hingegen zeigten 7 Patienten eine Kombination des LAD-Verschlusses mit einer hochgradigen LCX-Stenose.

Die 4 Patienten mit koronarer 3-Gefäß-Erkrankung wiesen folgenden angiographischen Befund auf:

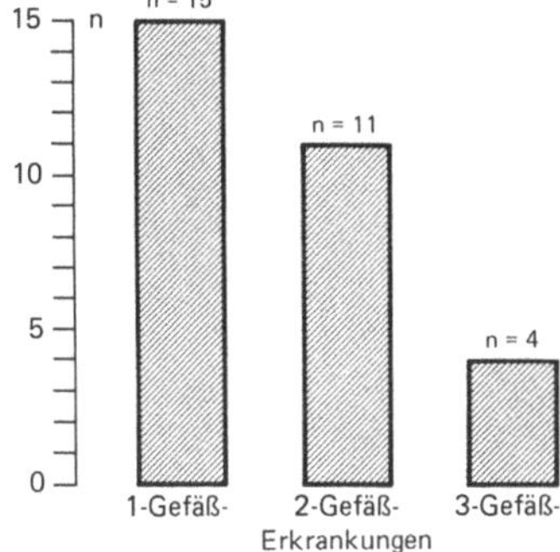


**Abb. 64.** Anzahl der befallenen Gefäße bei 30 Aneurysmapatienten

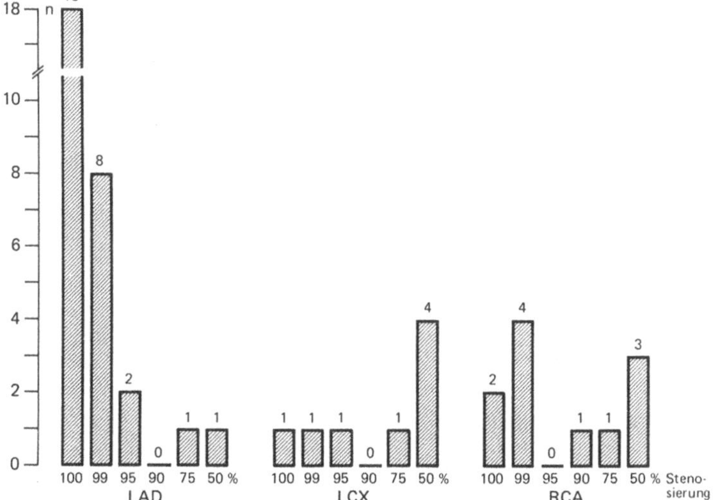


**Abb. 65.** Koronarer Gefäßbefall bei 30 Aneurysmapatienten; es überwiegen bei weitem vollständige LAD-Verschlüsse

1. Patient: LAD-Totalverschluß, 90%ige RCA-Stenose, subtotaler LCX-Verschluß
2. Patient: LAD-Totalverschluß, 50%ige RCA-Stenose, 95%ige LCX-Stenose
3. Patient: LAD-Subtotalverschluß, 50%ige RCA-Stenose, 50%ige LCX-Stenose
4. Patient: LAD-Subtotalverschluß, 50%ige RCA-Stenose, 75%ige LCX-Stenose

Eine Zusammenfassung der präoperativen Befunde geben Tabelle 27 sowie Abb. 61–65.

Die ventrikulographischen Daten sind bezüglich der regionalen Dyskinesie unter der Rubrik „Infarktlokalisation" wiedergegeben.

Die angiographisch quantitative Analyse der Ventrikelvolumina ist in Abb. 66 summarisch wiedergegeben. Es zeigt sich deutlich, daß es sich durchweg um wesentlich vergrößerte Ventrikel handelte, wobei die Ejektionsfraktion jedoch überwiegend oberhalb der 30%-Grenze lag.

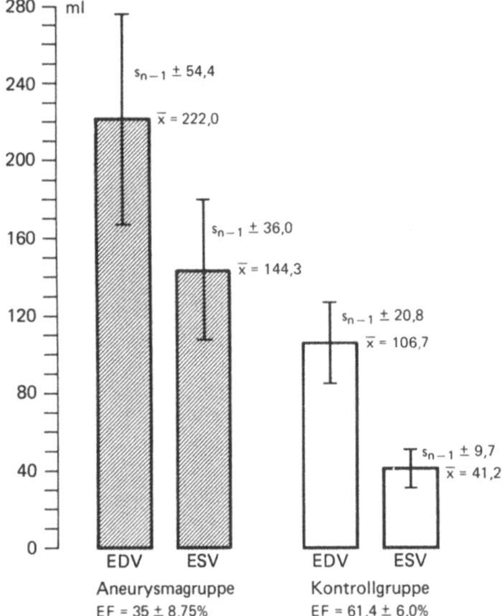


**Abb. 66.** Lävokardiographische Bestimmung der Ventrikelvolumina in der Aneurysmagruppe und in einem Kontrollkollektiv (*EDV* enddiastolisches Volumen, *ESV* endsystolisches Volumen)

## 3.2 Präoperative Myokardszintigraphie Ventrikelgröße, Cavumgröße, Infarktfläche

Die methodischen Voraussetzungen zu den szintigraphischen Untersuchungen der Aneurysmagruppe wurden bereits beschrieben (Kap. 2). Ebenso wie in der Bypassgruppe wurde eine computergestützte Hintergrundsubtraktion vorgenommen, zur Impulsratenanalyse erfolgte die Markierung irregulärer Regionen.

Es wurde „planimetrisch" unter Markierung irregulärer Regionen die Gesamtventrikelfläche (G) in der Projektion LAO 45° sowie der darin enthaltene Hohlraum berechnet. Beide Flächen wurden als Summe der Matrixpunkte (Matrixfläche) angegeben. Danach wurde das Verhältnis dieser beiden Größen zueinander bestimmt (= „ventricle/cavity ratio", Eichstädt et al. 1981 a).

In Tabelle 28 sind die präoperativen szintigraphischen Flächenbestimmungen der Aneurysmapatienten aufgeführt. Die durchschnittliche Ventrikelgröße in einem gesunden Vergleichskollektiv, bestimmt aus 55 Segmentanalysen, betrug 365 Matrixpunkte mit einer Standardabweichung von $s_{n-1} \pm 70{,}53$ Matrixpunkten (Abb. 67 und 68). Das Ventrikelcavum hingegen zeigte eine Größe von 88 Matrixpunkten mit einer Abweichung von $s_{n-1} \pm 33{,}32$ Matrixpunkten. Das Verhältnis Gesamtventrikel zu Hohlraum G/H, die „ventricle/cavity ratio", beträgt $\bar{x} = 4{,}2/1$ mit einer Standardabweichung von $s_{n-1} \pm 1{,}006$.

Da sich der linke Ventrikel in der RAO-30°-Projektion als geschlossene Fläche mit guter Abgrenzbarkeit der Vorder- und Hinterwandsegmente ohne wesentliche Überprojektion darstellt, ist diese Projektion gut zur Quantifizierung der Infarktausdehnung geeignet.

Die Gesamtfläche des linken Ventrikels wurde nach Hintergrundsubtraktion in Matrixpunkten berechnet und die ebenfalls so bestimmte Infarktfläche subtrahiert. Der

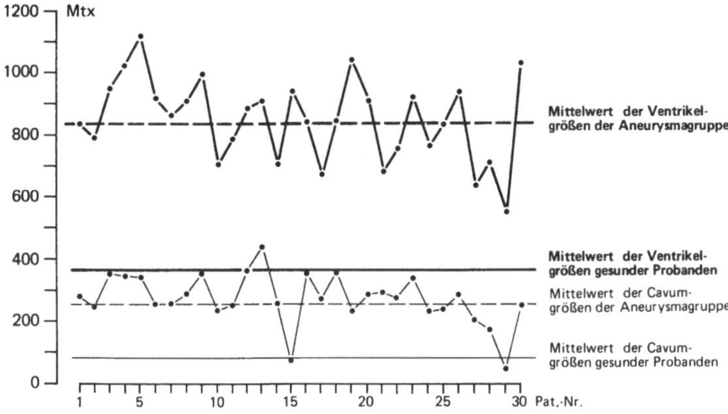


**Abb. 67.** Auftragung der Ventrikelgrößen *(obere Kurve)* und der Cavumgrößen *(untere Kurve)* der szintimetrisch untersuchten Aneurysmagruppe mit Mittelwertmarkierung und vergleichenden Angaben der Mittelwerte des gesunden Vergleichskollektivs

**Tabelle 28.** Präoperative szintigraphische Befunde der 30 Aneurysmapatienten

| Pat. Nr. | Gesamtventrikelgröße (-fläche) [Mtx] | Cavumgröße (-fläche) [Mtx] | „ventricle/ cavity ratio" | Referenzwert gesundes Areal [Cts/Mtx] | Impulswerte im Narbenareal [Cts/Mtx] |
|---|---|---|---|---|---|
| 1 | 812 | 283 | 2,86 | 42 | 15 |
| 2 | 782 | 250 | 3,12 | 47 | 16 |
| 3 | 956 | 365 | 2,62 | 39 | 18 |
| 4 | 1028 | 356 | 2,89 | 44 | 20 |
| 5 | 1120 | 345 | 3,25 | 39 | 14 |
| 6 | 919 | 269 | 3,41 | 46 | 19 |
| 7 | 853 | 266 | 3,21 | 40 | 17 |
| 8 | 917 | 296 | 3,10 | 39 | 20 |
| 9 | 981 | 336 | 2,92 | 44 | 21 |
| 10 | 723 | 240 | 3,01 | 41 | 22 |
| 11 | 782 | 254 | 3,08 | 38 | 14 |
| 12 | 891 | 379 | 2,35 | 41 | 13 |
| 13 | 913 | 433 | 2,11 | 36 | 21 |
| 14 | 728 | 259 | 2,81 | 40 | 22 |
| 15 | 937 | 400 | 2,34 | 48 | 23 |
| 16 | 818 | 232 | 3,52 | 41 | 19 |
| 17 | 689 | 79 | 8,70 | 39 | 22 |
| 18 | 832 | 360 | 2,31 | 35 | 23 |
| 19 | 1012 | 273 | 3,71 | 34 | 19 |
| 20 | 914 | 368 | 2,48 | 49 | 22 |
| 21 | 691 | 237 | 2,92 | 40 | 14 |
| 22 | 768 | 290 | 2,65 | 39 | 19 |
| 23 | 916 | 291 | 3,15 | 42 | 22 |
| 24 | 676 | 288 | 2,35 | 34 | 23 |
| 25 | 826 | 241 | 3,42 | 37 | 21 |
| 26 | 936 | 293 | 3,19 | 39 | 19 |
| 27 | 634 | 226 | 2,80 | 38 | 14 |
| 28 | 714 | 178 | 4,00 | 46 | 17 |
| 29 | 556 | 60 | 9,20 | 44 | 21 |
| 30 | 1043 | 267 | 3,90 | 35 | 14 |

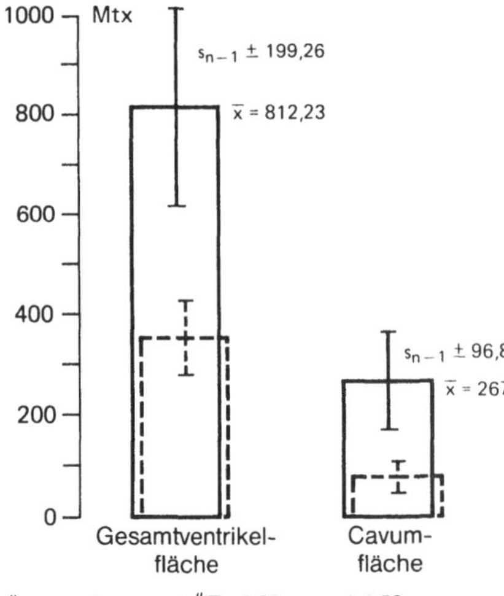


**Abb. 68.** Szintimetrische Bestimmung der präoperativen Ventrikelgrößen, des Ventrikelcavums und der sich daraus ergebenden „ventricle/cavity ratio". (*Gestrichelt* die Vergleichswerte aus einem Normalkollektiv)

**Tabelle 29.** Bestimmung der prozentualen Infarktfläche aus dem präoperativen RAO-Szintigramm

| Pat. Nr. | Ventrikelfläche LAO [Mtx] | Ventrikelfläche RAO [Mtx] | Defektgröße | |
|---|---|---|---|---|
| | | | [Mtx] | [%] |
| 1 | 812 | 758 | 167 | 22,03 |
| 2 | 782 | 762 | 145 | 19,02 |
| 3 | 956 | 965 | 270 | 27,97 |
| 4 | 1028 | 996 | 309 | 31,02 |
| 5 | 1120 | 1090 | 327 | 30,00 |
| 6 | 919 | 942 | 264 | 28,02 |
| 7 | 853 | 842 | 194 | 23,04 |
| 8 | 917 | 922 | 221 | 23,97 |
| 9 | 981 | 968 | 242 | 25,00 |
| 10 | 723 | 717 | 122 | 17,01 |
| 11 | 782 | 768 | 138 | 17,96 |
| 12 | 891 | 869 | 200 | 23,01 |
| 13 | 913 | 928 | 232 | 25,00 |
| 14 | 728 | 709 | 135 | 19,04 |
| 15 | 937 | 910 | 218 | 23,96 |
| 16 | 818 | 798 | 160 | 20,05 |
| 17 | 689 | 693 | 104 | 15,00 |
| 18 | 832 | 815 | 179 | 21,96 |
| 19 | 1012 | 998 | 279 | 27,96 |
| 20 | 914 | 922 | 240 | 26,03 |
| 21 | 691 | 685 | 130 | 18,97 |
| 22 | 768 | 755 | 128 | 16,95 |
| 23 | 916 | 924 | 249 | 26,95 |
| 24 | 676 | 654 | 98 | 14,98 |
| 25 | 826 | 810 | 178 | 21,97 |
| 26 | 936 | 922 | 239 | 25,92 |
| 27 | 634 | 630 | 158 | 25,08 |
| 28 | 714 | 705 | 106 | 15,03 |
| 29 | 556 | 560 | 168 | 30,00 |
| 30 | 1043 | 996 | 249 | 25,00 |

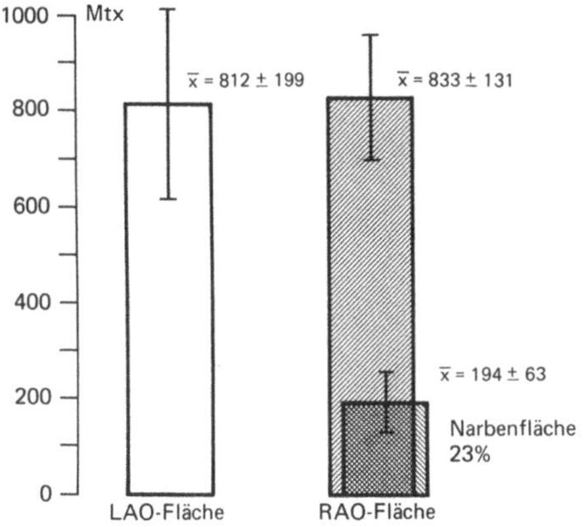


**Abb. 69.** Bestimmung der prozentualen Infarktfläche aus dem RAO-Szintigramm; im Vergleich die LAO-Ventrikelfläche

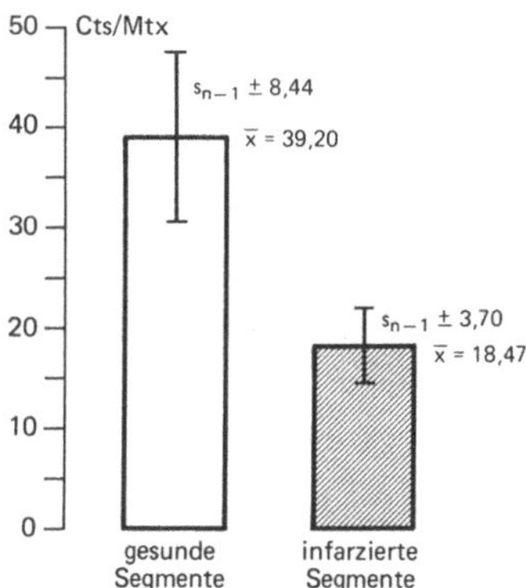


**Abb. 70.** Impulsanalyse aus Einzelsegmenten bei den 30 Patienten der Aneurysmagruppe

In der links-schrägen Projektion kam der linke Ventrikel mit durchschnittlich 812,23 ± 199,26 Matrixpunkten zur Darstellung, die Berechnung fiel in der RAO-Projektion mit 833,76 ± 131,29 Mtx fast flächengleich aus (Abb. 68). Durchschnittlich betrug die Infarktfläche (Defektgröße) 194,96 ± 63,57 Mtx, d.h. 22,93 ± 4,68% der gesamten Ventrikelfläche (Abb. 69), die Impulswerte in den infarzierten Arealen waren auf $\bar{x} = 18{,}47$ Impulse pro Matrixpunkt abgesunken (Abb. 70).

Wie aus Tabelle 27 hervorgeht, zeigten alle Patienten ein Narben-EKG. Bei 6 Patienten (20%) lag ein Vorderwandspitzeninfarkt vor, bei 7 Patienten (23,3%) ein Anterolateralinfarkt, bei 13 Patienten (43,3%) ein ausgedehnter Vorderwandinfarkt, bei 3 Patienten (10%) ein Anteroseptalinfarkt, bei einem Patienten (3,3%) ein reiner Posterolateralinfarkt und bei ebenfalls einem Patienten (3,3%) ein kombinierter Vorderwand- und Hinterwandinfarkt.

## 3.3 Intraoperative Befunde bei Aneurysmektomie

Zur postoperativen Bewertung der szintigraphisch reduzierten Ventrikelflächen war die Aufschlüsselung der intraoperativen Daten, insbesondere die Erfassung der Resektionsausdehnung (Tabelle 30) von großer Wichtigkeit.

**Tabelle 30.** Intraoperative Befunde der 30 Patienten aus der Aneurysmagruppe

| Pat. Nr. | Resektionsbereich | Resezierte Fläche [$cm^2$] | Randsaum | Zusätzliche Bypassinsertion |
|---|---|---|---|---|
| 1 | VW + Spitze | 7 × 3 = 21 | + | – |
| 2 | VW + Spitze | 3 × 3 = 9 | + | |
| 3 | VW + Spitze | 7 × 2 = 14 | + | – |
| 4 | Anlat | 6 × 4 = 24 | + | – |
| 5 | VW + Spitze | 5 × 4 = 20 | – | LAD |
| 6 | VW | 5 × 3 = 15 | + | LAD |
| 7 | Spitze | 5 × 4 = 20 | + | LAD |
| 8 | VW | 6 × 4 = 24 | + | – |
| 9 | VW + Spitze | 4 × 4 = 16 | + | LCX u. Marginalis dexter |
| 10 | VW | 4 × 4 = 16 | + | – |
| 11 | VW | 4 × 8 = 32 | + | LCX u. RCA |
| 12 | VW + Spitze | 4 × 8 = 32 | + | – |
| 13 | VW + Septum | 5 × 3 = 15 | – | – |
| 14 | VW + Spitze | 3 × 4 = 12 | – | RCX |
| 15 | VW | 4 × 6 = 24 | – | RCA u. Diagonalis |
| 16 | VW + Spitze | 8 × 4 = 32 | + | – |
| 17 | VW + Spitze | 6 × 6 = 36 | + | – |
| 18 | VW | 7 × 5 = 35 | – | – |
| 19 | Spitze | 3 × 3 = 9 | + | RCA |
| 20 | VW + Spitze | 3 × 5 = 15 | + | – |
| 21 | VW | 6 × 2 = 12 | – | Marginalis sinister |
| 22 | Spitze | 4 × 4 = 16 | – | – |
| 23 | VW | 7 × 5 = 35 | + | – |
| 24 | VW | 4 × 3 = 12 | – | RCA |
| 25 | VW + Spitze | 6 × 4 = 24 | – | – |
| 26 | VW + Spitze | 4 × 8 = 32 | – | – |
| 27 | VW + Spitze | 8 × 5 = 40 | + | RCA u. Marginalis sinister |
| 28 | VW + Spitze | 8 × 4 = 32 | + | – |
| 29 | VW | 7 × 5 = 35 | + | – |
| 30 | VW | 8 × 4 = 32 | + | – |

Bei 33,3% der Patienten (n = 10) wurde die Resektion des Narbengewebes bis zur Grenze des vital erscheinenden Gewebes durchgeführt, bei einer 66,6% der Patienten (n = 20) wurde ein 10 mm breiter fibrotischer Randsaum belassen, an dem das Auflösungsvermögen des Kamerasystems für kleine gesicherte Narbenfelder überprüft werden konnte.

Diese Daten mit der in einigen Fällen zusätzlich erfolgten Bypassversorgung sind in der Befundübersicht zusammengefaßt (Tabelle 30).

Das Durchschnittsalter der Patienten lag zum Zeitpunkt der Operation bei 51 Jahren ($s_{n-1} = \pm 7,56$ J; $s_n = 7,43$ J), der jüngste Patient war 35, der älteste 68 Jahre alt. Bei der Aneurysmektomie wurde narbig verändertes Gewebe mit einer durchschnittlichen Fläche von 22,2 $cm^2$, im Einzelfall von 9–40 $cm^2$ reseziert (Abb. 71); die Fläche stimmte oft mit der szintigraphisch bestimmten Narbenfläche überein (Abb. 72).

Die Aneurysmaresektion folgte dem Verlauf des Koronargefäßes und lag in
- 40% der Fälle an der Vorder- und Seitenwand,
- 47% der Fälle an der Vorderwand und Ventrikelspitze,

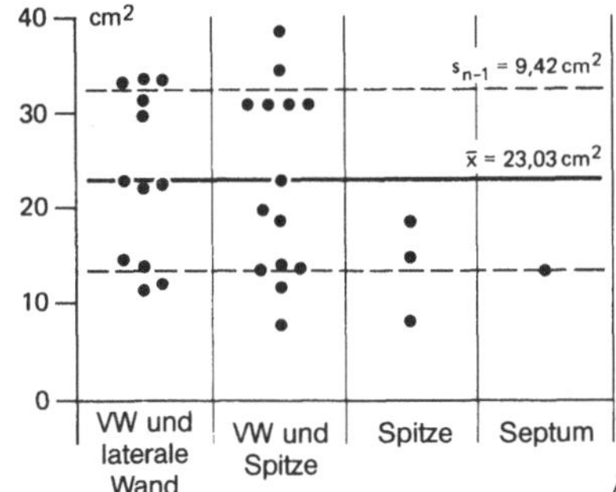


**Abb. 71.** Größe der operativ resezierten Aneurysmafläche

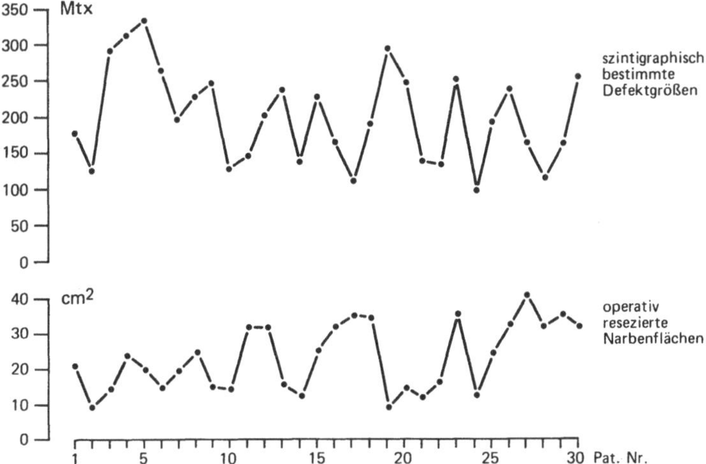


**Abb. 72.** In vielen Fällen geht die präoperativ bestimmte Narbengröße mit der Fläche des tatsächlich resezierten Narbenareals parallel

- 10% der Fälle nur an der Ventrikelspitze,
- 3% der Fälle an der Vorderwand und Septumanteilen.

Zusätzlich wurde bei 11 Patienten (36,7%) ein aortokoronarer Vena-saphena-Bypass angelegt, und zwar bei

- 3 Patienten auf den Ramus interventricularis,
- 3 Patienten auf die rechte Kranzarterie,
- 1 Patienten auf den Ramus marginalis sinister,
- 1 Patienten auf den Ramus circumflexus sinister und den Ramus marginalis dexter,
- 1 Patienten auf den Ramus circumflexus sinister und die rechte Kranzarterie,
- 1 Patienten auf den ersten Ramus diagonalis sinister und die rechte Kranzarterie,
- 1 Patienten auf den Ramus marginalis sinister und auf die rechte Kranzarterie.

*n = 11*

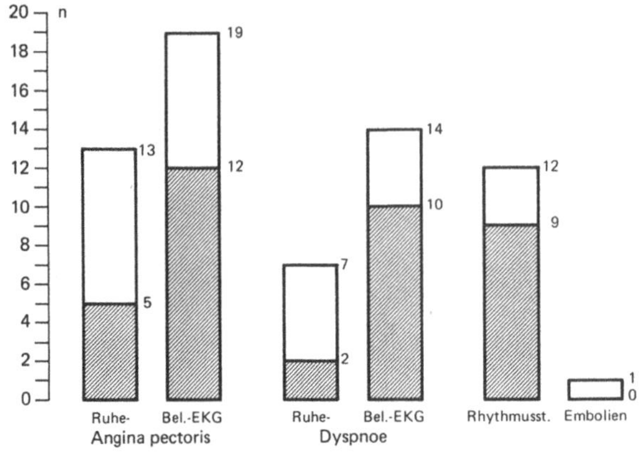


**Abb. 73.** Prä- und postoperative *(schraffiert)* Symptomatik bei Aneurysmapatienten

## 3.4 Postoperative Befunderhebung in der Aneurysmagruppe Klinik, EKG und Angiographie

Die Patienten wurden bei der Nachuntersuchung zur eigenen Einschätzung ihres postoperativen Status befragt. Danach erfolgte eine Klassifizierung der Beschwerden entsprechend der New York Heart Association (NYHA).

Die Ruhe-EKG-Veränderungen wurden mit den präoperativen Befunden verglichen. Die typische Konstellation des Narben-EKGs mit persistierenden ST-Elevationen fand sich praktisch ausnahmslos auch postoperativ. 5 Patienten wiesen auch postoperativ bereits unter Ruhebedingungen Angina-pectoris-Symptome auf, bei 12 weiteren Patienten traten pektanginöse Beschwerden bereits unter gering- bis mittelgradiger Ergometerbelastung auf. Zeichen einer Ruheherzinsuffizienz fanden sich auch postoperativ bei 2 Patienten, 10 Patienten konnten bei erheblicher Dyspnoe nur eine inadäquate Ergometerbelastung tolerieren.

Eine klinische Verbesserung mit einer Steigerung der Belastbarkeit nach der Operation um ca. 100% konnte jedoch bei den restlichen 11 Patienten nachgewiesen werden, die gleichzeitig eine aortokoronare Bypassversorgung erhielten.

Eine Gegenüberstellung der prä- und postoperativen Symptomatik zeigt Abb. 73. Tabelle 31 faßt das postoperative Beschwerdebild der Aneurysmapatienten zusammen.

## 3.5 Postoperative Myokardszintigraphie

### 3.5.1 Prä- und postoperative szintimetrische Differenzen

Tabelle 32 enthält vergleichend die Daten der prä- und postoperativen szintigraphischen Bestimmung der Ventrikelgrößen, die unter Markierung irregulärer Regionen gewonnen wurden.

Da prä- und postoperativ die gleichen Aufnahmebedingungen vorlagen, haben wir auf eine zusätzliche EKG-Triggerung verzichtet. So entsprach sowohl die präoperative als auch die postoperative Matrixfläche den jeweiligen gemittelten diastolischen Ventrikelausdehnungen.

Eine postoperative Ventrikelverkleinerung ließ sich mit unserer Flächenbestimmung gut nachweisen (Abb. 74): Während die präoperative Gesamtventrikelgröße

**Tabelle 31.** Postoperative Einordnung des Beschwerdebildes und der kardiologischen Parameter (*VWsp* Vorderwandspitzeninfarkt)

| Pat. Nr. | persist. Ruhe-EKG ST-Elevationen | Symptomatik in Ruhe | | Belastungs-EKG | | | Subjektiv verbessert | NYHA-Klassi-fikation | Bypass-angiographie |
|---|---|---|---|---|---|---|---|---|---|
| | | Angina pectoris | Dyspnoe | Watt | Angina pectoris | Dyspnoe | | | |
| 1 | VWsp | – | Gering | 75 | – | + | + | II | – |
| 2 | VWsp | – | – | 50 | + | – | – | III | – |
| 3 | VWsp | – | – | 50 | – | + | + | III | – |
| 4 | Anterolateral | – | – | 75 | – | + | + | II | – |
| 5 | VW | – | – | 50 | – | – | + | II | Offen |
| 6 | VW | – | – | 50 | – | + | + | II | Offen |
| 7 | VWsp | – | – | 100 | – | – | + | II | Offen |
| 8 | Anterolateral | Gelegentlich | – | 75 | + | – | – | III | – |
| 9 | VW + HW | + | – | 50 | + | – | – | III | Offen |
| 10 | Anteroseptal | – | – | 75 | + | – | + | III | – |
| 11 | VWsp | – | – | 75 | – | – | + | III | Offen |
| 12 | VW | – | – | 50 | + | – | + | III | – |
| 13 | Anterolateral | Gelegentlich | – | 50 | + | – | – | III | – |
| 14 | VW | – | – | 100 | – | – | + | II | Offen |
| 15 | VW | – | – | 75 | – | + | + | III | Offen |
| 16 | Anterolateral | – | Dyspnoe | 50 | – | + | – | III | – |
| 17 | VW | – | – | 75 | – | + | + | III | – |
| 18 | VW | – | – | 50 | – | + | + | III | – |
| 19 | Anteroseptal | – | – | 50 | + | – | – | III | Offen |
| 20 | VW | – | – | 75 | – | – | + | II | – |
| 21 | VW | – | – | 125 | – | – | + | II | Offen |
| 22 | Posterolateral | + | – | 50 | + | – | – | III | – |
| 23 | Anteroseptal | – | – | 75 | – | + | + | III | – |
| 24 | VW | – | – | 100 | – | – | + | II | Offen |
| 25 | VW | + | – | 50 | + | – | + | III | – |
| 26 | Anterolateral | – | – | 50 | + | – | – | III | – |
| 27 | VWsp | – | – | 75 | – | – | + | II | Offen |
| 28 | VW | – | – | 50 | + | – | – | III | – |
| 29 | Anterolateral | – | – | 75 | + | – | – | III | – |
| 30 | Anterolateral | – | – | 50 | – | + | – | III | – |

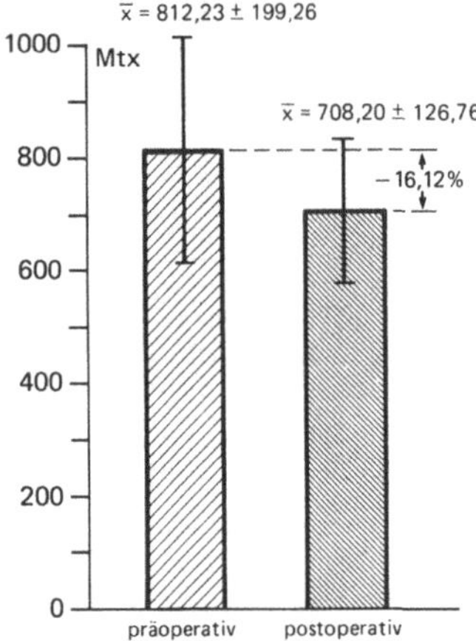


**Abb. 74.** Prä- und postoperative Gesamtventrikelfläche, errechnet mittels szintimetrischer „Planimetrie"

**Tabelle 32.** Prä- und postoperative myokardszintigraphische Ventrikelparameter

| Pat. Nr. | Präop. Ventrikelgröße [Mtx] | „ventricle/ cavity ratio" | Resektionsfläche [cm²] | Postop. Ventrikelgröße [Mtx] | „ventricle/ cavity ratio" | Flächenreduktion [%] |
|---|---|---|---|---|---|---|
| 1 | 812 | 2,86 | 21 | 707 | 2,92 | 13 |
| 2 | 782 | 3,12 | 9 | 703 | 2,90 | 10,11 |
| 3 | 956 | 2,62 | 14 | 841 | 2,72 | 12,03 |
| 4 | 1028 | 2,89 | 24 | 873 | 2,85 | 15,08 |
| 5 | 1120 | 3,25 | 20 | 963 | 3,04 | 14,02 |
| 6 | 919 | 3,41 | 15 | 818 | 3,27 | 10,99 |
| 7 | 853 | 3,21 | 20 | 733 | 3,15 | 14,06 |
| 8 | 917 | 3,10 | 24 | 779 | 3,32 | 15,04 |
| 9 | 981 | 2,92 | 16 | 883 | 2,95 | 9,99 |
| 10 | 723 | 3,01 | 16 | 643 | 2,98 | 11,06 |
| 11 | 782 | 3,08 | 32 | 586 | 3,75 | 25,00 |
| 12 | 891 | 2,35 | 32 | 650 | 3,05 | 27,04 |
| 13 | 913 | 2,11 | 15 | 776 | 2,05 | 15,00 |
| 14 | 728 | 2,81 | 12 | 662 | 2,92 | 9,00 |
| 15 | 937 | 2,34 | 24 | 796 | 3,25 | 15,00 |
| 16 | 818 | 3,52 | 32 | 613 | 3,90 | 25,06 |
| 17 | 689 | 8,70 | 36 | 668 | 5,60 | 3,04 |
| 18 | 832 | 2,31 | 35 | 582 | 4,24 | 30,05 |
| 19 | 1012 | 3,71 | 9 | 905 | 3,65 | 10,57 |
| 20 | 914 | 2,48 | 15 | 910 | 2,56 | 0,44 |
| 21 | 691 | 2,92 | 12 | 625 | 3,15 | 9,55 |
| 22 | 768 | 2,65 | 16 | 676 | 2,92 | 11,97 |
| 23 | 916 | 3,15 | 35 | 632 | 4,43 | 31,00 |
| 24 | 676 | 2,35 | 12 | 594 | 2,55 | 12,13 |
| 24 | 676 | 2,35 | 12 | 594 | 2,55 | 12,13 |
| 25 | 826 | 3,42 | 24 | 619 | 3,64 | 25,06 |
| 26 | 936 | 3,19 | 32 | 739 | 3,23 | 21,04 |
| 27 | 634 | 2,80 | 40 | 583 | 4,50 | 8,04 |
| 28 | 714 | 4,01 | 32 | 540 | 5,90 | 24,37 |
| 29 | 556 | 9,20 | 35 | 417 | 514 | 25,00 |
| 30 | 1043 | 3,90 | 32 | 730 | 4,18 | 30,01 |

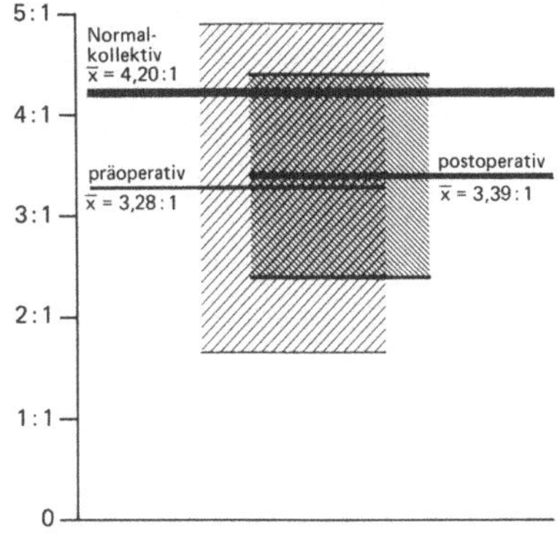


**Abb. 75.** Prä- und postoperative „ventricle/cavity ratio"; die *dicke Linie* markiert den Quotienten zwischen Gesamtventrikelfläche und Cavumfläche bei Normalpersonen

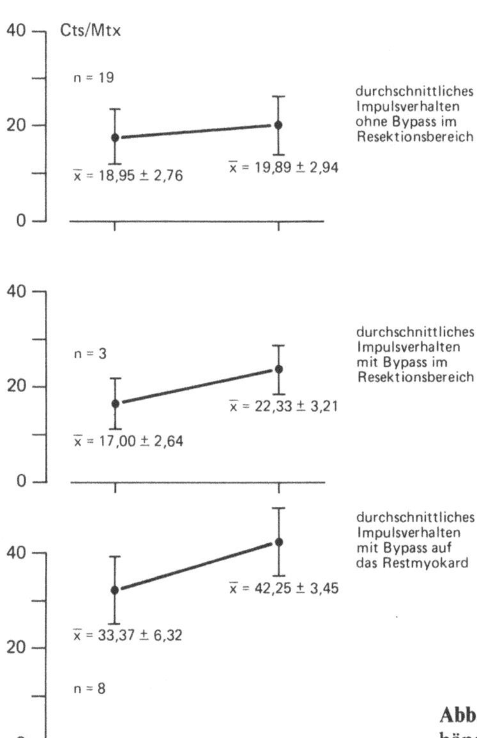


**Abb. 76.** Regionales Impulsverhalten in Abhängigkeit von der Lokalisation einer zusätzlichen Bypassimplantation bei Aneurysmektomie

$\bar{x} = 812{,}23 \pm 199{,}26$ Matrixpunkte betrug, lag die postoperative Ausdehnung bei $708{,}20 \pm 126{,}76$ Matrixpunkten ($= -16{,}12 \pm 8{,}18\%$). Die „ventricle/cavity ratio" war präoperativ mit $\bar{x} = 3{,}28 \pm 1{,}69$ gegenüber dem Normwert von 4,2 deutlich erniedrigt, d.h. es fanden sich überwiegend große Ventrikel mit großem Cavum und geringen Wandstärken. Postoperativ lag die „ventricle/cavity ratio" mit $\bar{x} = 3{,}39 \pm 1{,}09$ in einem ähnlichen Bereich wie präoperativ, d.h. die Ventrikel waren zwar verkleinert, das Cavum war jedoch weiterhin bei geringen Windstärken erheblich dilatiert (Abb. 75). Die durchschnittliche postoperative Verkleinerung des Gesamtventrikels betrug 16%.

**Tabelle 33.** Prä- und postoperative Impulswerte aus den linksventrikulären Regionen der Aneurysmagruppe

| Pat. Nr. | Resektions-bereich | Bypass | Rand-saum | Anterior | | Inferior | | Septal | | Posterolateral | |
|---|---|---|---|---|---|---|---|---|---|---|---|
| | | | | präop. | postop. | präop. | postop. | präop. | postop. | präop. | postop. |
| 1 | VW + Spitze | – | + | 15 | 17 | 36 | 35 | 15 | 13 | 42 | 41 |
| 2 | VW + Spitze | – | + | 16 | 19 | 43 | 40 | 16 | 15 | 47 | 45 |
| 3 | VW + Spitze | – | + | 18 | 18 | 35 | 37 | 14 | 16 | 39 | 41 |
| 4 | Anterolateral | – | + | 20 | 19 | 41 | 43 | 19 | 21 | 44 | 45 |
| 5 | VW + Spitze | LAD | – | 14 | 26 | 36 | 38 | 15 | 25 | 39 | 40 |
| 6 | VW | LAD | + | 19 | 21 | 44 | 43 | 19 | 20 | 46 | 45 |
| 7 | Spitze | LAD | + | 18 | 20 | 39 | 40 | 17 | 22 | 40 | 42 |
| 8 | VW | – | + | 20 | 21 | 38 | 41 | 20 | 19 | 39 | 42 |
| 9 | VW + Spitze | LCX u. Marginalis dexter | + | 21 | 23 | 42 | 42 | 21 | 25 | 44 | 47 |
| 10 | VW | – | + | 22 | 23 | 40 | 39 | 22 | 24 | 41 | 42 |
| 11 | VW | LCX u. RCA | + | 15 | 17 | 41 | 39 | 14 | 15 | 38 | 40 |
| 12 | VW + Spitze | – | + | 13 | 14 | 40 | 42 | 13 | 16 | 41 | 42 |
| 13 | VW + Septum | – | – | 21 | 22 | 35 | 37 | 21 | 23 | 36 | 38 |
| 14 | VW + Spitze | RCA | – | 23 | 22 | 29 | 39 | 23 | 24 | 34 | 39 |
| 15 | VW | RCA u. Diag. | – | 22 | 35 | 27 | 39 | 23 | 25 | 48 | 47 |
| 16 | VW + Spitze | – | + | 20 | 21 | 40 | 38 | 19 | 20 | 41 | 44 |
| 17 | VW + Spitze | – | + | 21 | 22 | 38 | 39 | 22 | 23 | 39 | 42 |
| 18 | VW | – | – | 23 | 27 | 34 | 36 | 23 | 26 | 35 | 35 |
| 19 | Spitze | RCA | + | 17 | 19 | 29 | 41 | 19 | 22 | 34 | 36 |
| 20 | VW + Spitze | – | + | 22 | 20 | 44 | 45 | 22 | 21 | 49 | 47 |
| 21 | VW | Marginalis sinister | – | 15 | 16 | 38 | 42 | 14 | 17 | 40 | 48 |
| 22 | Spitze | – | – | 18 | 19 | 35 | 37 | 19 | 21 | 39 | 40 |
| 23 | VW | – | + | 20 | 21 | 39 | 40 | 22 | 20 | 42 | 44 |
| 24 | VW | RCA | – | 23 | 22 | 30 | 42 | 23 | 23 | 34 | 36 |
| 25 | VW + Spitze | – | – | 20 | 21 | 34 | 36 | 21 | 23 | 37 | 39 |
| 26 | VW + Spitze | – | – | 20 | 18 | 37 | 38 | 19 | 22 | 39 | 40 |
| 27 | VW + Spitze | RCA u. Marginalis sinister | + | 15 | 14 | 30 | 42 | 14 | 16 | 38 | 47 |
| 28 | VW + Spitze | – | + | 16 | 19 | 42 | 44 | 17 | 18 | 46 | 45 |
| 29 | VW | – | + | 20 | 22 | 42 | 41 | 21 | 23 | 44 | 47 |
| 30 | VW | – | + | 15 | 15 | 39 | 37 | 14 | 17 | 35 | 39 |

**Tabelle 34.** Unterschiede in den prä- und postoperativen Defektgrößen

| Pat. Nr. | Ventrikelgröße [Mtx] | | Flächen-reduktion [%] | Resek-tions-fläche [$cm^2$] | Defektgröße | | | |
|---|---|---|---|---|---|---|---|---|
| | präoperativ | postoperativ | | | präoperativ | | postoperativ | |
| | | | | | [Mtx] | [%] | [Mtx] | [%] |
| 1 | 812 | 707 | 13 | 21 | 167 | 22,03 | 190 | 26,87 |
| 2 | 782 | 703 | 10,11 | 9 | 145 | 19,02 | 161 | 22,90 |
| 3 | 956 | 841 | 12,03 | 14 | 270 | 27,97 | 252 | 29,96 |
| 4 | 1028 | 873 | 15,08 | 24 | 309 | 31,02 | 288 | 32,99 |
| 5 | 1120 | 963 | 14,02 | 20 | 327 | 30,00 | 279 | 28,97 |
| 6 | 919 | 818 | 10,99 | 15 | 264 | 28,02 | 261 | 31,91 |
| 7 | 853 | 733 | 14,06 | 20 | 194 | 23,04 | 197 | 26,88 |
| 8 | 917 | 779 | 15,04 | 24 | 221 | 23,97 | 210 | 26,96 |
| 9 | 981 | 883 | 9,99 | 16 | 242 | 25,00 | 264 | 29,90 |
| 10 | 723 | 643 | 11,06 | 16 | 122 | 17,01 | 154 | 23,95 |
| 11 | 782 | 586 | 25,00 | 32 | 138 | 17,96 | 123 | 20,99 |
| 12 | 891 | 650 | 27,04 | 32 | 200 | 23,01 | 162 | 24,92 |
| 13 | 913 | 776 | 15,00 | 15 | 232 | 25,00 | 192 | 24,74 |
| 14 | 728 | 662 | 9,00 | 12 | 135 | 19,04 | 158 | 23,87 |
| 15 | 937 | 796 | 15,00 | 24 | 218 | 23,96 | 199 | 25,00 |
| 16 | 818 | 613 | 25,06 | 32 | 160 | 20,05 | 153 | 24,96 |
| 17 | 689 | 668 | 3,04 | 36 | 104 | 15,00 | 146 | 21,86 |
| 18 | 832 | 582 | 30,05 | 35 | 179 | 21,96 | 145 | 24,91 |
| 19 | 1012 | 905 | 10,57 | 9 | 279 | 27,96 | 226 | 24,97 |
| 20 | 914 | 910 | 0,44 | 15 | 240 | 26,03 | 245 | 26,92 |
| 21 | 691 | 625 | 9,55 | 12 | 130 | 18,97 | 137 | 21,92 |
| 22 | 768 | 676 | 11,97 | 16 | 128 | 16,95 | 135 | 19,97 |
| 23 | 916 | 632 | 31,00 | 35 | 249 | 26,95 | 139 | 21,99 |
| 24 | 676 | 594 | 12,13 | 12 | 98 | 14,98 | 95 | 15,99 |
| 25 | 826 | 619 | 25,06 | 24 | 178 | 21,97 | 148 | 23,91 |
| 26 | 936 | 739 | 21,04 | 32 | 239 | 25,92 | 162 | 21,92 |
| 27 | 634 | 583 | 8,04 | 40 | 158 | 25,08 | 139 | 23,84 |
| 28 | 714 | 540 | 24,37 | 32 | 106 | 15,03 | 108 | 20,00 |
| 29 | 556 | 417 | 25,00 | 35 | 168 | 30,00 | 112 | 26,86 |
| 30 | 1043 | 730 | 30,01 | 32 | 249 | 25,00 | 175 | 23,97 |

### 3.5.2 Postoperative Impulsraten beim zirkumferenziellen Mapping

Neben der szintigraphischen Bestimmung der Ventrikelgröße und der operationsbedingten Flächenreduktion war die Bestimmung der Impulsraten in einzelnen Segmenten der Zirkumferenz prä- und postoperativ von Bedeutung.

Zwar konnte grundsätzlich von einer alleinigen Aneurysmektomie keine wesentliche Verschiebung der Impulsraten erwartet werden, jedoch ließ sich theoretisch eine Verlagerung der Durchblutungsinhomogenitäten annehmen, zumal bei einer Subgruppe von 11 Patienten aus diesem Kollektiv ja zusätzliche Bypassinsertionen erfolgten. Tabelle 33 zeigt eine Gegenüberstellung der prä- und postoperativen Impulswerte in den einzelnen ausgemessenen linksventrikulären Segmenten.

Während sich zwischen den prä- und postoperativen Aufnahmen im Resektionsbereich bei Belassung eines Randsaumes keine Unterschiede der Impulsraten zeigten, ließ sich ohne Vorhandensein eines Randsaumes, insbesondere bei zusätzlicher Bypassinsertion im Aneurysmagebiet ein Impulsratenanstieg nachweisen (Abb. 76). Auffällig war

**Tabelle 35.** Maximal- und Minimalwerte sowie relativer Maximalabfall in den Projektionen a.-p. und RAO 30°. *MP* Matrixpunkt, *Lok.* Lokalisation, *Max.C.* Maximalcountrate, *Min. C.* Minimalcountrate, *a* anteriores Segment, *ap* apikales Segment, *i* inferiores Segment

| Pat. Nr. | a.-p. | | | RAO 30° | | |
|---|---|---|---|---|---|---|
| | MP mit Max.C./ Lok. | Mp mit Min.C./ Lok. | Relativer Maximal-abfall auf [%] | MP mit Max.C./ Lok. | MP mit Min.C./ Lok. | Relativer Maximal-abfall [%] |
| 1 | 61/a | 19/a | 31,25 | 73/a | 14/ap | 18,75 |
| 2 | 69/a | 17/ap | 25,00 | 75/a | 9/ap | 12,50 |
| 3 | 43/a | 11/a | 25,00 | 63/a | 12/ap | 18,75 |
| 4 | 34/a | 6/ap | 18,75 | 61/a | 11/ap | 18,75 |
| 5 | 45/a | 23/ap | 50,00 | 55/a | 14/ap | 25,00 |
| 6 | 59/i | 11/a | 18,75 | 54/i | 14/ap | 25,00 |
| 7 | 80/a | 20/ap | 25,00 | 70/a | 5/ap | 6,25 |
| 8 | 55/a | 17/ap | 31,25 | 68/a | 11/ap | 18,75 |
| 9 | 88/a | 22/i | 25,00 | 104/a | 20/i | 18,75 |
| 10 | 89/a | 27/ap | 31,25 | 111/a | 7/i | 6,25 |
| 11 | 61/a | 15/ap | 25,00 | 54/a | 14/ap | 25,00 |
| 12 | 64/i | 8/ap | 12,50 | 58/i | 11/ap | 18,75 |
| 13 | 56/a | 10/ap | 18,75 | 64/a | 4/ap | 6,25 |
| 14 | 98/a | 42/ap | 43,75 | 92/a | 17/ap | 18,75 |
| 15 | 67/a | 29/ap | 43,75 | 78/a | 15/ap | 18,75 |
| 16 | 71/i | 22/ap | 31,25 | 87/a | 16/ap | 18,75 |
| 17 | 56/a | 14/a | 25,00 | 63/a | 12/ap | 18,75 |
| 18 | 44/a | 22/ap | 50,00 | 50/i | 9/ap | 18,75 |
| 19 | 67/a | 25/ap | 37,50 | 72/a | 9/ap | 12,50 |
| 20 | 41/a | 5/ap | 12,50 | 41/i | 5/ap | 12,50 |
| 21 | 66/a | 20/a | 31,25 | 67/a | 4/ap | 6,25 |
| 22 | 54/a | 17/ap | 31,25 | 69/a | 4/i | 6,25 |
| 23 | 56/a | 14/a | 25,00 | 71/a | 18/ap | 25,00 |
| 24 | 62/i | 16/a | 25,00 | 60/i | 15/a | 25,00 |
| 25 | 61/a | 19/ap | 31,25 | 51/a | 3/ap | 6,25 |
| 26 | 70/ap | 17/a | 25,00 | 75/i | 14/a | 18,75 |
| 27 | 53/a | 14/ap | 25,00 | 56/a | 4/ap | 6,25 |
| 28 | 61/a | 27/ap | 43,75 | 46/a | 3/ap | 6,25 |
| 29 | 60/i | 20/a | 33,30 | 56/i | 14/a | 25,00 |
| 30 | 68/i | 17/a | 25,00 | 64/i | 16/a | 25,00 |

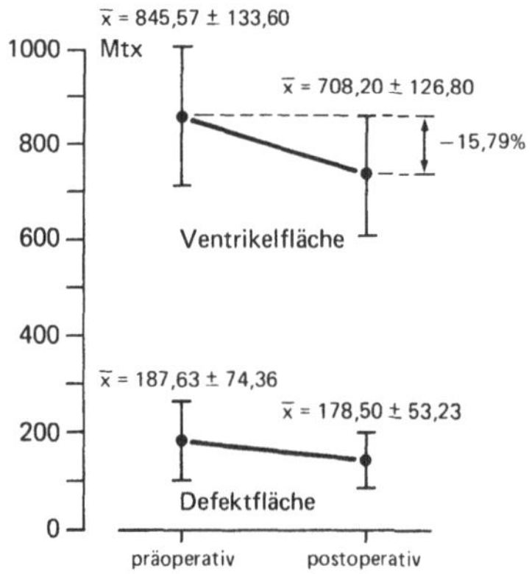


**Abb. 77.** Deutliche postoperative Reduktion der Ventrikelfläche und nur unwesentliche Abnahme der Defektgröße bei durchschnittlicher Resektion von 19,46 $cm^2$

auch der Impulsratenanstieg in zusätzlich Bypass-versorgten Segmenten, die nicht dem Resektionsbereich des Aneurysmas angehörten (s. statistischer Anhang).

### 3.5.3 Vergleichende Gegenüberstellung der szintimetrisch ermittelten prä- und postoperativen Defektgrößen

Aus der Projektion RAO 30° wurde auch postoperativ wiederum die noch vorhandene Defektgröße unter Bildung irregulärer Regionen bestimmt und der präoperativen Defektgröße gegenübergestellt (Abb. 77). Zum Vergleich wird in Tabelle 34 auch die operative Resektionsfläche und die prozentuale Reduktion der Gesamtventrikelgröße angegeben.

### 3.5.4 Postoperative Speichermaxima

Zur Überprüfung des grundsätzlichen postoperativen Speicherverhaltens wurde der Punkt der maximalen Speicherung in den einzelnen Scans aufgesucht und dem Punkt der jeweils minimalen Speicherung gegenüber gestellt. Der Minimalwert wurde zudem in % der Maximalwertaktivität angegeben (Tabelle 35).

Diese Befunde zeigen, daß sich auch die Ventrikel der Aneurysmagruppe mit Ausnahme der Ventrikel-Cavum-Relationen und der Defektflächen in ihrem übrigen Speicherverhalten wie Normalventrikel darstellen.

Kapitel 5

# Vergleichsgruppe zur statistischen Sicherung der Impulswerte für Ischämien, Narben und Normoperfusion

Sowohl im Rahmen unserer klinisch-szintigraphischen Myokarddiagnostik als auch an Phantomuntersuchungen im 2-Beutel-Versuch waren empirisch Impulswerte gewonnen worden, die später als Ausgangswerte für die Beurteilung des Impulsniveaus in den hier vorgelegten Studien herangezogen wurden.

Zusätzlich wurde eine Gruppe aus 45 Patienten gebildet, die wegen des möglichen Vorliegens einer koronaren Herzerkrankung angiographiert und auch szintigraphiert wurden. Hierbei wurde das Impulsverhalten in einer für vergleichende Betrachtungen notwendigen mathematisch-statistischen Komparabilität dargestellt. In dieser Gruppe fanden sich sowohl ischämische Koronarsegmente als auch Narben und normoperfundierte Areale. Die Impulswerte wurden auf einer 32 x 32-Bildpunktematrix erstellt und entsprechend der im methodischen Teil dargestellten Funktion mit dem Faktor 1:16 auf die Werte der 128 x 128-Bildpunktematrix umgerechnet, die bei der Bypass- und Aneurysmagruppe zugrunde lag.

In Tabelle 36 sind die erhaltenen Werte für die einzelnen Perfusionsqualitäten niedergelegt, ebenso wurden die Ventrikel- und Cavumflächen errechnet.

Ein anschließender statistischer Gruppenvergleich macht die Validität der Werte deutlich.

## 1 Impulshöhen in gesundem Myokard, in Ischämiebezirken und in Narbensegmenten

In gesunden Herzen fanden sich durchschnittlich 38,245 Impulse verteilt auf jeden Matrixpunkt der Ventrikelzirkumferenz (Abb. 78). Auch gesunde Myokardsegmente bei Patienten, die in differenten Arealen eine provozierbare Minderanreicherung aufweisen ($\bar{x}=37{,}43$ Impulse) und gesunde Segmente bei Patienten mit umschriebenen Infarkten ($\bar{x}=36{,}63$ Impulse) zeigten keine verwertbaren Abweichungen von dem oben genannten Durchschnittswert bei Koronargesunden. Ein Wert von $\bar{x}=37{,}435$ Impulsen pro Matrixpunkt (Mittel aus gesunden und nichtbetroffenen Segmenten) kann insgesamt als Standard angesetzt werden.

Demgegenüber wichen die Impulsraten in infarzierten Segmenten erheblich von diesem Referenzwert ab. So ließ sich bei Hinterwandinfarkten mit $\bar{x}=19{,}08$ Impulsen pro Matrixpunkt und bei Vorderwandinfarkten mit $\bar{x}=16{,}82$ eine wesentliche Erniedrigung der Impulsaufnahme (im Durchschnitt 17,95 Cts/Mtx) aufzeigen, was mit den vorgenannten Bestimmungen in der Bypass- und Aneurysmagruppe völlig übereinstimmt. Es fand sich in narbigen Arealen also eine Uptakeerniedrigung um $\bar{x}=52{,}05\%$ gegenüber dem gesunden Standardwert.

**Tabelle 36.** Werte der szintigraphierten Vergleichsgruppe: Impulshöhen in gesundem Myokard, in Ischämiebezirken und in Narbensegmenten, räumliche Zuordnung einzelner Koronarbezirke zu szintigraphischen Myokardsegmenten, Flächenbestimmung von Gesamtventrikel und Ventrikelcavum sowie Berechnung des daraus resultierenden Quotienten bei Gesunden und bei Koronarkranken

| Pat. Nr. | Alter | Infarkt-lokalisation anamnestisch | Belastungs-EKG Watt | ST-Senkung [mV] | Angiographie (Stenosierung in %) | | | Szintigraphie (bei Infarkt Ruhewerte) | | | |
|---|---|---|---|---|---|---|---|---|---|---|---|
| | | | | | LAD | LCX | RCA | anterior | inferior | septal | postero lateral |
| 1 | 53 | HW | 75 | – | – | – | 50 | 28 | 32 | 28 | 35 |
| 2 | 53 | HW | 100 | – | – | – | 75 | 25 | 36 | 32 | 31 |
| 3 | 52 | HW | 150 | 0,2 | 99 | – | 100 | 25 | 20 | 23 | 34 |
| 4 | 52 | – | 150 | 0,1 | – | – | 99 | 32 | 18 | 26 | 32 |
| 5 | 62 | HW | 100 | 0,2 | 90 | – | 100 | 28 | 21 | 23 | 33 |
| 6 | 50 | – | 50 | – | – | – | – | 42 | 35 | 38 | 44 |
| 7 | 52 | – | 100 | 0,2 | 75 | 99 | 99 | 37 | 23 | 28 | 27 |
| 8 | 57 | – | 75 | 0,2 | 75 | – | 90 | 32 | 25 | 26 | 38 |
| 9 | 52 | VW | 125 | – | 99 | – | – | 36 | 34 | 25 | 44 |
| 10 | 52 | – | 125 | 0,3 | – | – | – | 33 | 35 | 32 | 43 |
| 11 | 55 | – | 150 | – | – | – | 50 | 31 | 32 | 28 | 36 |
| 12 | 43 | VW | 90 | – | 90 | – | – | 14 | 28 | 18 | 29 |
| 13 | 56 | VW | 75 | – | 100 | – | – | 18 | 38 | 20 | 36 |
| 14 | 64 | VW | 75 | – | 55 | – | – | 13 | 25 | 17 | 34 |
| 15 | 55 | VW | 150 | 0,2 | 99 | – | 90 | 26 | 20 | 17 | 34 |
| 16 | 53 | VW | 50 | – | 100 | – | – | 14 | 28 | 17 | 34 |
| 17 | 56 | VW | 50 | – | 90 | – | – | 14 | 27 | 22 | 35 |
| 18 | 42 | HW | 100 | – | – | – | 90 | 27 | 23 | 30 | 28 |
| 19 | 37 | HW | 125 | – | 90 | 100 | 75 | 24 | 26 | 27 | 15 |
| 20 | 49 | – | 75 | 0,1 | 75 | – | – | 19 | 40 | 28 | 38 |
| 21 | 57 | – | 125 | – | – | – | – | 40 | 39 | 42 | 41 |
| 22 | 51 | VW | 75 | – | 100 | – | – | 11 | 38 | 16 | 40 |
| 23 | 44 | VW | 75 | – | 100 | – | – | 15 | 34 | 18 | 36 |
| 24 | 61 | VW | 75 | – | 99 | – | – | 16 | 37 | 18 | 39 |
| 25 | 53 | HW | 125 | – | 50 | – | 90 | 40 | 14 | 38 | 25 |
| 26 | 53 | – | 100 | – | – | – | – | 34 | 36 | 35 | 40 |
| 27 | 38 | VW | 100 | – | 100 | – | – | 17 | 40 | 13 | 39 |

| | | | | | | | | | | | |
|---|---|---|---|---|---|---|---|---|---|---|---|
| 28 | 57 | VW | 175 | – | 100 | – | – | 15 | 39 | 14 | 42 |
| 29 | 60 | HW | 100 | – | – | – | 90 | 38 | 16 | 34 | 27 |
| 30 | 49 | – | 100 | – | – | – | – | 38 | 40 | 39 | 42 |
| 31 | 69 | HW | 100 | 0,4 | 50 | 70 | 100 | 36 | 13 | 34 | 32 |
| 32 | 47 | HW | 75 | – | 75 | 100 | 100 | 34 | 14 | 30 | 19 |
| 33 | 58 | HW | 75 | 0,4 | – | 99 | 90 | 32 | 21 | 30 | 15 |
| 34 | 39 | HW | 120 | – | – | 90 | – | 36 | 29 | 34 | 18 |
| 35 | 50 | VW | 120 | 0,2 | 90 | – | – | 28 | 34 | 24 | 38 |
| 36 | 57 | – | 150 | – | – | – | – | 38 | 40 | 39 | 42 |
| 37 | 56 | – | 75 | 0,2 | 50 | 70 | 70 | 36 | 26 | 35 | 24 |
| 38 | 51 | VW | 100 | – | 90 | – | – | 14 | 38 | 15 | 40 |
| 39 | 54 | – | 100 | – | – | – | – | 40 | 36 | 37 | 39 |
| 40 | 59 | VW | 100 | 0,2 | 90 | – | – | 3- | 39 | 26 | 42 |
| 41 | 51 | VW | 100 | – | 90 | – | 70 | 22 | 28 | 24 | 40 |
| 42 | 62 | VW | 75 | – | 100 | – | – | 20 | 41 | 16 | 42 |
| 43 | 56 | – | 100 | – | 70 | – | – | 30 | 39 | 29 | 38 |
| 44 | 74 | – | 120 | – | 90 | – | 90 | 20 | 21 | 22 | 40 |
| 45 | 55 | HW | 75 | – | 90 | – | 99 | 29 | 16 | 30 | 41 |

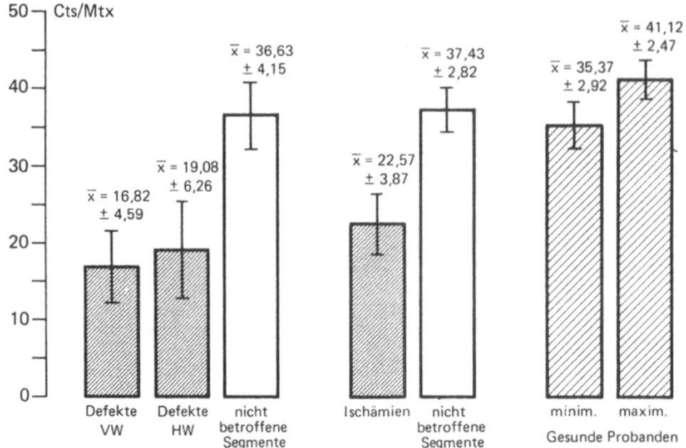


**Abb. 78.** Impulsverhalten in der gemischten Vergleichsgruppe bei Infarktherzen in betroffenen und nichtbetroffenen Segmenten, bei Ischämien in betroffenen und nichtbetroffenen Segmenten und bei gesunden Untersuchten als Minimal- u. Maximalwerte der zirkumferenziellen Segmentanalyse

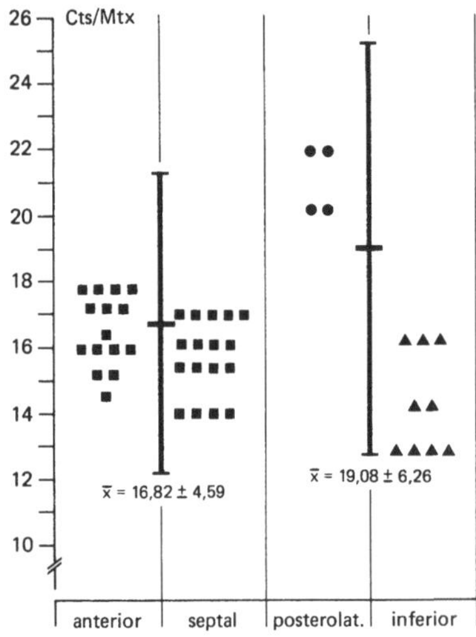


**Abb. 79.** Räumliche Zuordnung der einzelnen Infarktgefäße zu den in unserer Untersuchung verwendeten Ventrikelregionen. Es wurden diejenigen Patienten berücksichtigt, deren Impulsraten im Bereich der ermittelten Durchschnittswerte mit einfacher Standardabweichung lagen. Koronargefäße: ■ LAD, ● LCX, ▲ RCA

Auch ischämische Areale ließen eine wesentliche Erniedrigung der Tracerspeicherung erkennen. So fand sich ein Durchschnittswert von nur $\bar{x} = 22{,}57$ Cts/Mtx, was eine Verminderung um 39,71% gegenüber dem gesunden Standardwert bedeutet.

Diese Befunde der nicht vorselektierten statistischen Vergleichsgruppe bestätigen die in der Bypass- und Aneurysmagruppe ermittelten Werte.

## 2 Räumliche Zuordnung einzelner Koronarbezirke zu szintigraphischen Myokardsegmenten

Auch die Verläßlichkeit der örtlichen Zuordnung eines stenosierten oder infarzierten Koronargefäßareals zu einem der von uns definierten Myokardsegmente wurde anhand der unselektierten Kontrollgruppe erneut überprüft. Hierbei ließ sich wiederum – wie

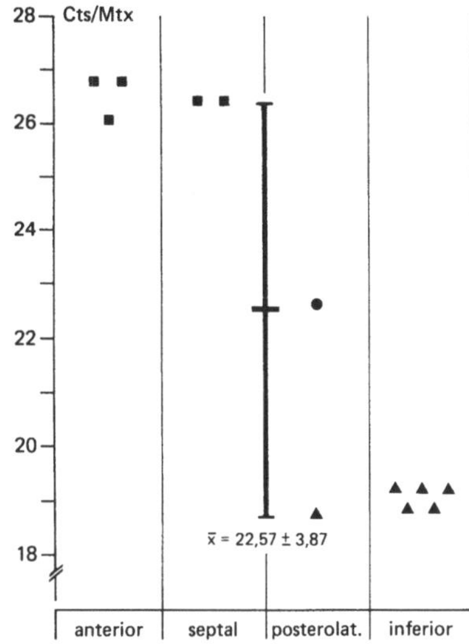


**Abb. 80.** Räumliche Zuordnung der ischämieerzeugenden stenosierten Koronargefäße zu den in unserer Untersuchung verwendeten Ventrikelregionen. Es wurden diejenigen Patienten berücksichtigt, deren Impulsraten im Bereich der ermittelten Durchschnittswerte mit einfacher Standardabweichung lagen. Koronargefäße: ■ LAD, ● LCX, ▲ RCA

auch in allen Voruntersuchungen – nachweisen, daß bei signifikanten Stenosen und Belastung bis zu Ischämiekriterien bzw. bei nach allen WHO-Kriterien gesicherten anamnestischen Myokardinfarkten, die segmentale Zuordnung im Myokardszintigramm verläßlich ist (Abb. 79 und 80).

## 3 Flächenbestimmung von Gesamtventrikel und Ventrikelcavum sowie Berechnung des daraus resultierenden Quotienten bei Gesunden und Koronarkranken

In unserem Bestreben, der Myokardszintigraphie mit Rechnerunterstützung weitgehend quantifizierbare diagnostische Parameter abzugewinnen, hatten wir eine planimetrieartige Flächenbestimmung der Gesamtventrikelgröße und des Cavums eingeführt.

Die Abhängigkeit des aus beiden Größen gebildeten Quotienten von der Proportion der kontraktionsfähigen Muskelmasse (Ventrikelgröße) gegenüber der zu bewegenden Blutmenge (Cavum) ließ sich mathematisch belegen und stellte nach klinischen und operativen Daten sowohl in der Bypassgruppe (s. S. 54f.) als auch in der Aneurysmagruppe (s. S. 100f.) einen statistisch verläßlichen Parameter für das Vorliegen einer dilatativen Herzinsuffizienz sowie zur Bestimmung von Narben- oder Resektionsflächen dar.

Auch diese Parameter der Flächenbestimmung sollten in der nicht vorselektierten Vergleichsgruppe auf ihre Verläßlichkeit hin überprüft werden. Hierzu wurden wiederum szintimetrisch die Ventrikelflächen in Matrixpunkten bestimmt (Tabelle 37).

Auf die Bestimmung von Narbengrößen oder Ischämieausdehnungen konnte an dieser Stelle verzichtet werden, da es sich hierbei nicht um interindivudell vergleichbare Parameter handelt.

Auch in der gemischten Vergleichsgruppe bewährten sich die Ventrikelgrößenbestimmung (Matrixflächenbestimmung) sowie die Berechnung der Cavumgröße und des sich ergebenden Quotienten „ventricle/cavity ratio" als treffsichere Parameter (Abb. 81).

**Tabelle 37.** Flächenparameter in der Vergleichsgruppe

| Pat. Nr. | Alter | Infarkt | Ischämie | Gesamt-ventrikel-größe [Mtx] | Cavumgröße [Mtx] | „ventricle/ cavity ratio“ |
|---|---|---|---|---|---|---|
| 1 | 53 | HW | – | 472 | 149 | 3,17 |
| 2 | 53 | HW | – | 681 | 193 | 3,53 |
| 3 | 52 | HW | VW | 608 | 221 | 2,75 |
| 4 | 52 | – | HW | 481 | 154 | 3,12 |
| 5 | 62 | HW | VW | 693 | 213 | 3,25 |
| 6 | 50 | – | – | 378 | 89 | 4,25 |
| 7 | 52 | – | HW | 592 | 182 | 3,25 |
| 8 | 57 | – | HW | 453 | 159 | 2,85 |
| 9 | 52 | VW | – | 395 | 145 | 2,72 |
| 10 | 52 | – | – | 472 | 113 | 4,18 |
| 11 | 55 | – | – | 367 | 90 | 4,08 |
| 12 | 43 | VW | – | 934 | 371 | 2,52 |
| 13 | 56 | VW | – | 981 | 358 | 2,74 |
| 14 | 64 | VW | – | 862 | 337 | 2,56 |
| 15 | 55 | VW | HW | 730 | 263 | 2,78 |
| 16 | 53 | VW | – | 692 | 280 | 2,47 |
| 17 | 56 | VW | – | 852 | 303 | 2,81 |
| 18 | 42 | HW | – | 632 | 203 | 3,11 |
| 19 | 37 | HW | – | 586 | 180 | 3,26 |
| 20 | 49 | – | VW | 605 | 269 | 2,25 |
| 21 | 57 | – | – | 345 | 82 | 4,21 |
| 22 | 51 | VW | – | 1069 | 371 | 2,88 |
| 23 | 44 | VW | – | 1028 | 469 | 2,19 |
| 24 | 61 | VW | – | 592 | 198 | 2,99 |
| 25 | 53 | HW | – | 474 | 157 | 3,02 |
| 26 | 53 | – | – | 382 | 89 | 4,29 |
| 27 | 38 | VW | – | 992 | 429 | 2,31 |
| 28 | 57 | VW | – | 709 | 251 | 2,82 |
| 29 | 60 | HW | – | 493 | 165 | 2,99 |
| 30 | 49 | – | – | 390 | 92 | 4,24 |
| 31 | 69 | HW | HW | 442 | 133 | 3,32 |
| 32 | 47 | HW | – | 471 | 154 | 3,06 |
| 33 | 58 | HW | HW | 556 | 156 | 3,56 |
| 34 | 39 | HW | – | 527 | 142 | 3,71 |
| 35 | 50 | VW | VW | 638 | 217 | 2,94 |
| 36 | 57 | – | – | 392 | 96 | 4,08 |
| 37 | 56 | – | HW | 512 | 146 | 3,51 |
| 38 | 51 | VW | – | 936 | 344 | 2,72 |
| 39 | 54 | – | – | 451 | 104 | 4,34 |
| 40 | 59 | VW | VW | 691 | 269 | 2,57 |
| 41 | 51 | VW | – | 1012 | 432 | 2,34 |
| 42 | 62 | VW | – | 1063 | 428 | 2,48 |
| 43 | 56 | – | – | 591 | 155 | 3,81 |
| 44 | 73 | – | – | 352 | 81 | 4,35 |
| 45 | 55 | HW | – | 562 | 178 | 3,16 |

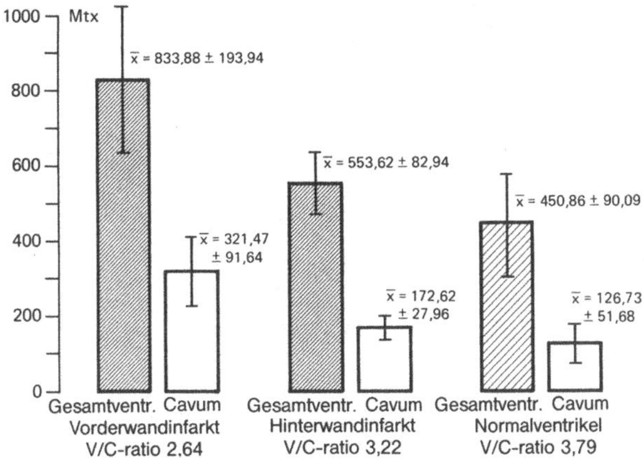


**Abb. 81.** Größe der Gesamtventrikelfläche, des Cavums und des daraus resultierenden Quotienten bei Vorder- und Hinterwandinfarkten, sowie bei gesunden Probanden einer gemischten Vergleichsgruppe (*V/c ratio* „ventricle/cavity ratio")

Transmurale Vorderwandinfarkte hinterließen die szintigraphisch größten Ventrikel mit dem größten Cavum und der ungünstigsten Relation zwischen der Herzhöhle und dem umgebenden Muskelmantel. So ließ sich bei Vorderwandinfarkten dieser Gruppe eine durchschnittliche Matrixfläche von 833,88 ± 193,94 Mtx bestimmen. Die sehr großen Cavumflächen von $\bar{x} = 321{,}47 \pm 91{,}64$ Mtx wiesen auf die erhebliche Dilatation hin. Der aus beiden Größen resultierende Quotient der „ventricle/cavity ratio" lag mit $\bar{x} = 2{,}64 \pm 0{,}23$ in einem sehr ungünstigen Bereich.

Dagegen wiesen Patienten mit Hinterwandinfarkten statistisch deutlich unterscheidbar kleinere Ventrikel mit einer Gesamtfläche von $\bar{x} = 553{,}62 \pm 82{,}94$ Mtx auf. Die Cavumgröße war dabei mit $\bar{x} = 172{,}62 \pm 27{,}96$ Mtx fast um die Hälfte kleiner als nach Vorderwandinfarkten. Die „ventricle/cavity ratio" lag mit $\bar{x} = 3{,}22 \pm 0{,}26$ wesentlich näher am Wert gesunder Probanden.

Bei Patienten mit freien Koronararterien bzw. ohne vorausgegangene transmurale Infarkte ließen sich relativ kleine Ventrikel vermessen, der Durchschnittswert lag bei 450,86 ± 90,09 Mtx. Auch das Cavum stellte sich mit $\bar{x} = 126{,}73 \pm 51{,}68$ Mtx signifikant wesentlich kleiner dar als bei Infarktherzen. Der resultierende Quotient lag mit $\bar{x} = 3{,}79 \pm 0{,}65$ ebenfalls statistisch verläßlich unter dem Niveau der Infarktherzen.

Somit zeigten sich auch die Parameter der Flächenquantifizierung als diagnostisch sicher verwertbare Größen.

Kapitel 6

# Zusammenfassende Diskussion

Im Vergleich zu den meisten heute routinemäßig angewandten Methoden der kardiologischen Diagnostik handelt es sich bei den verschiedenen Arten der Herzszintigraphie um relativ neue Verfahren.

Die Herzbinnenraumdiagnostik nahm nach den ersten Arbeiten von Hoffmann u. Kleine (1965) zögernd ihren Weg in die klinische Diagnostik, während die Myokardszintigraphie erst nach Entwicklung des am besten geeigneten Isotops Thallium-201 1973–1975 für den klinischen Gebrauch vorgeschlagen wurde (Lebowitz et al. 1973; Hör et al. 1974; Felix et al. 1975a; Hamilton et al. 1977a; Pitt u. Strauss 1976; Wackers et al. 1975).

Die Brauchbarkeit der Thallium-201-Myokardszintigraphie für den qualitativen Nachweis belastungsinduzierter Myokardischämien und auch Myokardnarben ließ sich in einer Reihe von klinischen Studien rasch nachweisen (Pabst et al. 1976; Strauss et al. 1975b; Sebening et al. 1978; Hamilton et al. 1977b). Die in diesen Studien jedoch immer wieder festgestellte große „Inter-observer-Varianz" bei der reinen Sichtauswertung der Myokardszintigramme (Trobaugh, 1978) legte weitere Bemühungen zur Schaffung quantifizierbarer Größen auch bei dieser Methode nahe.

Die Validierung praktikabler quantifizierbarer Parameter (Impulsdichten und Impulsflächen) ist die erste wichtige Aufgabe der hier vorliegenden Untersuchungen. Diese Überprüfung von Quantifizierungsversuchen bei der Myokardszintigraphie wurde an Patientenkollektiven vorgenommen, bei denen zentrale Fragestellungen der neueren Entwicklung in der chirurgischen Therapie der koronaren Herzerkrankung anstanden. Kein anderer Zweig der heutigen Herztherapie hat einen derartig explosionsartigen Aufschwung genommen wie die Koronarchirurgie – und auch in keinem anderen Therapiezweig wird so ausgedehnt um die Güte der Indikation gerungen, wie bei der aortokoronaren Bypassanastomosierung und bei der Resektion von Ventrikelaneurysmen.

Im Jahre 1981 wurde von Schicha u. Emrich eine Übersicht über die bis dahin vorliegenden Untersuchungen an Bypassimplantaten mit Hilfe der Thallium-Myokardszintigraphie gegeben: Danach wurde bis zum Jahre 1979 von Ritchie et al. (1977) über 20 Fälle, von Verani et al. (1978b) über 23 Fälle, von Eichstädt et al. (1979a) über 34 Fälle, von Berger et al. (1979) über 22 Fälle und von Robinson et al. (1979) über 36 Fälle mit einer erstaunlich guten Sensitivität zwischen 78 und 94% für den Nachweis offener Bypassimplantate berichtet, wogegen der Nachweis eines Bypassverschlusses nur mit einer Sensitivität zwischen 60 und 75% belegt wurde, da im Falle eines postoperativen Speicherdefizits auch das Vorliegen anderer Ursachen, wie perioperativer Infarkt, Postkardiotomiesyndrom oder Bypass-Stenosierung angegeben wurde (Tabelle 38). Über Kontrollen nach Aneurysmaresektion sind uns bisher keine gezielten Studien bekannt geworden.

**Tabelle 38.** Literatur zur Myokardszintigraphie mit Thallium-201 nach Bypassoperation. (Aus Schicha u. Emrich 1981)

| Autor (Jahr) | Patienten n | Bypass | | | | | | Bemerkung |
|---|---|---|---|---|---|---|---|---|
| | | offen | | verschl. | | postoperativ | | |
| | | n | Sensi-tivität [%] | n | Sensi-tivität [%] | Belastung | Reangiographie | |
| Berger (1979) | 22 | – | – | – | – | – | Nein | – |
| Robinson (1979) | 36 | – | – | – | – | Maximal | Nein | – |
| Verani (1978) | 23 | – | – | – | – | Maximal | Nein | – |
| Eichstädt (1979) | 34 | – | – | – | – | Maximal | z. T. (n = 10) | – |
| Mathey (1980) | 14 | 31 | – | 5 | – | Maximal | Ja | Nicht differenziert |
| Corne (1979) | 12 | 18 | 94 | 12 | 75 | Submax. | Ja | Kein Vergleich präoperativ |
| Lösse (1980) | 50 | 89 | 71 | 23 | 57–74 | Maximal | Ja | – |
| Ritchie (1977) | 20 | 38 | 78 | 10 | 40–60 | Maximal | Ja | Nur z. T. Vergleich präoperativ |
| Schicha (1980) | 16 | 22 | 82 | 14 | 21 | Wie präoperativ | Ja | – |
| | 98 | 167 | 76 | 45 | 58/71 | Maximal | | |

# 1 Quantitative Bildverarbeitung

Die bisherige reine qualitative Auswertung von Thallium-Myokardszintigrammen erscheint bei Zuständen mit eindeutig belastungsinduzierbarer Koronarinsuffizienz und auch zur Narbendiskriminierung im akuten oder chronischen Myokardinfarktstadium ausreichend.

Wir ermittelten hierbei in einer Studie mit 23 transmuralen Myokardinfarkten und 67 Patienten mit signifikanten Koronarstenosen eine Sensitivität von 70% und eine Spezifität von 63,6% (Eichstädt et al. 1980c). Zusätzliche einfache Manipulationen am Bildhintergrund (Büll et al. 1979) sowie eine eindeutige Farbabstufung des Scans (Wiener et al. 1980) können hierbei die diagnostische Sicherheit eines erfahrenen Untersuchers noch erhöhen. Unser eigenes Vorgehen bei der Sichtauswertung ist in Kap. 2 dargestellt. Mehrere Quantifizierungsmodelle wurden bisher vorgestellt. Nachfolgend sollen exemplarisch die Verfahren von Büll (1976a) und Pretschner et al. (1979) erwähnt werden.

## 1.1 Quantifizierungsvorschlag nach Büll

Büll et al. gab 1976 ein erstes Quantifizierungsprogramm bekannt, welches auf einer Übertragung der Regions-of-interest-Technik auf den linken Ventrikel des menschlichen Herzens im Myokardszintigramm beruht und hier exemplarisch für viele ähnliche Quantifizierungsversuche dargestellt werden soll.

Die zugrundeliegende Rechnermatrix von 32 × 32 Bildpunkten oder einem Vielfachen davon (64 × 64, 128 × 128, vgl. Kap. 2) wird hierbei auf 25 × 25 Bildpunkte verkleinert.

Innerhalb der linksventrikulären ROI („region of interest") wird sowohl das Impulsmaximum als auch das Impulsminimum festgelegt. Die Minima werden als Prozentsatz der Maxima angegeben. Mit Hilfe dieses Verfahrens wurde es erstmals möglich, über die Fläche des gesamten linken Ventrikels verteilt, 25 × 25 Impulswerte auszudrucken, die den Vorteil haben, alle in einem Punkt strahlenden Impulse wiederzugeben, was gegenüber der visuellen Betrachtung eine dritte Dimension im linken Ventrikel schafft.

Der maschinenschriftliche Ausdruck eines solchen linksventrikulären Myokardszintigramms erbrachte bereits damals den eindeutigen Vorteil, daß die aus den unterschiedlichsten Arealen des linken Ventrikels gefundenen Impulsraten außerhalb jeglicher Diskussion über die Speicherdichte bei der Sichtauswertung standen (Abb. 82).

Im Laufe einiger Anwendungsjahre wurde mit dieser Methode die wichtige Beobachtung gemacht, daß sich bei Patienten mit koronarer Herzerkrankung normalerweise weder vor noch nach Belastung und auch nicht bei pharmakologischen Interventionen der Punkt des Speichermaximums im linken Ventrikel ändert.

Die Lokalisation von Maxima und Minima ist gut reproduzierbar, lediglich die Intensität der Speicherung ändert sich bei koronarer Herzerkrankung signifikant (Büll et al. 1979).

Das Quantifizierungsmodell von Büll erscheint uns deshalb nicht immer als aussagekräftig genug, weil bei der Verwendung des gesamten linken Ventrikels als ROI selbst bei der Wiedergabe von 25 × 25 Impulswerten eine an die Koronarversorgung korrelierte segmentale Betrachtungsweise nicht direkt möglich ist.

Zudem wird bei dem Quantifizierungsmodell von Büll die Matrixdarstellung nicht zusätzlich zur Größenbestimmung (Flächenbestimmung) des linken Ventrikels und des Cavums genutzt, wodurch der wesentliche Parameter der Herzgröße, in der sich viele Funktionsstörungen niederschlagen, nicht direkt mit berücksichtigt wird.

Pat. C.-W.B., 65 J.
präop.
30° LAO

$Q^{201}$ Tl = 0,78

LVMM ~ 470 g

$\frac{Q^{201}\,\mathrm{Tl}}{\mathrm{LVMM}} = 1{,}67 \cdot 10^{-3}\,\mathrm{g}^{-1}$

```
          576 688 722 701 670 613 636
        663 793 847 878 837 766 755 728 665 574
      707 776 858 903 841 770 713 741 716 713 693 559
     697 780 847 860 778 691 624 674 676 670 691 668 630
    726 770 845 830 707 601 542 567 588 620 670 699 697 649 526
    789 812 845 762 611 517 501 515 538 553 620 680 741 762 674
    797 830 872 757 582 519 478 480 507 546 601 640 749 787 730 590
    780 822 901 778 572 501 494 478 540 559 536 584 707 780 724 578
    791 822 881 782 592 505 509 494 513 555 574 580 601 699 728 663 501
     797 864 876 745 603 519 526 513 576 613 586 565 622 747 707 665 486
      824 899 893 780 649 565 565 597 638 613 594 597 678 726 751 693
       851 945 [999] 889 751 728 716 691 655 645 640 680 747 791 791 553
        889 924 985 920 860 797 711 665 636 647 670 701 755 828 668
          793 837 887 853 820 720 594 615 647 653 672 697 791
                  816 734 601 578 567 626 691 645
```

**Abb. 82.** Quantifizierung nach Büll

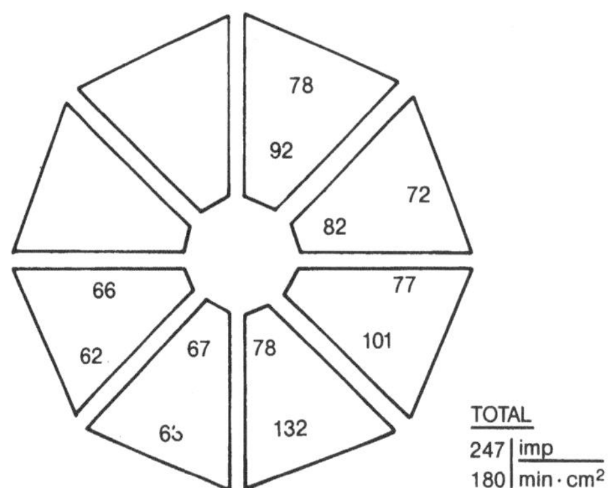


**Abb. 83.** Quantifizierung nach Pretschner

## 1.2 Quantifizierungsvorschlag nach Pretschner

Eine weitere Möglichkeit der quantitativen Nachbearbeitung myokardszintigraphischer Abbildungen wurde z. B. von Pretschner et al. (1979) angegeben (Abb. 83). Hierbei werden fixierte geometrische Figuren, die über einen Funktionengenerator formelmäßig in den Rechner eingebbar sind, und deren Parameter manuell verstellt werden können, derart über das auf dem Monitor vorhandene Myokardszintigramm gelegt, daß die Kontur das zu untersuchende Organ nach visuellem Eindruck optimal umgrenzt. Die so gefundene ROI wird abgespeichert und kann durch Verschieben zu einem anderen Zeitpunkt auf ein verlagertes Organbild gelegt werden.

Modifikationen dieser ROI-Technik wurden zum gleichen Zeitpunkt auch von Hamilton et al. (1978 b) und von Williams et al. (1978) angegeben.

Durch diese Technik der Abspeicherung ist es möglich, daß Organe bei Untersuchungen zu verschiedenen Zeitpunkten in erster Näherung zur Deckung gebracht werden können.

Ein möglicher Nachteil der fixierten ROI von Pretschner liegt wohl darin, daß bei dieser Methode das Szintigramm nicht primär über frei wählbare „regions" an die individuelle Lage und Größe des Herzens, an den Koronarversorgungstyp und an die Lokalisation von Speicherinhomogenitäten angepaßt wird. Form- und Rotationsanomalien des Herzens könnten so z. B. die Auswertung beeinträchtigen.

Außerdem wird bei dieser Methode der wichtige Parameter der Herzgrößenbestimmung ebenfalls nicht berücksichtigt.

Auf weitere verschiedenartige Quantifizierungsvorschläge anderer Untersucher soll hier nicht näher eingegangen werden.

## 1.3 Eigener Quantifizierungsvorschlag

Wir selbst haben seit Beginn dieser Untersuchungen im Jahre 1977 angestrebt, die in den Standardprojektionen der Koronarangiographie darstellbare Koronarmorphologie mit dem ohne große interindividuelle Variabilität stets wiederkehrenden Herzkranzgefäßmuster direkt auf das Abbild der Mikroperfusion im Myokardszintigramm über frei wählbare „regions" zu übertragen. Dieses Vorgehen erlaubte die Zuordnung von belastungsinduzierten Speicherverminderungen oder von in Ruhe bestehenden Speicherdefekten zu ganz bestimmten Herzkranzgefäßen (Abb. 84). Damit läßt sich eine relativ genaue Aussage über das betroffene Gefäß sowie über Intensität und Ausdehnung einer Minderperfusionszone erzielen (s. statistischer Anhang).

Wichtigste Voraussetzung für diese regionale Betrachtung von Herzszintigrammen ist eine Optimierung der Darstellungsqualitäten, insbesondere eine einwandfreie Abgrenzung des Herzens von allen übrigen Nachbarorganen mit ebenfalls vorhandener Thalliumaufnahme.

Die hier verwendete Hintergrundsubtraktion (vgl. Kap. 2, 4.3.6) beruht auf der Grundidee von Goris et al. (1976), wodurch mit einer Rechnermultiplikation mit dem Faktor 0 alle außerhalb der linksventrikulären Region gelegenen Bildpunkte praktisch eliminiert werden.

Das im methodischen Teil erwähnte modular aufgebaute FORTRAN-Programm als interaktives Bildverarbeitungssystem benötigt nur einen etwa 24-K-Worte-Kernspeicher, weshalb es bereits über einen Kleinrechner (DEC PDP 11/34) betrieben werden kann.

An einer Studie mit 220 Patienten konnten wir die Erhöhung der diagnostischen Treffsicherheit mit unserer koronarorientierten frei wählbaren Regiontechnik auf eine Sensitivität von 95% und eine Spezifität von 90% belegen (Eichstädt et al. 1980c).

Die szintigraphische Flächenbestimmung der Ventrikelgröße basiert auf einer Übertragung kontrastmittelventrikulographischer Planimetriebestimmungen auf das Myokardszintigramm.

Unsere empirische Beobachtung einer regelhaften Herzvergrößerung nach Vorderwandinfarkten gegenüber nichtinfarzierten Herzen fand ihre Bestätigung bei der Anwendung unseres Planimetriemodells in einer Ventrikelaneurysmastudie (Eichstädt et al. 1980b). Neben der Feststellung, daß transmurale Vorderwandinfarkte praktisch regelhaft einen szintigraphisch vergrößerten Ventrikel hinterlassen, war insbesondere die Beobachtung sehr wertvoll, daß gegenüber den nichtinfazierten Herzen die Cavumgrö-

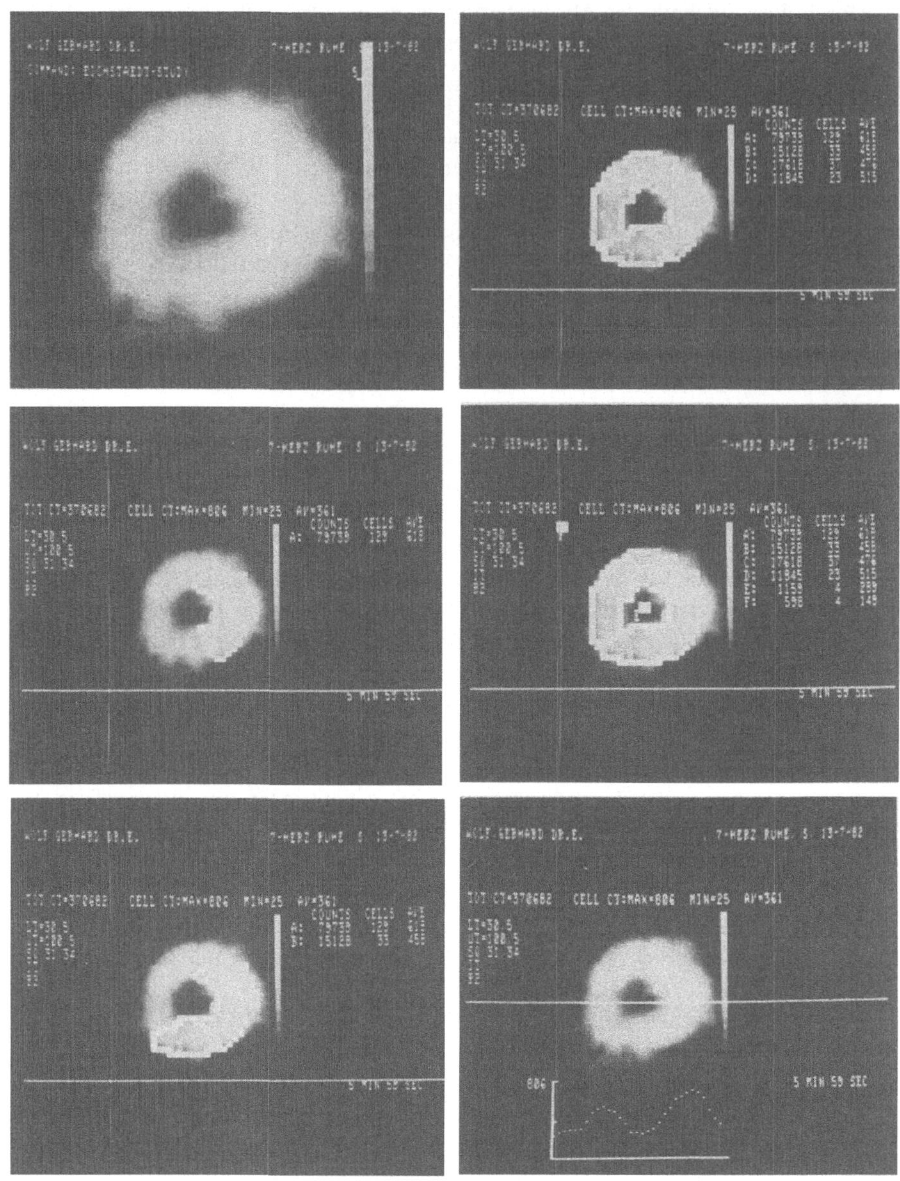


**Abb. 84.** Nach Hintergrundbearbeitung und Glättung des linksventrikulären Scans *(oben links)* wird eine Impulsratenanalyse aus der Zirkumferenz des linken Ventrikels vorgenommen, wobei das Segment *A* dem Circumflexaperfusionsgebiet, das Segment *B* der peripheren rechten Kranzarterie, das Segment *C* dem Ramus interventricularis anterior und das Segment *D* dem 1. Diagonalast bei Normalversorgung entspricht (vergl. Abb. 6 u. S. 31 f.).

ße des linken Ventrikels deutlich vergrößert war, was etwa mit der angiographischen Vergrößerung der endsystolischen und enddiastolischen Volumina bei Herzinsuffizienz vergleichbar ist. Die statistische Überprüfung dieser Beobachtung lieferte eine derartige Absicherung, daß wir dem Quotienten aus Gesamtventrikelgröße/Cavumgröße die Wertigkeit eines diagnostischen Index geben möchten. So fand sich in unserer vorher erwähnten Studie (Eichstädt et al. 1980b) bei Herzgesunden ein Quotient von 4,15, während sich bei Vorderwandinfarkten mit Aneurysmabildung ein Quotient von 2,86 mit statistisch hochsignifikanter Unterscheidung nachweisen ließ.

Wir halten insgesamt das Vorgehen der Bildbearbeitung über frei wählbare koronarorientierte linksventrikuläre „regions" mit den von uns im methodischen Teil vorgeschlagenen Manipulationen zur Verbesserung der Bildqualität für diagnostisch wertvoll. Ebenso verläßlich scheint eine Flächenbestimmung des linken Ventrikels aus dem Szintigramm nach den statistischen Überprüfungen möglich; der aus Ventrikelgröße und Cavumgröße gebildete Quotient unterscheidet sich bei Vorderwandinfarkten, Hinterwandinfarkten und Herzgesunden signifikant, was sowohl für die Aneurysmadiagnostik als auch bei der Übertragung auf andere kardiale Krankheitsbilder von Nutzen sein kann.

# 2 Krankengut

## 2.1 Bypassgruppe

Da es sich bei unseren Patientengruppen um nicht vorselektierte Kollektive handelte, läßt die Betrachtung der Daten zum Patientengut einige allgemeingültige Rückschlüsse zu.

So schwankte das Alter der Patienten zwischen 39 und 65 Jahren, mit einem Mittelwert von 51,3 Jahren, was etwa der Repräsentanz der koronaren Herzerkrankung in der Bevölkerung entspricht. Die mittlere ergometrische Belastbarkeit vor der Operation betrug 81,9 W, dabei kam es zu einer mittleren ST-Streckensenkung vor der Operation von 0,24 mV. Diese Werte besserten sich postoperativ signifikant auf $\bar{x} = 114{,}4$ W und $\bar{x} = 0{,}18$ mV.

Die maximale ST-Strecken-Senkung fiel dabei von 0,50 mV präoperativ auf 0,20 mV postoperativ ab. Die minimale Belastbarkeit stieg von 25 W präoperativ auf 75 W postoperativ an, was die Effektivität der operativen Intervention eindrucksvoll unterstreicht.

Die angiographischen Erhebungen in der Bypassgruppe lassen eine Prädominanz des koronarsklerotischen Befalles der linken Kranzarterie erkennen. Dem entsprechen sowohl ein Überwiegen der anamnestischen und EKG-Kriterien im Vorderwandbereich, die überwiegende Lokalisation von lävokardiographisch festgestellten Bewegungsstörungen im Vorderwandbereich und auch die Tatsache, daß bei der intraoperativen Myokardinspektion 14mal anteriore Narben gegenüber nur 4 inferioren Narben gefunden wurden.

Wie die Impulsratenanalyse eindeutig belegt, ließ sich das sehr gute örtliche Auflösungsvermögen der Szintigraphie mathematisch ebenfalls beweisen. Insgesamt lagen die mittleren Impulsraten jedoch in allen szintigraphischen Segmenten postoperativ etwas höher als präoperativ.

Die Sichtauswertung war der Computeranalyse unterlegen, im Hinterwandbereich wurden bei visueller Befundung 4 Myokardinfarkte nicht erkannt. Die quantitativen Variablen dieser Gruppe zeigen, daß die durchschnittlich gemessene Impulshöhe dieser 4 Hinterwandinfarkte deutlich größer ist als der Mittelwert bei den übrigen Hinterwandinfarkten, der $\bar{x} = 29{,}71$ Impulse pro Matrix betrug. Hieraus konnten wir entnehmen, daß die Wahrnehmung geringergradiger Impulsunterschiede bei der Sichtauswertung nicht möglich ist. Dagegen war der Unterschied zwischen den Impulsmittelwerten der nicht erkannten Hinterwandinfarkte bei der Computeranalyse immer noch deutlich signifikant auf dem 5-%-Niveau ($p < 0.025$).

Der gleiche Effekt fand sich auch bei Vorderwandinfarkten, deren Diagnose bei der Sichtauswertung in 3 Fällen verfehlt wurde. Bei der Computeranalyse wurde auch in dieser Infarktgruppe eine deutlich größere gemittelte Impulshöhe nachgewiesen als der Mittelwert bei den übrigen, per Sichtauswertung erkannten Vorderwandinfarkten. Der Unterschied der mittels Computeranalyse erhobenen Impulsniveaus ist im Vorderwandbereich jedoch nicht sicher signifikant.

Die bisherigen Messungen beschrieben lediglich die Wertigkeit absoluter Impulshöhen zur diagnostischen Erkennung eines infarzierten Areals. Wichtig erschien uns die Berechnung der Validität der segmentalen Betrachtung, wodurch sich unsere Quantifizierungsmethode von den bisher beschriebenen Quantifizierungsmodellen unterscheidet. Zur Prüfung haben wir den klassischen t-Test angewendet bzw. ein statistisches Approximierungsverfahren (nach Welch), falls die Varianzunterschiede zwischen den Gruppen sich um mehr als den Faktor 4 unterschieden.

So konnten wir eindeutig nachweisen, daß sich die Patienten mit Vorderwandinfarkten bezüglich der im septalen Segment gemessenen Impulsraten signifikant auf dem 1-%-Niveau von den Patienten ohne Vorderwandinfarkt ($p < 0{,}01$) unterschieden. Ebenso unterscheiden sich auch die Patienten mit Hinterwandinfarkten signifikant auf dem 1-%-Niveau von den Patienten ohne Hinterwandinfarkt ($p < 0{,}01$) bezüglich der inferior gemessenen Impulsraten. Diese Zahlen ließen sich nicht nur gegenüber gesunden Probanden erheben, sondern auch in den Infarktgruppen untereinander. So ließen sich bezüglich dieser spezifischen Segmentvergleiche auch Vorder- und Hinterwandinfarkte auf dem 1-%-Niveau unterscheiden, auch die von uns im methodischen Teil (Kap. 2) angegebene Flächenbestimmung ließ die mit eindeutig größeren Ventrikeldimensionen einhergehenden Vorderwandinfarkte gegenüber den Hinterwandinfarkten auf gleichem Signifikanzniveau unterscheiden.

Bereits in der präoperativen Impulsanalyse konnten also infarzierte Areale signifikant von gesunden Arealen unterschieden werden, ebenso wie auch die Lokalisationsdiagnostik verläßlich war. Als grob orientierender Zusatzparameter wurde der intraoperative inspektorische Narbennachweis gewählt, allerdings ohne daß wir dieser intraoperativen Beschreibung tatsächliche Beweiskraft für das Vorliegen eines definitiv völlig stoffwechsellosen Areals zusprechen wollen. Hierbei stellte sich heraus, daß von den 14 Patienten, die unsere definierten Szintigraphiekriterien für ein narbiges Segment erfüllten, 11 Patienten bei der Myokardinspektion tatsächlich eine anterior gelegene Narbe aufwiesen. Die Treffsicherheit dieser Aussage ist bei der statistischen Auswertung in einer analogen 2-Wege-Tafel festgehalten. Im Hinterwandbereich wiesen ⅔ der szintigraphisch diagnostizierten Infarkte inspektorisch inferiore Narben auf.

Zum Problem der Narbenrevaskularisation sei bereits an dieser Stelle erwähnt, daß von 39 Anastomosen im LAD-Bereich 14 trotz einer inspektorischen Narbe angelegt wurden, wogegen bei 27 RCA-Bypasses nur 4 auf ein inferiores Narbenareal mündeten. Diese 4 Patienten zeigten einen postoperativen Impulsratenanstieg, der sich mit hoher Signifikanz (beurteilt mit Hilfe des t-Tests bei einseitiger Testung) auf dem 1-%-Niveau ($p < 0,01$) von den präoperativen Werten unterscheiden ließ.

Im Bereich der Vorderwand zeigten sich hingegen nicht derart beeindruckende Ergebnisse bei vermuteter Narbenrevaskularisation. Nur 2 Patienten zeigten einen deutlichen postoperativen Impulsratenanstieg bei vermuteter Narbenrevaskularisation im anterioren Segment, wogegen sich bei den insgesamt 13 Patienten mit Bypassinsertionen in diesem Areal eine Impulsratenverbesserung von mindestens 20% nachweisen ließ. Auch im septalen Segment zeigte sich ein Impulsratenanstieg bei 17 Patienten um mindestens 20% und im posterioren Segment verbesserten sich die Impulsraten bei 2 Patienten um mindestens 20%, wobei hier keine intraoperative Narbenbeschreibung erfolgte. Die 2 Patienten, die im Vorderwandbereich nach Bypassversorgung eines Narbengebiets einen Impulsratenanstieg aufwiesen, unterschieden sich beim einseitig durchgeführten t-Test auf dem 1-%-Niveau ($p < 0,01$) von den intraindividuellen präoperativen Impulswerten.

Eine weitere wichtige Frage war zunächst, ob sich grundsätzlich bei erfolgreicher Bypassanastomosierung ein postoperativer Impulsratenanstieg überhaupt statistisch sichern läßt. Bei segmentaler Betrachtung ließ sich eine Signifikanz der postoperativen Impulsratenanstiege auf dem 5-%-Niveau ($p < 0,03$) nachweisen.

Eine wertvolle Betrachtung schien es uns ebenfalls zu sein, ob der postoperativ zu erwartende Impulsratenanstieg abhängig vom präoperativ angiographisch diagnostizierten Stenosegrad des Nativgefäßes ist. Hier konnten wir die sehr interessante Feststellung machen, daß sich ein postoperativer Impulsratenanstieg um mindestens 20% am häufigsten dann findet, wenn die präoperative Stenosierung des entsprechenden Koronargefäßes mindestens 90% beträgt.

Auffällig war jedoch, daß kein einziger Patient mit präoperativ 100%iger Stenosierung ohne Narbenkriterien, aber mit vorhandener Kollateralisierung einen Impulsanstieg von 20% erreichte, sondern nur ein einziger Patient bei 100%igem Gefäßverschluß einen Impulsratenanstieg von 10% aufwies. Dies führt uns zu der Annahme, daß bei vollständigen Gefäßverschlüssen mit möglicherweise langzeitig insuffizientem Kollateralfluß eine relativ späte Bypassinsertion nicht mehr wesentlich zur Revitalisierung des abhängigen Myokardareals beitragen kann.

Unter Nichtberücksichtigung von Narbenrevaskularisationen läßt sich insgesamt eine deutliche Abhängigkeit zwischen Bypassdurchgängigkeit und szintigraphischem Impulsratenverhalten darstellen. Diese Abhängigkeit ist deskriptiv signifikant auf dem 1-%-Niveau ($p < 0,01$; sog. standardisierte Residuen nach Haberman).

Gegenüber den im methodischen Diskussionsteil genannten Quantifizierungsvorschlägen könnten bei unserem Quantifizierungsvorgehen also folgende diagnostische Vorteile erwogen werden:

1) Die räumliche Korrelation zwischen der koronarangiographischen Gefäßprovinz und der von uns szintigraphisch angelegten segmentalen Region ist hochsignifikant. Damit erscheint eine Gefäßlokalisationsdiagnostik myokardszintigraphisch als gesichert.
2) Ein postoperativ szintigraphisch gemessener Impulsratenanstieg um mehr als 20% belegt statistisch gesichert ein offenes Bypassimplantat. Diese Aussage bezüglich

Impulsratenveränderungen kann nur mit einer Quantifizierungsmethode getroffen werden.

3) Der Nutzen der operativen Maßnahme oder auch das Ausbleiben des Operationserfolgs bei Narbenrevaskularisationen und bei 100%ig verschlossenen Gefäßen mit Kollateralfluß kann nur quantitativ szintigraphisch erfaßt werden.

## 2.2 Aneurysmagruppe

Auch in der Gruppe der Patienten, die nach einem transmuralen Myokardinfarkt einer Aneurysmaresektion im Bereich des linken Ventrikels unterzogen wurden, fand sich etwa die allgemeine Altersverteilung für koronare Herzerkrankungen bei einem Mittelwert von 51 Jahren mit einer Streuung bis 68 Jahre.

Bei der Symptomatik der Patienten zeigt sich nur für das Kriterium der Angina pectoris unter Ruhebedingungen vor und nach der Operation ein unterschiedliches Verhalten, wobei die Signifikanz sich auf dem 5-%-Niveau bewegt.

Die Betrachtung der Ruhe-EKG-Befunde bei aneurysmektomierten Patienten zeigt, daß die typischen Veränderungen mit ST-Streckenelevationen trotz Beseitigung der dyskinetischen Zone auch postoperativ in aller Regel persistieren.

Die ergometrisch dokumentierte Belastbarkeit der Patienten änderte sich durch den operativen Eingriff nur wenig: Präoperativ konnten die Patienten im Mittel 48,33 ± 14,58 W leisten. Diese Belastbarkeit stieg postoperativ nur auf $\bar{x} = 66{,}67 \pm 20{,}06$ W an. Die postoperative Belastbarkeit war im Mittel also um 18,33 W größer. Der Unterschied zwischen präoperativer und postoperativer Belastbarkeit, beurteilt mit Hilfe des t-Tests für verbundene Stichproben erweist sich dennoch als signifikant auf dem 1-%-Niveau.

Für unsere quantitativen szintigraphischen Untersuchungen, die im Kap. 2, und auch in der Diskussion der Methoden geschildert wurden, lassen sich folgende Aussagen treffen:

In allen szintigraphischen Segmenten der gesamten untersuchten Patientengruppe nimmt die Impulsrate postoperativ geringfügig zu, was evtl. mit der etwas verbesserten Ruheperfusion in rekompensiertem Zustand in Verbindung gebracht werden kann.

Eindeutig läßt sich eine postoperative Ventrikelverkleinerung darstellen. Präoperativ beträgt die linksventrikuläre Matrixfläche im Mittel 845,57 Matrixpunkte ± 133,60 Matrixpunkte. Diese Fläche verkleinert sich postoperativ auf 708,20 ± 126,76 Matrixpunkte.

Wie in der Einleitung dieser Arbeit erwähnt, wurden quantitativ szintigraphische Methoden bisher erst in einer Studie aus der Arbeitsgruppe Büll (Bürger et al. 1979) vorgestellt.

Hier handelt es sich jedoch um Patienten mit einem chronischen linksventrikulären Aneurysma, die keinem Eingriff unterzogen wurden, wo also nicht die Wertigkeit der Szintigraphie zur Beurteilung eines Operationserfolgs geschildert wird.

Unsere Aussage über eine exakt quantifizierbare statistisch abgesicherte linksventrikuläre Verkleinerung nach Aneurysmaresektion stellte die erste Literaturmitteilung (Eichstädt et al. 1979b, 1980b, 1981a) zu dieser Fragestellung dar.

Mit herkömmlichen Methoden war es bisher nicht möglich, eine derartige Quantifizierung vorzunehmen. Die durchschnittliche postoperative Verkleinerung des linken Ventrikels beträgt 137,37 Matrixpunkte. Der Unterschied der präoperativen zur postoperativen Ventrikelgröße, beurteilt mit Hilfe des t-Tests für verbundene Stichproben ist auf dem 1-%-Niveau signifikant.

Nach unseren Beobachtungen verhielten sich linke Ventrikel nach Aneurysmaresektion trotz der Verkleinerung der Gesamtventrikelfläche dennoch nicht wie Normalventrikel, da das linksventrikuläre Cavum gegenüber Normalventrikeln postoperativ weiterhin erheblich vergrößert erschien. Wir hielten es deshalb für sinnvoll, einen diagnostischen Index aus dem Quotienten von Gesamtventrikelfläche und Ventrikelcavum vorzuschlagen, den wir „ventricle/cavity ratio" nennen. Dieser Index betrug im Mittel präoperativ 3,4 und postoperativ 3,5 und unterscheidet sich somit statistisch signifikant von dem Index gesunder Probanden, den wir mit $\bar{x} = 4{,}15$ bestimmt haben (Eichstädt et al. 1980b).

Mit weiteren statistischen Prüfungen zu dieser Patientengruppe wurde festgestellt, ob der oben angesprochene Parameter der Ventrikelgröße, bzw. der „ventricle/cavity ratio" mit verschiedenen anderen Variablen korreliert, z.B. mit einer zusätzlichen Bypassinsertion, mit der postoperativen Belastbarkeit oder mit dem subjektiven Beschwerdestadium nach der NYHA-Klassifikation.

Die wesentlichste Assoziation zeigte sich bei der Abhängigkeit der Ventrikelverkleinerung von einer zusätzlichen Bypassimplantation. Die Assoziation dieser beiden Variablen ist auf dem 5-%-Niveau signifikant, d.h. bei 11 Patienten mit einer zusätzlichen Bypassimplantation zeigten die postoperativen quantitativen Untersuchungen regelhaft eine Ventrikelverkleinerung, während z.B. eine postoperativ verbesserte Belastbarkeit oder eine fehlende Symptomatik auch ohne Ventrikelverkleinerung vorkommen konnten.

Ohne Bypassimplantation fühlten sich diejenigen Patienten auch subjektiv deutlich besser, bei denen wir mit einem signifikanten Anstieg der „ventricle/cavity ratio" um mehr als 0,5 auch eine Vergrößerung der gesamten Myokardmasse gegenüber dem Cavum nachweisen konnten. Die postoperative ergometrische Belastbarkeit zeigte den operativen Gewinn zunächst nicht so eindeutig, da diese Patienten mit subjektiv gutem Alltagsbefinden und signifikant verbesserter „cavity ratio" im Mittel nur 25 W leisteten (Abb. 85). Hier muß mitdiskutiert werden, daß die Ergometrie ohne objektivierbare EKG-Veränderungen eine rein patientenabhängige Untersuchungsmethode ist, deren Ergebnis sehr wesentlich von der Kooperation des Patienten bestimmt wird. Dagegen handelt es sich bei der Szintimetrie des linken Ventrikels um eine völlig patientenunabhängige Größe. Auch hierin sehen wir ein wesentliches Argument für die Verwendung dieses vorgeschlagenen Index.

Eine weitere wichtige Prüfmöglichkeit der Wertigkeit prä- und postoperativer Ventrikelgrößenbestimmungen eröffnete sich uns mit der intraoperativen Vermessung der resezierten Myokardflächen. Hierbei fand sich, daß die anatomische Resektionsfläche gut an die prä- und postoperative Differenz der Matrixfläche der Ventrikelgrößen auf einem Signifikanzniveau von 5% assoziiert war.

Nicht nur die Gesamtventrikelfläche und das linksventrikuläre Cavum lassen sich mit Hilfe der Matrixflächenberechnungen bestimmen, sondern auch die eigentliche Defektgröße in der präoperativen Zirkumferenz ist als Narbenfläche bestimmbar. Nach unseren Überlegungen mußte diese Narbenfläche bei Resektion des verursachenden Aneurysmas trotz Belassen eines narbigen Randsaums deutlich verkleinert werden. Auch diese Annahme ließ sich mathematisch belegen. Die postoperative Defektgröße war im Mittel um 16,47 Matrixpunkte kleiner als die präoperative Defektgröße. Erwar-

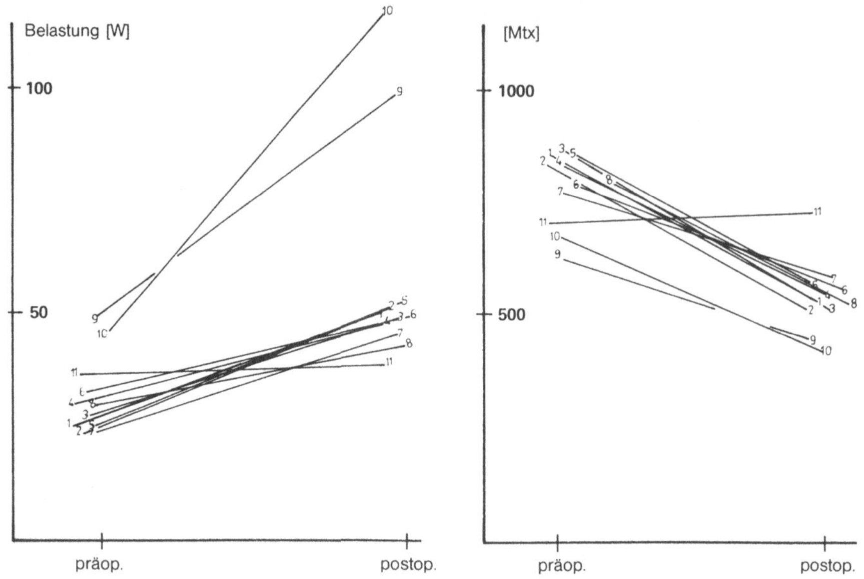


**Abb. 85.** Aneurysmektomie mit Bypassimplantation. Der postoperative Anstieg der Belastbarkeit geht mit deutlicher Herzverkleinerung einher. (Aus Eichstädt et al. 1981 a).

tungsgemäß fand sich bei den Patienten mit belassenem Randsaum eine geringere Defektverkleinerung, während bei den Patienten, die ohne Erhalt eines narbigen Randsaums operiert wurden, die Defektverkleinerung auffälliger war. Der Unterschied, beurteilt mit dem t-Test für verbundene Stichproben ist auf dem 5-%-Niveau signifikant.

Wenn man die prä- und postoperative Änderung der Ventrikelgröße und auch die prä- und postoperative Änderung der Resektionsfläche als unabhängige Variablen betrachtet und die Änderung der szintigraphischen Defektgröße als davon abhängige Variable erklärt, so findet man mit Hilfe einer multiplen linearen Regression, daß etwa 53% der Variabilität der abhängigen Variablen durch die Variation der beiden unabhängigen Variablen erklärt werden können. Diese Regressionsbeziehung ist auf dem 1-%-Niveau signifikant.

Betrachtet man die mathematische Bewertung der szintimetrischen Untersuchungen in der Aneurysmagruppe zusammenfassend, so kann folgendes festgestellt werden:

1) Die mit Hilfe der von uns vorgeschlagenen Matrixflächenberechnung ermittelte linksventrikuläre Größe bei Patienten nach transmuralen Myokardinfarkten mit ausgedehnten Ventrikelaneurysmen unterscheidet sich statistisch signifikant von der Ventrikelgröße bei Normalpersonen und kann somit als sinnvolle Bereicherung quantifizierbarer, nichtinvasiver Diagnostikparameter angesehen werden.
2) Der Quotient aus Gesamtventrikelfläche und Ventrikelcavum stellt eine über eine Rechnermatrix nachweisbare Größe geringer Variabilität dar, wobei dieser Quotient sich bei Patienten mit Vorderwandaneurysmata mit ca. 3:1 statistisch hochsignifikant von dem Quotienten gesunder Probanden unterscheidet, der bei ca. 4:1 liegt. Sonst kann nur die Echokardiographie gleichzeitig Außen- und Innenwand des linken Ventrikels darstellen. Mit der Quantifizierbarkeit diesbezüglicher szintigraphischer Grö-

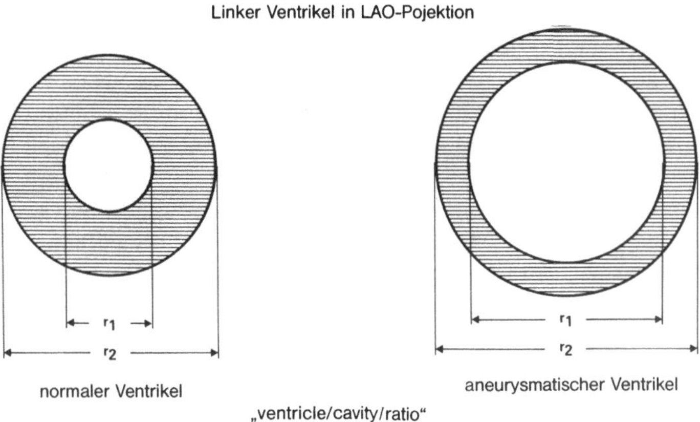


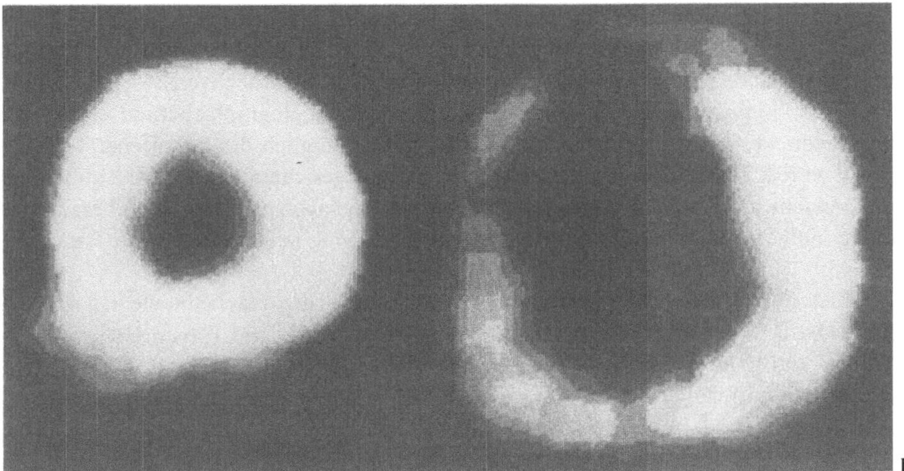


**Abb. 86 a, b.** Darstellung der „ventricle/cavity ratio“ eines Normalventrikels *(links)* und eines dilatierten Ventrikels nach Vorderwandinfarkt *(rechts)*, schematisch **(a)** und im Originalszintigramm **(b)**. (Aus Eichstädt et al. 1981 a).

ßen erhält der hier angesprochene Quotient den Wert eines diagnostischen Index (Abb. 86 a, b).

3) Die Resektionsfläche konnte mit Hilfe der Matrixflächenberechnung ebenfalls quantifiziert werden und war statistisch hochsignifikant an die intraoperativ vermessene anatomische Resektionsfläche assoziiert. Diese Übereinstimmung legt es nahe, daß mit der Matrixflächenberechnung ein wesentlicher Beitrag zur Infarktgrößenbestimmung geleistet werden kann; diese Fragestellung ist in der heutigen Kardiologie von höchstem Interesse.

## 2.3 Vergleichsgruppe und Vergleich aller untersuchten Gruppen

In szintigraphischen Untersuchungen an einer nicht vorselektierten Vergleichsgruppe sollten die von uns vorgeschlagenen Quantifizierungsparameter ihre diagnostische Tauglichkeit statistisch belegbar beweisen.

Es wurde eine Gruppe von 45 Patienten im Alter von 37–73 Jahren ($\bar{x} = 53{,}4$ Jahre) untersucht. Durch Berücksichtigung von Anamnese, Belastungs-EKG und Koronarangiographie konnte eine Unterteilung in 3 Untergruppen erfolgen: Es fanden sich koronargesunde Probanden, Patienten mit relevanten Koronarstenosen ohne vorausgegangenen Myokardinfarkt und schließlich Patienten mit Zustand nach Myokardinfarkt.

In diesem „zufälligen" Untersuchungsgut wurde überprüft, ob sich gesunde, ischämische und infarzierte linksventrikuläre Myokardsegmente szintigraphisch treffsicher voneinander unterscheiden lassen und ob zudem eine Möglichkeit besteht, die drei genannten Patientengruppen bezüglich der Flächenmaße des Gesamtventrikels und der Cavumgröße bzw. deren Quotienten sicher voneinander zu unterscheiden.

Zur Beurteilung der Szintigraphieergebnisse wurde eine zusätzliche Variable erzeugt, nämlich die prozentuale Abweichung des jeweiligen Meßwerts vom individuellen Maximalimpulswert mit den Wertebereichen: Abweichung um <15% unter den Maximalwert (Normalbereich der statistischen Impulsschwankungsbreite), Impulsabweichung zwischen 15 und 25% (diagnostischer Indifferenzbereich) und Abweichung um >25% unter den individuellen Maximalwert (gesicherter pathologischer Wert).

Eine Überprüfung der Sicherheit gegenüber dem Angiographiebefund ergab, daß bei 36 von 45 Patienten eine richtige Entscheidung bezüglich des betroffenen Gefäßes erzielt wurde. Dieses Ergebnis ist rechnerisch hoch abgesichert und liegt weit außerhalb des Bereichs statistischer Zufälligkeit, andererseits liegt auch eine 100%ige Übereinstimmung außerhalb des Konfidenzbereichs von 65%–87% ($\alpha = 0{,}05$) für den Wert 80% ($n = 45$).

Auch für die von uns vorgeschlagenen szintigraphischen Flächenmaße ließ sich die Brauchbarkeit statistisch sichern. Bezüglich der Ventrikel- und Cavumgrößen waren Vorder- und Hinterwandinfarkte wegen der relativ breiten Überlappungsbereiche rein rechnerisch und isoliert auf die Betrachtung von Flächen bezogen, nicht sicher unterscheidbar.

Eine bessere Trennung konnte jedoch zwischen den Gruppen Infarktherzen, ischämische Herzen und gesunde Herzen erzeugt werden, d.h. Infarktherzen – und hier besonders Vorderwandinfarkte – wiesen die weitaus größten Flächenparameter auf, während die Herzen gesunder Probanden im niedrigsten Bereich lagen.

Deutlich besser noch konnte die Richtigkeit der „ventricle/cavity ratio" in ihrem Voraussagewert für infarzierte und nichtinfarzierte Herzen bestätigt werden. Praktisch regelhaft wiesen Infarktherzen einen Quotienten <3:1 auf, während gesunde Herzen ausnahmslos einen Quotienten von mindestens 4:1 zwischen Gesamtventrikelfläche und Cavumfläche boten. Wir möchten nach diesen Berechnungen nochmals die hohe Wertigkeit dieses diagnostischen Index unterstreichen.

Einflüsse weiterer Variablen auf die Impulsbefunde, z.B. das Alter des Patienten, konnten mathematisch ausgeschlossen werden.

Der abschließende 3-Gruppen-Vergleich macht schließlich nochmals deutlich, daß die bei den Bypasspatienten gefundenen präoperativen Impulswerte mit den Impulswerten nicht vorselektierter Ischämiepatienten gut übereinstimmen und daß auch die Impulswerte im Narbenareal von Aneurysmapatienten den Impulswerten einer nicht vorselektierten Infarktgruppe exakt entsprechen. Bei gesichertem Operationserfolg werden bei Koronarkranken postoperativ Impulswerte erreicht, die auch bei gesunden Probanden einer Vergleichsgruppe gemessen werden können.

Die Überprüfung aller einzelnen Segmente nach den oben geschilderten Qualitäten „normale" und „unnormale" Impulsaufnahme erfolgte unter Anwendung der Varianzanalyse. Danach läßt sich rein rechnerisch darstellen, daß bei der vorliegenden Gruppierung als alleinige Quelle eines Impulsunterschieds zwischen den Impulsmittelwerten der 3 Gruppen tatsächlich die Klassifikation bezüglich gesund, ischämisch und infarziert angesehen werden kann. Die Varianzen sind zwar nicht gleich, jedoch zeigt sich ein deutlicher Mittelwertunterschied mit $\bar{x} = 35{,}9$ Impulse pro Matrixpunkt in koronargesunden Segmenten, $\bar{x} = 25{,}6$ Impulse pro Matrixpunkt für reproduzierbare Ischämien bei Patienten mit relevanten Koronarstenosen und $\bar{x} = 17{,}6$ Impulse pro Matrixpunkt für Patienten mit anamnestischen Myokardinfarkten.

Zusätzlich zur Mittelwertbildung der 3 Untergruppen lassen sich die Probanden auch anhand der Abweichung vom individuellen Maximalwert mathematisch gut voneinander trennen: Eine Grenze von 25% Abweichung vom Maximalwert in einem bestimmten Punkt des individuellen Myokardszintigramms, wie sie vor der Auswertung festgelegt worden war, vermag nach der statistischen Analyse eine gute Unterscheidung zwischen gesunden und kranken und eine besonders gute Unterscheidung zwischen gesunden und infarzierten Segmenten zu ermöglichen. Eine Unterscheidung von ischämischen und infarzierten Segmenten ist bei mathematischer Betrachtung dieses Parameters zwar auch möglich, jedoch muß dabei bereits mit einer Reihe von Fehlklassifikationen gerechnet werden, wie dies die statistische Auswertung belegt. Auch Infarkte unterschiedlicher Lokalisation unterscheiden sich im Prozentsatz des segmentalen Impulsratenabfalls nicht deutlich.

Mit weiteren Berechnungen wurde in dieser zufälligen Vergleichsgruppe die Übereinstimmung des Angiographie- und des Szintigraphiebefundes untersucht. Die szintigraphische Untersuchung wurde hierbei zum einem für sich allein und zum anderen im Zusammenhang mit dem Belastungs-EKG-Befund kontrolliert, da diese beiden Untersuchungen ja ohnehin immer zusammen durchgeführt wurden.

An dieser Stelle muß noch einmal besonders betont werden, daß die routinemäßige Szintigraphieuntersuchung im positiven Falle 3 klassische Koronarinsuffizienzparameter in einem Untersuchungsgang aufzeigen kann, nämlich die Angina-pectoris-Symptomatik, die ST-Streckensenkung im simultan aufgezeichneten EKG und die belastungsinduzierte Minderspeicherung im gleichzeitigen Myokardszintigramm.

Im Vergleich mit der Angiographie wurde hier ein Segment als ischämisch klassifiziert, falls neben einer bezüglich des individuellen maximalen Impulswerts mindestens um 25% erniedrigten Impulsrate im untersuchten Segment zusätzlich eine ST-Streckensenkung im Belastungs-EKG vorlag. Demgegenüber wurde eine szintigraphische Speicherverminderung bzw. ein Speicherdefekt von >25% Impulserniedrigung gegenüber dem Maximalimpulswert als infarziert eingeordnet, wenn bei der gleichzeitigen Belastungs-EKG-Untersuchung keine Ischämiekriterien provozierbar waren.

Das Pearsonsche $\chi^2$ und der Kontingenzkoeffizient zeigen einen starken Zusammenhang der szintigraphischen und der angiographischen Aussagen mit hoher Validität. Unter allen gebildeten Untersuchungspaaren ergaben sich 7 falsch-negative und 4 falsch-positive Beurteilungen durch die szintigraphische Methode.

Unter Aussparung der EKG-Befunde läßt sich, gemessen am angiographischen Referenzwert, szintigraphisch bei der heutigen Untersuchungsqualität rein statistisch mit absoluter Sicherheit eine Unterscheidung zwischen myokard-szintigraphisch „gesund" und „krank" erzielen, während die Subspezifizierung in „ischämisch" und „infarziert" nicht sehr sicher an Hand der Impulsraten, sondern nur an Hand des biphasischen Verhaltens eines Belastungsdefekts gegenüber einem Ruhedefekt erfolgt.

Wird hingegen das Belastungs-EKG mit hinzugezogen, ergeben sich im gesamten Untersuchungsgut nur 3 falsch-negative und keine falsch-positiven Klassifikationen.

Die räumliche Treffsicherheit bezüglich der Korrelation einzelner szintigraphischer Myokardsegmente und der einzelnen koronaren Versorgungstypen wurde in dieser Vergleichsgruppe ebenfalls statistisch überprüft. An der räumlichen Treffsicherheit der szintigraphischen Methode kann aufgrund des vorliegenden Materials nicht gezweifelt werden. Nach allen hier aufgeführten Berechnungen erscheint die quantifizierte Bearbeitung von Myokardszintigrammen mittels Impulsraten und Matrixflächen als abgesicherte verläßliche und sinnvolle Bereicherung der perioperativen Herzdiagnostik.

# Statistischer Anhang

Zum Verständnis der Kontingenzmaße im Statistikteil sei angemerkt, daß sie nur zwischen Tafeln gleicher Größe, d. h. Zeilen- und Spaltenzahl einen Vergleich des Zusammenhangs ermöglichen.

Will man die Werte miteinander vergleichen, so ist ein Korrekturfaktor zu empfehlen, wenn man sich allein auf den Contingency-COEF.C stützt:

Dann ist es nämlich möglich, nach Multiplikation mit 141,42 (für $2 \times 2$ Tafeln) bzw. 122,47 (für $3 \times 3$ Tafeln) die gefundenen Werte als Prozentsätze miteinander zu vergleichen.

## Zu Abb. 26

| MERKMAL | GRUPPIERUNG MERKMAL | SCHICHT | GESAMT ZAHL | MITTEL WERT | STANDARD ABWEICHUNG | K L E I N S T E R WERT | K L E I N S T E R STD.WERT | G R O E S S T E R WERT | G R O E S S T E R STD.WERT |
|---|---|---|---|---|---|---|---|---|---|
| SZ.AN.PR | | | 40 | 28.950 | 7.906 | 15.00 | -1.764 | 47.00 | 2.283 |
| | GRUPPE1 | N.ER. HW | 4 | 39.250 | 3.775 | 35.00 | -1.126 | 14.00 | 1.258 |
| | | SONST | 36 | 27.806 | 7.414 | 15.00 | -1.727 | 47.00 | 2.589 |
| SZ.AN.PO | | | 40 | 31.775 | 8.559 | 15.00 | -1.960 | 43.00 | 1.311 |
| | GRUPPE1 | N.ER. HW | 4 | 34.500 | 3.000 | 32.00 | -0.833 | 38.00 | 1.167 |
| | | SONST | 36 | 31.472 | 8.939 | 15.00 | -1.843 | 43.00 | 1.290 |
| SZ.IN.PR | | | 40 | 36.800 | 6.039 | 16.00 | -3.444 | 43.00 | 1.027 |
| | GRUPPE1 | N.ER. HW | 4 | 33.250 | 1.708 | 31.00 | -1.317 | 35.00 | 1.025 |
| | | SONST | 36 | 37.194 | 6.228 | 16.00 | -3.403 | 43.00 | 0.932 |
| SZ.IN.PO | | | 40 | 37.025 | 4.185 | 22.00 | -3.590 | 42.00 | 1.189 |
| | GRUPPE1 | N.ER. HW | 4 | 37.250 | 5.737 | 29.00 | -1.438 | 42.00 | 0.828 |
| | | SONST | 36 | 37.000 | 4.085 | 22.00 | -3.672 | 41.00 | 0.979 |
| SZ.SE.PR | | | 40 | 28.425 | 8.199 | 15.00 | -1.637 | 42.00 | 1.656 |
| | GRUPPE1 | N.ER. HW | 4 | 40.750 | 1.500 | 39.00 | -1.167 | 42.00 | 0.833 |
| | | SONST | 36 | 27.056 | 7.445 | 15.00 | -1.619 | 41.00 | 1.873 |
| SZ.SE.PO | | | 40 | 33.100 | 7.001 | 16.00 | -2.442 | 39.00 | 0.843 |
| | GRUPPE1 | N.ER. HW | 4 | 36.500 | 2.646 | 33.00 | -1.323 | 39.00 | 0.945 |
| | | SONST | 36 | 32.722 | 7.249 | 16.00 | -2.307 | 39.00 | 0.866 |
| SZ.PO.PR | | | 40 | 37.600 | 4.771 | 25.00 | -2.641 | 45.00 | 1.551 |
| | GRUPPE1 | N.ER. HW | 4 | 33.000 | 2.449 | 31.00 | -0.816 | 36.00 | 1.225 |
| | | SONST | 36 | 38.111 | 4.707 | 25.00 | -2.785 | 45.00 | 1.463 |
| SZ.PO.PO | | | 40 | 37.800 | 3.639 | 22.00 | -4.342 | 42.00 | 1.154 |
| | GRUPPE1 | N.ER. HW | 4 | 35.000 | 3.559 | 30.00 | -1.405 | 38.00 | 0.843 |
| | | SONST | 36 | 38.111 | 3.560 | 22.00 | -4.526 | 42.00 | 1.092 |

## Zu Abb. 27

| MERKMAL | GRUPPIERUNG MERKMAL | SCHICHT | GESAMT ZAHL | MITTEL WERT | STANDARD ABWEICHUNG | K L E I N S T E R WERT | K L E I N S T E R STD.WERT | G R O E S S T E R WERT | G R O E S S T E R STD.WERT |
|---|---|---|---|---|---|---|---|---|---|
| ALTER | | | 40 | 51.275 | 6.097 | 39.00 | -2.013 | 65.00 | 2.251 |
| | GRUPPE1 | N.ER. HW | 4 | 49.500 | 5.802 | 42.00 | -1.293 | 55.00 | 0.948 |
| | | SONST | 36 | 51.472 | 6.176 | 39.00 | -2.019 | 65.00 | 2.190 |
| BEL.PRAE | | | 40 | 81.875 | 35.350 | 25.00 | -1.609 | 150.00 | 1.927 |
| | GRUPPE1 | N.ER. HW | 4 | 81.250 | 47.324 | 50.00 | -0.660 | 150.00 | 1.453 |
| | | SONST | 36 | 81.944 | 34.647 | 25.00 | -1.644 | 150.00 | 1.964 |
| ST.PRAE | | | 40 | 0.240 | 0.126 | 0.00 | -1.910 | 0.50 | 2.069 |
| | GRUPPE1 | N.ER. HW | 4 | 0.225 | 0.050 | 0.20 | -0.500 | 0.30 | 1.500 |
| | | SONST | 36 | 0.242 | 0.132 | 0.00 | -1.834 | 0.50 | 1.961 |
| EF | | | 40 | 56.075 | 11.755 | 30.00 | -2.218 | 75.00 | 1.610 |
| | GRUPPE1 | N.ER. HW | 4 | 61.000 | 4.082 | 56.00 | -1.225 | 66.00 | 1.225 |
| | | SONST | 36 | 55.528 | 12.225 | 30.00 | -2.088 | 75.00 | 1.593 |
| VENTR | | | 19 | 628.579 | 223.384 | 398.00 | -1.032 | 1150.00 | 2.334 |
| | GRUPPE1 | N.ER. HW | 4 | 451.000 | 43.886 | 419.00 | -0.729 | 512.00 | 1.390 |
| | | SONST | 15 | 675.933 | 228.763 | 398.00 | -1.215 | 1150.00 | 2.072 |
| CAVUM | | | 19 | 239.316 | 118.629 | 131.00 | -0.913 | 534.00 | 2.484 |
| | GRUPPE1 | N.ER. HW | 4 | 145.750 | 10.178 | 131.00 | -1.449 | 153.00 | 0.712 |
| | | SONST | 15 | 264.267 | 122.079 | 132.00 | -1.083 | 534.00 | 2.210 |
| BEL.POST | | | 40 | 114.375 | 23.944 | 75.00 | -1.644 | 150.00 | 1.488 |
| | GRUPPE1 | N.ER. HW | 4 | 93.750 | 12.500 | 75.00 | -1.500 | 100.00 | 0.500 |
| | | SONST | 36 | 116.667 | 23.905 | 75.00 | -1.743 | 150.00 | 1.394 |
| ST.POST | | | 16 | 0.181 | 0.040 | 0.10 | -2.016 | 0.20 | 0.465 |
| | GRUPPE1 | N.ER. HW | 4 | 0.200 | 0.000 | 0.20 | 0.000 | 0.20 | 0.000 |
| | | SONST | 12 | 0.175 | 0.045 | 0.10 | -1.658 | 0.20 | 0.553 |

```
************
* SZ.IN.PR - 29.71    *
************
                                        MEAN          3.5400
   T STATISTIC  P VALUE  D. F.          STD DEV       1.7078
                                        S.E.M.        0.8539
       4.15       0.025      3          SAMPLE SIZE        4
                                        MAXIMUM       5.2900
                                        MINIMUM       1.2900      H        H    H    H
                                                                MIN-------------------MAX
                                                                   AN H =      1 CASES
```

| MERKMAL | GRUPPIERUNG MERKMAL | SCHICHT | GESAMT ZAHL | MITTEL WERT | STANDARD ABWEICHUNG | K L E I N S T E R WERT | K L E I N S T E R STD.WERT | G R O E S S T E R WERT | G R O E S S T E R STD.WERT |
|---|---|---|---|---|---|---|---|---|---|
| ALTER | | | 40 | 51.275 | 6.097 | 39.00 | -2.013 | 65.00 | 2.251 |
| | GRUPPE2 | N.ER. VW | 3 | 49.667 | 4.509 | 45.00 | -1.035 | 54.00 | 0.961 |
| | | SONST | 37 | 51.405 | 6.238 | 39.00 | -1.989 | 65.00 | 2.179 |
| BEL.PRAE | | | 40 | 81.875 | 35.350 | 25.00 | -1.609 | 150.00 | 1.927 |
| | GRUPPE2 | N.ER. VW | 3 | 75.000 | 25.000 | 50.00 | -1.000 | 100.00 | 1.000 |
| | | SONST | 37 | 82.432 | 36.260 | 25.00 | -1.584 | 150.00 | 1.863 |
| ST.PRAE | | | 40 | 0.240 | 0.126 | 0.00 | -1.910 | 0.50 | 2.069 |
| | GRUPPE2 | N.ER. VW | 3 | 0.167 | 0.153 | 0.00 | -1.091 | 0.30 | 0.873 |
| | | SONST | 37 | 0.246 | 0.124 | 0.00 | -1.986 | 0.50 | 2.052 |
| EF | | | 40 | 56.075 | 11.755 | 30.00 | -2.218 | 75.00 | 1.610 |
| | GRUPPE2 | N.ER. VW | 3 | 41.667 | 14.224 | 32.00 | -0.680 | 58.00 | 1.148 |
| | | SONST | 37 | 57.243 | 10.943 | 30.00 | -2.490 | 75.00 | 1.623 |
| VENTR | | | 19 | 628.579 | 223.384 | 398.00 | -1.032 | 1150.00 | 2.334 |
| | GRUPPE2 | N.ER. VW | 3 | 679.667 | 165.004 | 529.00 | -0.913 | 856.00 | 1.069 |
| | | SONST | 16 | 619.000 | 235.861 | 398.00 | -0.937 | 1150.00 | 2.251 |
| CAVUM | | | 19 | 239.316 | 118.629 | 131.00 | -0.913 | 534.00 | 2.484 |
| | GRUPPE2 | N.ER. VW | 3 | 276.000 | 85.808 | 179.00 | -1.130 | 342.00 | 0.769 |
| | | SONST | 16 | 232.438 | 124.844 | 131.00 | -0.813 | 534.00 | 2.416 |
| BEL.POST | | | 40 | 114.375 | 23.944 | 75.00 | -1.644 | 150.00 | 1.488 |
| | GRUPPE2 | N.ER. VW | 3 | 125.000 | 25.000 | 100.00 | -1.000 | 150.00 | 1.000 |
| | | SONST | 37 | 113.514 | 24.004 | 75.00 | -1.604 | 150.00 | 1.520 |
| ST.POST | | | 16 | 0.181 | 0.040 | 0.10 | -2.016 | 0.20 | 0.465 |
| | GRUPPE2 | N.ER. VW | 0 | | | | | | |
| | | SONST | 16 | 0.181 | 0.040 | 0.10 | -2.016 | 0.20 | 0.465 |

| MERKMAL | GRUPPIERUNG MERKMAL | SCHICHT | GESAMT ZAHL | MITTEL WERT | STANDARD ABWEICHUNG | K L E I N S T E R WERT | K L E I N S T E R STD.WERT | G R O E S S T E R WERT | G R O E S S T E R STD.WERT |
|---|---|---|---|---|---|---|---|---|---|
| SZ.AN.PR | | | 40 | 28.950 | 7.906 | 15.00 | -1.764 | 47.00 | 2.283 |
| | GRUPPE2 | N.ER. VW | 3 | 20.000 | 4.359 | 15.00 | -1.147 | 23.00 | 0.688 |
| | | SONST | 37 | 29.676 | 7.710 | 18.00 | -1.514 | 47.00 | 2.247 |
| SZ.AN.PO | | | 40 | 31.775 | 8.559 | 15.00 | -1.960 | 43.00 | 1.311 |
| | GRUPPE2 | N.ER. VW | 3 | 29.667 | 6.028 | 24.00 | -0.940 | 36.00 | 1.051 |
| | | SONST | 37 | 31.946 | 8.772 | 15.00 | -1.932 | 43.00 | 1.260 |
| SZ.IN.PR | | | 40 | 36.800 | 6.039 | 16.00 | -3.444 | 43.00 | 1.027 |
| | GRUPPE2 | N.ER. VW | 3 | 40.333 | 2.309 | 39.00 | -0.577 | 43.00 | 1.155 |
| | | SONST | 37 | 36.514 | 6.172 | 16.00 | -3.324 | 43.00 | 1.051 |
| SZ.IN.PO | | | 40 | 37.025 | 4.185 | 22.00 | -3.590 | 42.00 | 1.189 |
| | GRUPPE2 | N.ER. VW | 3 | 38.667 | 2.082 | 37.00 | -0.801 | 41.00 | 1.121 |
| | | SONST | 37 | 36.892 | 4.300 | 22.00 | -3.463 | 42.00 | 1.188 |

| MERKMAL | GRUPPIERUNG MERKMAL | SCHICHT | GESAMT ZAHL | MITTEL WERT | STANDARD ABWEICHUNG | K L E I N S T E R WERT | K L E I N S T E R STD.WERT | G R O E S S T E R WERT | G R O E S S T E R STD.WERT |
|---|---|---|---|---|---|---|---|---|---|
| SZ.SE.PR | | | 40 | 28.425 | 8.199 | 15.00 | -1.637 | 42.00 | 1.656 |
| | GRUPPE2 | N.ER. VW | 3 | 21.000 | 2.646 | 19.00 | -0.756 | 24.00 | 1.134 |
| | | SONST | 37 | 29.027 | 8.214 | 15.00 | -1.708 | 42.00 | 1.579 |
| SZ.SE.PO | | | 40 | 33.100 | 7.001 | 16.00 | -2.442 | 39.00 | 0.843 |
| | GRUPPE2 | N.ER. VW | 3 | 34.667 | 3.215 | 31.00 | -1.141 | 37.00 | 0.726 |
| | | SONST | 37 | 32.973 | 7.232 | 16.00 | -2.347 | 39.00 | 0.833 |
| SZ.PO.PR | | | 40 | 37.600 | 4.771 | 25.00 | -2.641 | 45.00 | 1.551 |
| | GRUPPE2 | N.ER. VW | 3 | 41.000 | 1.000 | 40.00 | -1.000 | 42.00 | 1.000 |
| | | SONST | 37 | 37.324 | 4.854 | 25.00 | -2.539 | 45.00 | 1.581 |
| SZ.PO.PO | | | 40 | 37.800 | 3.639 | 22.00 | -4.342 | 42.00 | 1.154 |
| | GRUPPE2 | N.ER. VW | 3 | 39.667 | 0.577 | 39.00 | -1.155 | 40.00 | 0.577 |
| | | SONST | 37 | 37.649 | 3.743 | 22.00 | -4.180 | 42.00 | 1.162 |

```
************
* SZ.SE.PR. - 18.25   *
************
                                  MEAN          2.7500
T STATISTIC  P VALUE  D. F.       STD DEV       2.6458
                                  S.E.M.        1.5275
    1.80       0.214     2        SAMPLE SIZE        3
                                  MAXIMUM       5.7500
                                  MINIMUM       0.7500    H  H              H
                                                        MIN-------------------MAX
                                                           AN H =     1 CASES
```

# Zu Tabelle 11

```
************
* SZ.IN.PR *                               GROUP      1 SONST      2 HW             1 SONST   (N=  33)        2 HW      (N=   7)
************                               MEAN        38.3030      29.7143
       STATISTICS     P VALUE  D. F.       STD DEV      4.9528       5.9362                      H
                                           S.E.M.       0.8622       2.2437                      H
                                           SAMPLE SIZE      33            7                      H
T (POOLED)         4.03  0.000   38        MAXIMUM     43.0000      35.0000                      HHH              X
                                           MINIMUM     16.0000      19.0000      H          HH HHHHHH      X  X     XXXX
F(FOR VARIANCES)  1.44  0.463    6,   32                                        MIN-------------------MAX MIN-------------------MA
(
                                                                                   AN H =     3 CASES          AN X =    1 CASES

************
* SZ.SE.PR *                               GROUP      1 SONST      2 VW             1 SONST   (N=  28)        2 VW      (N=  12)
************                               MEAN        32.7857      18.2500                H
       STATISTICS     P VALUE  D. F.       STD DEV      5.3773       2.4541                H
                                           S.E.M.       1.0162       0.7084                HH             X
T (SEPARATE)      11.73  0.000  37.7       SAMPLE SIZE      28           12              H HH      H      XX
                                           MAXIMUM     42.0000      24.0000             HHHHH  H HHH     XXXX
                                           MINIMUM     22.0000      15.0000          H  HHHHH HH HHH     XXXX  X
F(FOR VARIANCES)  4.80  0.009   27,   11                                        MIN-------------------MAX MIN-------------------MA

                                                                                   AN H =     1 CASES          AN X =    1 CASES

************
* VENTR    *                               GROUP      2 VW         3 HW             2 VW      (N-  12)        3 HW      (N=   7)
*****    ***                               MEAN       725.4167     462.5714
       STATISTICS     P VALUE  D. F.       STD DEV    228.5012      55.4192
                                           S.E.M.      65.9626      20.9465
T (SEPARATE)       3.80  0.002  13.1       SAMPLE SIZE      12            7       HH                   X
                                           MAXIMUM   1150.0000     548.0000       HH                   X  X
                                           MINIMUM    529.0000     398.0000       HH H H   H H   HH    XXXX
F(FOR VARIANCES) 17.00  0.002   11,    6                                        MIN-------------------MAX MIN-------------------MA

                                                                                   AN H =     1 CASES          AN X =    1 CASES


************
* VENTR/CAVUM                              GROUP      2 VW         3 HW             2 VW      (N-  12)        3 HW      (N-   7)
************                               MEAN         2.6022       3.0574
       STATISTICS     P VALUE  D. F.       STD DEV .    0.3461       0.1629
                                           S.E.M.       0.0999       0.0616                                       X
T (SEPARATE)      -3.88  0.001  16.6       SAMPLE SIZE      12            7                                       X
                                           MAXIMUM      3.0000       3.3464     HH          H  H                  X
                                           MINIMUM      2.1303       2.8503     HH    H HH H HH               X  X  X X
F(FOR   IANCES)  4.51  0.077   11,    6                                         MIN-------------------MAX MIN-------------------MA

                                                                                   AN H =     1 CASES          AN X =    1 CASES
```

## Zu Tabelle 13 und Abb. 39

| MERKMAL | GRUPPIERUNG | | GESAMT | MITTEL | STANDARD | K L E I N S T E R | | G R O E S S T E R | |
|---|---|---|---|---|---|---|---|---|---|
| | MERKMAL | SCHICHT | ZAHL | WERT | ABWEICHUNG | WERT | STD.WERT | WERT | STD.WERT |
| ALTER | | | 40 | 51.275 | 6.097 | 39.00 | -2.013 | 65.00 | 2.251 |
| | BYP.LAD | + | 39 | 51.564 | 5.893 | 39.00 | -2.132 | 65.00 | 2.280 |
| | | - | 1 | 40.000 | 0.000 | 40.00 | 0.000 | 40.00 | 0.000 |
| BEL.PRAE | | | 40 | 81.875 | 35.350 | 25.00 | -1.609 | 150.00 | 1.927 |
| | BYP.LAD | + | 39 | 81.410 | 35.688 | 25.00 | -1.581 | 150.00 | 1.922 |
| | | - | 1 | 100.000 | 0.000 | 100.00 | 0.000 | 100.00 | 0.000 |
| ST.PRAE | | | 40 | 0.240 | 0.126 | 0.00 | -1.910 | 0.50 | 2.069 |
| | BYP.LAD | + | 39 | 0.241 | 0.127 | 0.00 | -1.896 | 0.50 | 2.037 |
| | | - | 1 | 0.200 | 0.000 | 0.20 | 0.000 | 0.20 | 0.000 |
| EF | | | 40 | 56.075 | 11.755 | 30.00 | -2.218 | 75.00 | 1.610 |
| | BYP.LAD | + | 39 | 56.282 | 11.834 | 30.00 | -2.221 | 75.00 | 1.582 |
| | | - | 1 | 48.000 | 0.000 | 48.00 | 0.000 | 48.00 | 0.000 |
| VENTR | | | 19 | 628.579 | 223.384 | 398.00 | -1.032 | 1150.00 | 2.334 |
| | BYP.LAD | + | 18 | 633.056 | 228.982 | 398.00 | -1.027 | 1150.00 | 2.258 |
| | | - | 1 | 548.000 | 0.000 | 548.00 | 0.000 | 548.00 | 0.000 |
| CAVUM | | | 19 | 239.316 | 118.629 | 131.00 | -0.913 | 534.00 | 2.484 |
| | BYP.LAD | + | 18 | 242.500 | 121.230 | 131.00 | -0.920 | 534.00 | 2.405 |
| | | - | 1 | 182.000 | 0.000 | 182.00 | 0.000 | 182.00 | 0.000 |
| BEL.POST | | | 40 | 114.375 | 23.944 | 75.00 | -1.644 | 150.00 | 1.488 |
| | BYP.LAD | + | 39 | 114.744 | 24.142 | 75.00 | -1.646 | 150.00 | 1.460 |
| | | - | 1 | 100.000 | 0.000 | 100.00 | 0.000 | 100.00 | 0.000 |
| ST.POST | | | 16 | 0.181 | 0.040 | 0.10 | -2.016 | 0.20 | 0.465 |
| | BYP.LAD | + | 15 | 0.180 | 0.041 | 0.10 | -1.932 | 0.20 | 0.483 |
| | | - | 1 | 0.200 | 0.000 | 0.20 | 0.000 | 0.20 | 0.000 |

| MERKMAL | GRUPPIERUNG | | GESAMT | MITTEL | STANDARD | K L E I N S T E R | | G R O E S S T E R | |
|---|---|---|---|---|---|---|---|---|---|
| | MERKMAL | SCHICHT | ZAHL | WERT | ABWEICHUNG | WERT | STD.WERT | WERT | STD.WERT |
| SZ.AN.PR | | | 40 | 28.950 | 7.906 | 15.00 | -1.764 | 47.00 | 2.283 |
| | BYP.LAD | + | 39 | 28.487 | 7.441 | 15.00 | -1.813 | 44.00 | 2.085 |
| | | - | 1 | 47.000 | 0.000 | 47.00 | 0.000 | 47.00 | 0.000 |
| SZ.AN.PO | | | 40 | 31.775 | 8.559 | 15.00 | -1.960 | 43.00 | 1.311 |
| | BYP.LAD | + | 39 | 31.487 | 8.472 | 15.00 | -1.946 | 42.00 | 1.241 |
| | | - | 1 | 43.000 | 0.000 | 43.00 | 0.000 | 43.00 | 0.000 |
| SZ.IN.PR | | | 40 | 36.800 | 6.039 | 16.00 | -3.444 | 43.00 | 1.027 |
| | BYP.LAD | + | 39 | 37.256 | 5.374 | 16.00 | -3.955 | 43.00 | 1.069 |
| | | - | 1 | 19.000 | 0.000 | 19.00 | 0.000 | 19.00 | 0.000 |
| SZ.IN.PO | | | 40 | 37.025 | 4.185 | 22.00 | -3.590 | 42.00 | 1.189 |
| | BYP.LAD | + | 39 | 37.205 | 4.079 | 22.00 | -3.727 | 42.00 | 1.175 |
| | | - | 1 | 30.000 | 0.000 | 30.00 | 0.000 | 30.00 | 0.000 |
| SZ.SE.PR | | | 40 | 28.425 | 8.199 | 15.00 | -1.637 | 42.00 | 1.656 |
| | BYP.LAD | + | 39 | 28.103 | 8.045 | 15.00 | -1.629 | 42.00 | 1.727 |
| | | - | 1 | 41.000 | 0.000 | 41.00 | 0.000 | 41.00 | 0.000 |
| SZ.SE.PO | | | 40 | 33.100 | 7.001 | 16.00 | -2.442 | 39.00 | 0.843 |
| | BYP.LAD | + | 39 | 32.949 | 7.026 | 16.00 | -2.412 | 39.00 | 0.861 |
| | | - | 1 | 39.000 | 0.000 | 39.00 | 0.000 | 39.00 | 0.000 |
| SZ.PO.PR | | | 40 | 37.600 | 4.771 | 25.00 | -2.641 | 45.00 | 1.551 |
| | BYP.LAD | + | 39 | 37.846 | 4.568 | 25.00 | -2.812 | 45.00 | 1.566 |
| | | - | 1 | 28.000 | 0.000 | 28.00 | 0.000 | 28.00 | 0.000 |
| SZ.PO.PO | | | 40 | 37.800 | 3.639 | 22.00 | -4.342 | 42.00 | 1.154 |
| | BYP.LAD | + | 39 | 37.949 | 3.561 | 22.00 | -4.479 | 42.00 | 1.138 |
| | | - | 1 | 32.000 | 0.000 | 32.00 | 0.000 | 32.00 | 0.000 |

| MERKMAL | GRUPPIERUNG MERKMAL | SCHICHT | GESAMT ZAHL | MITTEL WERT | STANDARD ABWEICHUNG | KLEINSTER WERT | KLEINSTER STD.WERT | GROESSTER WERT | GROESSTER STD.WERT |
|---|---|---|---|---|---|---|---|---|---|
| ALTER | | | 40 | 51.275 | 6.097 | 39.00 | -2.013 | 65.00 | 2.251 |
| | BYP.LCX | + | 23 | 52.478 | 6.089 | 42.00 | -1.721 | 65.00 | 2.056 |
| | | - | 17 | 49.647 | 5.894 | 39.00 | -1.806 | 63.00 | 2.265 |
| BEL.PRAE | | | 40 | 81.875 | 35.350 | 25.00 | -1.609 | 150.00 | 1.927 |
| | BYP.LCX | + | 23 | 73.913 | 35.738 | 25.00 | -1.369 | 150.00 | 2.129 |
| | | - | 17 | 92.647 | 32.793 | 25.00 | -2.063 | 150.00 | 1.749 |
| ST.PRAE | | | 40 | 0.240 | 0.126 | 0.00 | -1.910 | 0.50 | 2.069 |
| | BYP.LCX | + | 23 | 0.270 | 0.118 | 0.00 | -2.276 | 0.50 | 1.945 |
| | | - | 17 | 0.200 | 0.127 | 0.00 | -1.569 | 0.40 | 1.569 |

| MERKMAL | GRUPPIERUNG MERKMAL | SCHICHT | GESAMT ZAHL | MITTEL WERT | STANDARD ABWEICHUNG | KLEINSTER WERT | KLEINSTER STD.WERT | GROESSTER WERT | GROESSTER STD.WERT |
|---|---|---|---|---|---|---|---|---|---|
| EF | | | 40 | 56.075 | 11.755 | 30.00 | -2.218 | 75.00 | 1.610 |
| | BYP.LCX | + | 23 | 53.609 | 11.953 | 30.00 | -1.975 | 75.00 | 1.790 |
| | | - | 17 | 59.412 | 10.943 | 32.00 | -2.505 | 72.00 | 1.150 |
| VENTR | | | 19 | 628.579 | 223.384 | 398.00 | -1.032 | 1150.00 | 2.334 |
| | BYP.LCX | + | 11 | 630.727 | 231.671 | 398.00 | -1.005 | 1150.00 | 2.241 |
| | | - | 8 | 625.625 | 227.210 | 419.00 | -0.909 | 1085.00 | 2.022 |
| CAVUM | | | 19 | 239.316 | 118.629 | 131.00 | -0.913 | 534.00 | 2.484 |
| | BYP.LCX | + | 11 | 242.364 | 122.063 | 132.00 | -0.904 | 534.00 | 2.389 |
| | | - | 8 | 235.125 | 121.935 | 131.00 | -0.854 | 493.00 | 2.115 |
| BEL.POST | | | 40 | 114.375 | 23.944 | 75.00 | -1.644 | 150.00 | 1.488 |
| | BYP.LCX | + | 23 | 111.957 | 23.681 | 75.00 | -1.561 | 150.00 | 1.607 |
| | | - | 17 | 117.647 | 24.630 | 75.00 | -1.732 | 150.00 | 1.314 |
| ST.POST | | | 16 | 0.181 | 0.040 | 0.10 | -2.016 | 0.20 | 0.465 |
| | BYP.LCX | + | 12 | 0.175 | 0.045 | 0.10 | -1.658 | 0.20 | 0.553 |
| | | - | 4 | 0.200 | 0.000 | 0.20 | 0.000 | 0.20 | 0.000 |

| MERKMAL | GRUPPIERUNG MERKMAL | SCHICHT | GESAMT ZAHL | MITTEL WERT | STANDARD ABWEICHUNG | KLEINSTER WERT | KLEINSTER STD.WERT | GROESSTER WERT | GROESSTER STD.WERT |
|---|---|---|---|---|---|---|---|---|---|
| SZ.AN.PR | | | 40 | 28.950 | 7.906 | 15.00 | -1.764 | 47.00 | 2.283 |
| | BYP.LCX | + | 23 | 28.739 | 7.399 | 18.00 | -1.451 | 41.00 | 1.657 |
| | | - | 17 | 29.235 | 8.772 | 15.00 | -1.623 | 47.00 | 2.025 |
| SZ.AN.PO | | | 40 | 31.775 | 8.559 | 15.00 | -1.960 | 43.00 | 1.311 |
| | BYP.LCX | + | 23 | 31.043 | 8.901 | 15.00 | -1.802 | 42.00 | 1.231 |
| | | - | 17 | 32.765 | 8.235 | 18.00 | -1.793 | 43.00 | 1.243 |
| SZ.IN.PR | | | 40 | 36.800 | 6.039 | 16.00 | -3.444 | 43.00 | 1.027 |
| | BYP.LCX | + | 23 | 36.043 | 6.371 | 16.00 | -3.146 | 43.00 | 1.092 |
| | | - | 17 | 37.824 | 5.582 | 19.00 | -3.372 | 42.00 | 0.748 |
| SZ.IN.PO | | | 40 | 37.025 | 4.185 | 22.00 | -3.590 | 42.00 | 1.189 |
| | BYP.LCX | + | 23 | 36.826 | 4.811 | 22.00 | -3.081 | 42.00 | 1.075 |
| | | - | 17 | 37.294 | 3.274 | 29.00 | -2.533 | 41.00 | 1.132 |
| SZ.SE.PR | | | 40 | 28.425 | 8.199 | 15.00 | -1.637 | 42.00 | 1.656 |
| | BYP.LCX | + | 23 | 28.000 | 8.634 | 15.00 | -1.506 | 42.00 | 1.622 |
| | | - | 17 | 29.000 | 7.794 | 17.00 | -1.540 | 41.00 | 1.540 |
| SZ.SE.PO | | | 40 | 33.100 | 7.001 | 16.00 | -2.442 | 39.00 | 0.843 |
| | BYP.LCX | + | 23 | 32.304 | 7.784 | 16.00 | -2.095 | 39.00 | 0.860 |
| | | - | 17 | 34.176 | 5.833 | 18.00 | -2.773 | 39.00 | 0.827 |
| SZ.PO.PR | | | 40 | 37.600 | 4.771 | 25.00 | -2.641 | 45.00 | 1.551 |
| | BYP.LCX | + | 23 | 36.739 | 5.136 | 25.00 | -2.285 | 45.00 | 1.608 |
| | | - | 17 | 38.765 | 4.085 | 28.00 | -2.635 | 43.00 | 1.037 |
| SZ.PO.PO | | | 40 | 37.800 | 3.639 | 22.00 | -4.342 | 42.00 | 1.154 |
| | BYP.LCX | + | 23 | 37.783 | 4.101 | 22.00 | -3.849 | 42.00 | 1.029 |
| | | - | 17 | 37.824 | 3.026 | 30.00 | -2.586 | 41.00 | 1.050 |

| MERKMAL | GRUPPIERUNG | | GESAMT | MITTEL | STANDARD | K L E I N S T E R | | G R O E S S T E R | |
|---|---|---|---|---|---|---|---|---|---|
| | MERKMAL | SCHICHT | ZAHL | WERT | ABWEICHUNG | WERT | STD.WERT | WERT | STD.WERT |
| ALTER | | | 40 | 51.275 | 6.097 | 39.00 | -2.013 | 65.00 | 2.251 |
| | BYP.RCA | + | 27 | 52.481 | 6.290 | 40.00 | -1.984 | 65.00 | 1.990 |
| | | - | 13 | 48.769 | 5.003 | 39.00 | -1.953 | 56.00 | 1.445 |
| BEL.PRAE | | | 40 | 81.875 | 35.350 | 25.00 | -1.609 | 150.00 | 1.927 |
| | BYP.RCA | + | 27 | 77.778 | 38.188 | 25.00 | -1.382 | 150.00 | 1.891 |
| | | - | 13 | 90.385 | 28.022 | 25.00 | -2.333 | 125.00 | 1.235 |
| ST.PRAE | | | 40 | 0.240 | 0.126 | 0.00 | -1.910 | 0.50 | 2.069 |
| | BYP.RCA | + | 27 | 0.267 | 0.096 | 0.00 | -2.776 | 0.50 | 2.429 |
| | | - | 13 | 0.185 | 0.163 | 0.00 | -1.136 | 0.40 | 1.325 |
| EF | | | 40 | 56.075 | 11.755 | 30.00 | -2.218 | 75.00 | 1.610 |
| | BYP.RCA | + | 27 | 53.667 | 10.774 | 30.00 | -2.197 | 68.00 | 1.330 |
| | | - | 13 | 61.077 | 12.546 | 32.00 | -2.318 | 75.00 | 1.110 |
| VENTR | | | 19 | 628.579 | 223.384 | 398.00 | -1.032 | 1150.00 | 2.334 |
| | BYP.RCA | + | 14 | 595.857 | 215.792 | 398.00 | -0.917 | 1150.00 | 2.568 |
| | | - | 5 | 720.200 | 242.841 | 531.00 | -0.779 | 1085.00 | 1.502 |
| CAVUM | | | 19 | 239.316 | 118.629 | 131.00 | -0.913 | 534.00 | 2.484 |
| | BYP.RCA | + | 14 | 224.929 | 113.423 | 131.00 | -0.828 | 534.00 | 2.725 |
| | | - | 5 | 279.600 | 136.983 | 177.00 | -0.749 | 493.00 | 1.558 |
| BEL.POST | | | 40 | 114.375 | 23.944 | 75.00 | -1.644 | 150.00 | 1.488 |
| | BYP.RCA | + | 27 | 108.333 | 21.926 | 75.00 | -1.520 | 150.00 | 1.900 |
| | | - | 13 | 126.923 | 23.852 | 75.00 | -2.177 | 150.00 | 0.968 |
| ST.POST | | | 16 | 0.181 | 0.040 | 0.10 | -2.016 | 0.20 | 0.465 |
| | BYP.RCA | + | 15 | 0.180 | 0.041 | 0.10 | -1.932 | 0.20 | 0.483 |
| | | - | 1 | 0.200 | 0.000 | 0.20 | 0.000 | 0.20 | 0.000 |

| MERKMAL | GRUPPIERUNG | | GESAMT | MITTEL | STANDARD | K L E I N S T E R | | G R O E S S T E R | |
|---|---|---|---|---|---|---|---|---|---|
| | MERKMAL | SCHICHT | ZAHL | WERT | ABWEICHUNG | WERT | STD.WERT | WERT | STD.WERT |
| SZ.AN.PR | | | 40 | 28.950 | 7.906 | 15.00 | -1.764 | 47.00 | 2.283 |
| | BYP.RCA | + | 27 | 30.037 | 8.131 | 18.00 | -1.480 | 47.00 | 2.086 |
| | | - | 13 | 26.692 | 7.192 | 15.00 | -1.626 | 35.00 | 1.155 |
| SZ.AN.PO | | | 40 | 31.775 | 8.559 | 15.00 | -1.960 | 43.00 | 1.311 |
| | BYP.RCA | + | 27 | 31.926 | 8.562 | 15.00 | -1.977 | 43.00 | 1.293 |
| | | - | 13 | 31.462 | 8.894 | 18.00 | -1.514 | 40.00 | 0.960 |
| SZ.IN.PR | | | 40 | 36.800 | 6.039 | 16.00 | -3.444 | 43.00 | 1.027 |
| | BYP.RCA | + | 27 | 35.444 | 6.947 | 16.00 | -2.799 | 43.00 | 1.088 |
| | | - | 13 | 39.615 | 1.121 | 38.00 | -1.441 | 42.00 | 2.127 |
| SZ.IN.PO | | | 40 | 37.025 | 4.185 | 22.00 | -3.590 | 42.00 | 1.189 |
| | BYP.RCA | + | 27 | 36.519 | 4.949 | 22.00 | -2.934 | 42.00 | 1.108 |
| | | - | 13 | 38.077 | 1.441 | 36.00 | -1.441 | 41.00 | 2.028 |
| SZ.SE.PR | | | 40 | 28.425 | 8.199 | 15.00 | -1.637 | 42.00 | 1.656 |
| | BYP.RCA | + | 27 | 29.222 | 8.811 | 15.00 | -1.614 | 42.00 | 1.450 |
| | | - | 13 | 26.769 | 6.772 | 17.00 | -1.443 | 36.00 | 1.363 |
| SZ.SE.PO | | | 40 | 33.100 | 7.001 | 16.00 | -2.442 | 39.00 | 0.843 |
| | BYP.RCA | + | 27 | 33.111 | 6.985 | 16.00 | -2.450 | 39.00 | 0.843 |
| | | - | 13 | 33.077 | 7.320 | 18.00 | -2.060 | 39.00 | 0.809 |
| SZ.PO.PR | | | 40 | 37.600 | 4.771 | 25.00 | -2.641 | 45.00 | 1.551 |
| | BYP.RCA | + | 27 | 35.963 | 4.879 | 25.00 | -2.247 | 43.00 | 1.442 |
| | | - | 13 | 41.000 | 1.958 | 38.00 | -1.532 | 45.00 | 2.043 |
| SZ.PO.PO | | | 40 | 37.800 | 3.639 | 22.00 | -4.342 | 42.00 | 1.154 |
| | BYP.RCA | + | 27 | 37.074 | 4.104 | 22.00 | -3.673 | 42.00 | 1.200 |
| | | - | 13 | 39.308 | 1.702 | 36.00 | -1.943 | 42.00 | 1.582 |

INSP.ANT

| | EQ./EQ. | O.B. 1.00 | NARBIG 2.00 | TOTAL |
|---|---|---|---|---|
| SZ.KR.AN - | 1.00 | 12 | 0 I | 12 |
| (I) | 2.00 | 2 | 0 I | 2 |
| I | 3.00 | 8 | 1 I | 9 |
| (N) | 4.00 | 1 | 2 I | 3 |
| N | 5.00 | 3 | 11 I | 14 |
| | TOTAL | 26 | 14 | 40 |

INSP.INF

| | EQ./EQ. | O.B. 1.00 | NARBIG 2.00 | TOTAL |
|---|---|---|---|---|
| SZ.KR.IN - | 1.00 | 29 | 0 I | 29 |
| (I) | 2.00 | 0 | 0 I | 0 |
| I | 3.00 | 5 | 1 I | 6 |
| (N) | 4.00 | 1 | 1 I | 2 |
| N | 5.00 | 1 | 2 I | 3 |
| | TOTAL | 36 | 4 | 40 |

THE FOLLOWING TABLE IS ANALYZED.

| BYP.RCA R | BYP.LAD L | INSP.ANTI A | I | INSP.INF(I) O.B. | NARBIG |
|---|---|---|---|---|---|
| + | + | O.B. | I | 15 | 2 |
| | | NARBIG | I | 8 | 1 |
| | - | O.B. | I | 0 | 1 |
| | | NARBIG | I | 0 | 0 |
| - | + | O.B. | I | 8 | 0 |
| | | NARBIG | I | 5 | 0 |
| | - | O.B. | I | 0 | 0 |
| | | NARBIG | I | 0 | 0 |

THE TOTAL FREQUENCY IS 40

MARGINAL TOTALS
INSP.INF(I)

| O.B. | NARBIG |
|---|---|
| 36 | 4 |

MARGINAL TOTALS
INSP.ANT(A)

| O.B. | NARBIG |
|---|---|
| 26 | 14 |

MARGINAL TOTALS
BYP.LAD (L)

| + | - |
|---|---|
| 39 | 1 |

MARGINAL TOTALS
BYP.RCA (R)

| + | - |
|---|---|
| 27 | 13 |

MARGINAL TOTALS

| INSP.ANTI A | I | INSP.INF(I) O.B. | NARBIG |
|---|---|---|---|
| O.B. | I | 23 | 3 |
| NARBIG | I | 13 | 1 |

MARGINAL TOTALS

| BYP.LAD L | I | INSP.INF(I) O.B. | NARBIG |
|---|---|---|---|
| + | I | 36 | 3 |
| - | I | 0 | 1 |

MARGINAL TOTALS

| BYP.RCA R | I | INSP.INF(I) O.B. | NARBIG |
|---|---|---|---|
| + | I | 23 | 4 |
| - | I | 13 | 0 |

MARGINAL TOTALS

| BYP.LAD L | I | INSP.ANT(A) O.B. | NARBIG |
|---|---|---|---|
| + | I | 25 | 14 |
| - | I | 1 | 0 |

MARGINAL TOTALS

| BYP.RCA R | I | INSP.ANT(A) O.B. | NARBIG |
|---|---|---|---|
| + | I | 18 | 9 |
| - | I | 8 | 5 |

MARGINAL TOTALS

| BYP.RCA R | I | BYP.LAD (L) + | - |
|---|---|---|---|
| + | I | 26 | 1 |
| - | I | 13 | 0 |

MARGINAL TOTALS

| BYP.LAD L | INSP.ANTI A | I | INSP.INF(I) O.B. | NARBIG |
|---|---|---|---|---|
| + | O.B. | I | 23 | 2 |
| | NARBIG | I | 13 | 1 |
| | | I | | |
| - | O.B. | I | 0 | 1 |
| | NARBIG | I | 0 | 0 |

MARGINAL TOTALS

| BYP.RCA R | INSP.ANTI A | I | INSP.INF(I) O.B. | NARBIG |
|---|---|---|---|---|
| + | O.B. | I | 15 | 3 |
| | NARBIG | I | 8 | 1 |
| | | I | | |
| - | O.B. | I | 8 | 0 |
| | NARBIG | I | 5 | 0 |

MARGINAL TOTALS

| BYP.RCA R | BYP.LAD L | I | INSP.INF(I) O.B. | NARBIG |
|---|---|---|---|---|
| + | + | I | 23 | 3 |
| | - | I | 0 | 1 |
| | | I | | |
| - | + | I | 13 | 0 |
| | - | I | 0 | 0 |

MARGINAL TOTALS

| BYP.RCA R | BYP.LAD L | I | INSP.ANT(A) O.B. | NARBIG |
|---|---|---|---|---|
| + | + | I | 17 | 9 |
| | - | I | 1 | 0 |
| | | I | | |
| - | + | I | 8 | 5 |
| | - | I | 0 | 0 |

## Zu Tabelle 15

BYP.LAD+

| | EQ./EQ. | - 1.00 | + 2.00 | STEN 3.00 | VERSCHL 4.00 | | TOTAL |
|---|---|---|---|---|---|---|---|
| LAD.POST - | 1.00 | 1 | 0 | 0 | 0 | I | 1 |
| 50/60% | 2.00 | 0 | 1 | 0 | 0 | I | 1 |
| 70/75% | 3.00 | 0 | 9 | 0 | 1 | I | 10 |
| 90% | 4.00 | 0 | 10 | 1 | 1 | I | 12 |
| 99% | 5.00 | 0 | 10 | 0 | 4 | I | 14 |
| 100% | 6.00 | 0 | 1 | 0 | 1 | I | 2 |
| | TOTAL | 1 | 31 | 1 | 7 | | 40 |

| STATISTIC | VALUE | D.F. | PROB. |
|---|---|---|---|
| PEARSON CHISQUARE | 46.125 | 15 | 0.0001 |

BYP.LCX+

| | EQ./EQ. | - 1.00 | + 2.00 | STEN 3.00 | VERSCHL 4.00 | | TOTAL |
|---|---|---|---|---|---|---|---|
| LCX.POST - | 1.00 | 18 | 0 | 0 | 0 | I | 18 |
| 50/60% | 2.00 | 0 | 10 | 0 | 1 | I | 11 |
| 70/75% | 3.00 | 0 | 7 | 0 | 1 | I | 8 |
| 90% | 4.00 | 0 | 0 | 0 | 0 | I | 0 |
| 99% | 5.00 | 0 | 3 | 0 | 0 | I | 3 |
| 100% | 6.00 | 0 | 0 | 0 | 0 | I | 0 |
| | TOTAL | 18 | 20 | 0 | 2 | | 40 |

| STATISTIC | VALUE | D.F. | PROB. |
|---|---|---|---|
| PEARSON CHISQUARE | 40.750 | 6 | 0.0000 |

BYP.RCA+

| | EQ./EQ. | - 1.00 | + 2.00 | STEN 3.00 | VERSCHL 4.00 | | TOTAL |
|---|---|---|---|---|---|---|---|
| RCA.POST - | 1.00 | 12 | 0 | 0 | 0 | I | 12 |
| 50/60% | 2.00 | 0 | 5 | 0 | 4 | I | 9 |
| 70/75% | 3.00 | 0 | 6 | 0 | 2 | I | 8 |
| 90% | 4.00 | 0 | 4 | 0 | 0 | I | 4 |
| 99% | 5.00 | 0 | 3 | 0 | 2 | I | 5 |
| 100% | 6.00 | 0 | 0 | 0 | 2 | I | 2 |
| | TOTAL | 12 | 18 | 0 | 10 | | 40 |

| STATISTIC | VALUE | D.F. | PROB. |
|---|---|---|---|
| PEARSON CHISQUARE | 49.373 | 10 | 0.0000 |

## Zu Tabelle 17

NARB.ANT

| | | JA | NEIN | |
|---|---|---|---|---|
| | LE./EQ. | 1.00 | 2.00 | TOTAL |
| SZ.AN.DI | <=-20% -20.0 | 0 | 2 I | 2 |
| | -20%_20% 20.0 | 10 | 15 I | 25 |
| | >=20% MAX. | 2 | 11 I | 13 |
| | TOTAL | 12 | 28 | 40 |

NARB.SEP

| | | JA | NEIN | |
|---|---|---|---|---|
| | LE./EQ. | 1.00 | 2.00 | TOTAL |
| SZ.SE.DI | <=-20% -20.0 | 0 | 2 I | 2 |
| | -20%_20% 20.0 | 0 | 21 I | 21 |
| | >=20% MAX. | 0 | 17 I | 17 |
| | TOTAL | 0 | 40 | 40 |

NARB.POS

| | | JA | NEIN | |
|---|---|---|---|---|
| | LE./EQ. | 1.00 | 2.00 | TOTAL |
| SZ.PO.DI | <=-20% -20.0 | 0 | 0 I | 0 |
| | -20%_20% 20.0 | 0 | 38 I | 38 |
| | >=20% MAX. | 0 | 2 I | 2 |
| | TOTAL | 0 | 40 | 40 |

| STATISTIC | VALUE | D.F. | PROB. |
|---|---|---|---|
| PEARSON CHISQUARE | 3.370 | 2 | 0.1854 |

NARB.INF

| | | JA | NEIN | |
|---|---|---|---|---|
| | LE./EQ. | 1.00 | 2.00 | TOTAL |
| SZ.IN.DI | <=-20% -20.0 | 0 | 1 I | 1 |
| | -20%_20% 20.0 | 4 | 30 I | 34 |
| | >=20% MAX. | 3 | 2 I | 5 |
| | TOTAL | 7 | 33 | 40 |

| STATISTIC | VALUE | D.F. | PROB. |
|---|---|---|---|
| PEARSON CHISQUARE | 7.242 | 2 | 0.0268 |

## Zu Abb. 52

IMPULSRATENVERBESSERUNG BEI PAT. A.A., L.W., P.R. UND L.F.

| T STATISTIC | D. F. | | |
|---|---|---|---|
| | | MEAN | 8.0000 |
| | | STD DEV | 2.0000 |
| | | S.E.M. | 1.0000 |
| 8.00 | 3 | SAMPLE SIZE | 4 |
| | | MAXIMUM | 11.0000 |
| | | MINIMUM | 7.0000 |

```
H
H
H              H
MIN--------------------MAX
   AN H =     1 CASES
```

## Zu Abb. 54

IMPULSRATENVERBESSERUNG BEI PAT. J.W. UND S.E.

| T STATISTIC | D. F. | | |
|---|---|---|---|
| | | MEAN | 13.5000 |
| | | STD DEV | 0.7071 |
| | | S.E.M. | 0.5000 |
| 27.00 | 1 | SAMPLE SIZE | 2 |
| | | MAXIMUM | 14.0000 |
| | | MINIMUM | 13.0000 |

```
H              H
MIN--------------------MAX
   AN H =     1 CASES
```

## Zu Tabelle 18

GROUP STRUCTURE

| BYP.LAD | COUNT |
|---|---|
| + | 39. |
| - | 1. |

GROUP STRUCTURE

| BYP.RCA | COUNT |
|---|---|
| + | 27. |
| - | 13. |

CELL MEANS FOR 1-ST DEPENDENT VARIABLE

| BYP.LAD = | R | + | - | MARGINAL |
|---|---|---|---|---|
| SZ.AN.PR | 1 | 28.48718 | 47.00000 | 28.95000 |
| SZ.AN.PO | 2 | 31.48718 | 43.00000 | 31.77500 |
| MARGINAL | | 29.98718 | 45.00000 | 30.36250 |
| COUNT | | 39 | 1 | 40 |

CELL MEANS FOR 1-ST DEPENDENT VARIABLE

| BYP.RCA = | R | + | - | MARGINAL |
|---|---|---|---|---|
| SZ.IN.PR | 1 | 35.44444 | 39.61538 | 36.80000 |
| SZ.IN.PO | 2 | 36.51852 | 38.07692 | 37.02500 |
| MARGINAL | | 35.98148 | 38.84615 | 36.91250 |
| COUNT | | 27 | 13 | 40 |

STANDARD DEVIATIONS FOR 1-ST DEPENDENT VARIABLE

| BYP.LAD = | R | + | - |
|---|---|---|---|
| SZ.AN.PR | 1 | 7.44054 | 0.00000 |
| SZ.AN.PO | 2 | 8.47247 | 0.00000 |

STANDARD DEVIATIONS FOR 1-ST DEPENDENT VARIABLE

| BYP.RCA = | R | + | - |
|---|---|---|---|
| SZ.IN.PR | 1 | 6.94668 | 1.12090 |
| SZ.IN.PO | 2 | 4.94874 | 1.44115 |

ANALYSIS OF VARIANCE FOR 1-ST
DEPENDENT VARIABLE - SZ.AN.PR SZ.AN.PO

| SOURCE | SUM OF SQUARES | DEGREES OF FREEDOM | MEAN SQUARE | F | TAIL PROBABILITY |
|---|---|---|---|---|---|
| R | 0.48750 | 1 | 0.48750 | 0.02 | 0.8805 |

ANALYSIS OF VARIANCE FOR 1-ST
DEPENDENT VARIABLE - SZ.IN.PR SZ.IN.PO

| SOURCE | SUM OF SQUARES | DEGREES OF FREEDOM | MEAN SQUARE | F | TAIL PROBABILITY |
|---|---|---|---|---|---|
| R | 0.94619 | 1 | 0.94619 | 0.09 | 0.7686 |

```
************
* SZ.IN.DI *  VARIABLE NUMBER   4         GROUP       1 +          2 -              1 +       (N=  27)         2 -        (N=  13)
************                              MEAN          1.0741      -1.5385          H
        STATISTICS    P VALUE  D. F.      STD DEV       5.5673       1.0500          H                           X
                                          S.E.M.        1.0714       0.2912          H                           X
T (SEPARATE)       2.35  0.025   29.6     SAMPLE SIZE       27           13          H                           X
                                          MAXIMUM      16.0000       1.0000         HH     H                     X
                                          MINIMUM      -8.0000      -3.0000      H HHHH  HH HHH H   H           XX X
F(FOR VARIANCES) 28.11  0.000   26,   12                                        MIN------------------MAX MIN------------------MA

                                                                                  AN H =     2 CASES          AN X =    2 CASES
```

GROUP STRUCTURE

| BYP.LAD | COUNT |
|---|---|
| + | 39. |
| - | 1. |

CELL MEANS FOR 1-ST DEPENDENT VARIABLE

| BYP.LAD = | R | + | - | MARGINAL |
|---|---|---|---|---|
| SZ.SE.PR | 1 | 28.10256 | 41.00000 | 28.42500 |
| SZ.SE.PO | 2 | 32.94872 | 39.00000 | 33.10000 |
| MARGINAL | | 30.52564 | 40.00000 | 30.76250 |
| COUNT | | 39 | 1 | 40 |

STANDARD DEVIATIONS FOR 1-ST DEPENDENT VARIABLE

| BYP.LAD = | R | + | - |
|---|---|---|---|
| SZ.SE.PR | 1 | 8.04525 | 0.00000 |
| SZ.SE.PO | 2 | 7.02607 | 0.00000 |

ANALYSIS OF VARIANCE FOR 1-ST
DEPENDENT VARIABLE - SZ.SE.PR SZ.SE.PO

| SOURCE | SUM OF SQUARES | DEGREES OF FREEDOM | MEAN SQUARE | F | TAIL PROBABILITY |
|---|---|---|---|---|---|
| R | 3.94904 | 1 | 3.94904 | 0.11 | 0.7410 |

GROUP STRUCTURE

| BYP.LCX | COUNT |
|---|---|
| + | 23. |
| - | 17. |

CELL MEANS FOR 1-ST DEPENDENT VARIABLE

| BYP.LCX = | R | + | - | MARGINAL |
|---|---|---|---|---|
| SZ.PO.PR | 1 | 36.73913 | 38.76471 | 37.60000 |
| SZ.PO.PO | 2 | 37.78261 | 37.82353 | 37.80000 |
| MARGINAL | | 37.26087 | 38.29412 | 37.70000 |
| COUNT | | 23 | 17 | 40 |

STANDARD DEVIATIONS FOR 1-ST DEPENDENT VARIABLE

| BYP.LCX = | R | + | - |
|---|---|---|---|
| SZ.PO.PR | 1 | 5.13648 | 4.08548 |
| SZ.PO.PO | 2 | 4.10052 | 3.02563 |

ANALYSIS OF VARIANCE FOR 1-ST
DEPENDENT VARIABLE - SZ.PO.PR SZ.PO.PO

| | SOURCE | SUM OF SQUARES | DEGREES OF FREEDOM | MEAN SQUARE | F | TAIL PROBABILITY |
|---|---|---|---|---|---|---|
| | MEAN | 111602.27161 | 1 | 111602.27161 | 3546.10 | 0.0000 |
| | BYP.LCX | 20.87161 | 1 | 20.87161 | 0.66 | 0.4205 |
| 1 | ERROR | 1195.92839 | 38 | 31.47180 | | |
| | R | 0.05115 | 1 | 0.05115 | 0.01 | 0.9149 |
| | RB | 19.25115 | 1 | 19.25115 | 4.36 | 0.0436 |
| 2 | ERROR | 167.94885 | 38 | 4.41971 | | |

## Zu Tabelle 22

LAD.PRAE

| | | LE./EQ. | - 1.00 | 50/60% 2.00 | 70/75% 3.00 | 90% 4.00 | 99% 5.00 | 100% 6.00 | | TOTAL |
|---|---|---|---|---|---|---|---|---|---|---|
| SZ.AN.DI | <=-20% | -20.0 | 0 | 0 | 0 | 0 | 2 | 0 | I | 2 |
| | -20%_20% | 20.0 | 1 | 2 | 9 | 6 | 5 | 2 | I | 25 |
| | >=20% | MAX. | 0 | 0 | 1 | 5 | 7 | 0 | I | 13 |
| | | TOTAL | 1 | 2 | 10 | 11 | 14 | 2 | | 40 |

| STATISTIC | VALUE | D.F. | PROB. |
|---|---|---|---|
| PEARSON CHISQUARE | 12.838 | 10 | 0.2329 |

RCA.PRAE

| | | LE./EQ. | - 1.00 | 50/60% 2.00 | 70/75% 3.00 | 90% 4.00 | 99% 5.00 | 100% 6.00 | | TOTAL |
|---|---|---|---|---|---|---|---|---|---|---|
| SZ.IN.DI | <=-20% | -20.0 | 0 | 0 | 1 | 0 | 0 | 0 | I | 1 |
| | -20%_20% | 20.0 | 12 | 10 | 5 | 1 | 4 | 2 | I | 34 |
| | >=20% | MAX. | 0 | 0 | 1 | 3 | 1 | 0 | I | 5 |
| | | TOTAL | 12 | 10 | 7 | 4 | 5 | 2 | | 40 |

| STATISTIC | VALUE | D.F. | PROB. |
|---|---|---|---|
| PEARSON CHISQUARE | 22.953 | 10 | 0.0109 |

LAD.PRAE

| | | LE./EQ. | - 1.00 | 50/60% 2.00 | 70/75% 3.00 | 90% 4.00 | 99% 5.00 | 100% 6.00 | | TOTAL |
|---|---|---|---|---|---|---|---|---|---|---|
| SZ.SE.DI | <=-20% | -20.0 | 0 | 0 | 0 | 0 | 2 | 0 | I | 2 |
| | -20%_20% | 20.0 | 1 | 2 | 9 | 3 | 4 | 2 | I | 21 |
| | >=20% | MAX. | 0 | 0 | 1 | 8 | 8 | 0 | I | 17 |
| | | TOTAL | 1 | 2 | 10 | 11 | 14 | 2 | | 40 |

| STATISTIC | VALUE | D.F. | PROB. |
|---|---|---|---|
| PEARSON CHISQUARE | 19.083 | 10 | 0.0392 |

LCX.PRAE

| | | LE./EQ. | - 1.00 | 50/60% 2.00 | 70/75% 3.00 | 90% 4.00 | 99% 5.00 | 100% 6.00 | | TOTAL |
|---|---|---|---|---|---|---|---|---|---|---|
| SZ.PO.DI | <=-20% | -20.0 | 0 | 0 | 0 | 0 | 0 | 0 | I | 0 |
| | -20%_20% | 20.0 | 18 | 13 | 5 | 0 | 2 | 0 | I | 38 |
| | >=20% | MAX. | 0 | 1 | 0 | 0 | 1 | 0 | I | 2 |
| | | TOTAL | 18 | 14 | 5 | 0 | 3 | 0 | | 40 |

| STATISTIC | VALUE | D.F. | PROB. |
|---|---|---|---|
| PEARSON CHISQUARE | 6.416 | 3 | 0.0930 |

LAD.PRAE

| | | - | 50/60% | 70/75% | 90% | 99% | 100% | | |
|---|---|---|---|---|---|---|---|---|---|
| | LE./EQ. | 1.00 | 2.00 | 3.00 | 4.00 | 5.00 | 6.00 | | TOTAL |
| SZ.AN.DI <=-10% | -10.0 | 0 | 0 | 3 | 0 | 4 | 1 | I | 8 |
| -10%_10% | 10.0 | 1 | 2 | 2 | 4 | 1 | 1 | I | 11 |
| >=10% | MAX. | 0 | 0 | 5 | 7 | 9 | 0 | I | 21 |
| | TOTAL | 1 | 2 | 10 | 11 | 14 | 2 | | 40 |

..........................................................................................

| STATISTIC | VALUE | D.F. | PROB. |
|---|---|---|---|
| PEARSON CHISQUARE | 16.712 | 10 | 0.0810 |

RCA.PRAE

| | | - | 50/60% | 70/75% | 90% | 99% | 100% | | |
|---|---|---|---|---|---|---|---|---|---|
| | LE./EQ. | 1.00 | 2.00 | 3.00 | 4.00 | 5.00 | 6.00 | | TOTAL |
| SZ.IN.DI <=-10% | -10.0 | 0 | 0 | 1 | 0 | 1 | 0 | I | 2 |
| -10%_10% | 10.0 | 12 | 10 | 5 | 0 | 1 | 2 | I | 30 |
| >=10% | MAX. | 0 | 0 | 1 | 4 | 3 | 0 | I | 8 |
| | TOTAL | 12 | 10 | 7 | 4 | 5 | 2 | | 40 |

..........................................................................................

| STATISTIC | VALUE | D.F. | PROB. |
|---|---|---|---|
| PEARSON CHISQUARE | 33.600 | 10 | 0.0002 |

LAD.PRAE

| | | - | 50/60% | 70/75% | 90% | 99% | 100% | | |
|---|---|---|---|---|---|---|---|---|---|
| | LE./EQ. | 1.00 | 2.00 | 3.00 | 4.00 | 5.00 | 6.00 | | TOTAL |
| SZ.SE.DI <=-10% | -10.0 | 0 | 0 | 2 | 1 | 2 | 0 | I | 5 |
| -10%_10% | 10.0 | 1 | 2 | 4 | 1 | 2 | 1 | I | 11 |
| >=10% | MAX. | 0 | 0 | 4 | 9 | 10 | 1 | I | 24 |
| | TOTAL | 1 | 2 | 10 | 11 | 14 | 2 | | 40 |

..........................................................................................

| STATISTIC | VALUE | D.F. | PROB. |
|---|---|---|---|
| PEARSON CHISQUARE | 13.805 | 10 | 0.1821 |

LCX.PRAE

| | | - | 50/60% | 70/75% | 90% | 99% | 100% | | |
|---|---|---|---|---|---|---|---|---|---|
| | LE./EQ. | 1.00 | 2.00 | 3.00 | 4.00 | 5.00 | 6.00 | | TOTAL |
| SZ.PO.DI <=-10% | -10.0 | 0 | 1 | 0 | 0 | 0 | 0 | I | 1 |
| -10%_10% | 10.0 | 17 | 9 | 4 | 0 | 2 | 0 | I | 32 |
| >=10% | MAX. | 1 | 4 | 1 | 0 | 1 | 0 | I | 7 |
| | TOTAL | 18 | 14 | 5 | 0 | 3 | 0 | | 40 |

..........................................................................................

| STATISTIC | VALUE | D.F. | PROB. |
|---|---|---|---|
| PEARSON CHISQUARE | 5.721 | 6 | 0.4551 |

## Zu Tabelle 23

| | | BYP.PAT | | | |
|---|---|---|---|---|---|
| | | BY OFF | BY VER | GEF VER | |
| | EQ./EQ. | 1.00 | 2.00 | 3.00 | TOTAL |
| IMPULS | >20% 1.00 | 0 | 0 | 2 | 2 |
| | SCH SPEI 2.00 | 3 | 6 | 0 | 9 |
| | >20% VER 3.00 | 24 | 0 | 0 | 24 |
| | GUT SPEI 4.00 | 42 | 10 | 1 | 53 |
| | TOTAL | 69 | 16 | 3 | 88 |

| STATISTIC | VALUE | D.F. | PROB. |
|---|---|---|---|
| PEARSON CHISQUARE | 77.929 | 6 | 0.0000 |

ADJUSTED STANDARDIZED DEVIATIONS =(OBSERVED-EXPECTED)/STANDARD DEVIATION OF THE NUMERATOR

| | | BYP.PAT | | |
|---|---|---|---|---|
| | | BY OFF | BY VER | GEF VER |
| | EQ./EQ. | 1.00 | 2.00 | 3.00 |
| IMPULS | >20% 1.00 | -2.73 | -0.67 | 7.61 |
| | SCH SPEI 2.00 | -3.47 | 3.98 | -0.59 |
| | >20% VER 3.00 | 3.01 | -2.71 | -1.08 |
| | GUT SPEI 4.00 | 0.23 | 0.21 | -0.97 |

## Zu Tabelle 27 sowie Abb. 71 und 72

R.AP.PO VS R.AP.PR

CELL FREQUENCY COUNTS

| | | R.AP.PR | | |
|---|---|---|---|---|
| | | TYPISCHE | KEINE | |
| | EQ./EQ. | 1.00 | 2.00 | TOTAL |
| R.AP.PO | TYPISCHE 1.00 | 4 | 1 | 5 |
| | KEINE 2.00 | 9 | 16 | 25 |
| | TOTAL | 13 | 17 | 30 |

MCNEMAR'S TEST FOR SYMMETRY 6.400 1 0.0114

R.DYS.PO VS R.DYS.PR

CELL FREQUENCY COUNTS

| | | R.DYS.PR | | |
|---|---|---|---|---|
| | | JA | NEIN | |
| | EQ./EQ. | 1.00 | 2.00 | TOTAL |
| R.DYS.PO | JA 1.00 | 1 | 1 | 2 |
| | NEIN 2.00 | 6 | 22 | 28 |
| | TOTAL | 7 | 23 | 30 |

MCNEMAR'S TEST FOR SYMMETRY 3.571 1 0.0588

## Zu Tabelle 28

```
                                   B.DYS.PO        VS  B.DYS.PR

        CELL FREQUENCY COUNTS
        ---------------------
                                    B.DYS.PR

                           JA       NEIN               NOT
                EQ./EQ.   1.00      2.00     TOTAL    COUNTED

B.DYS.PO JA       1.00       9         1  I   10         0
         NEIN     2.00       2        16  I   18         2
                          -------- --------
                 TOTAL      11        17      28
```

```
..................................................................

        MCNEMAR'S TEST FOR SYMMETRY   0.333       1  0.5637
```

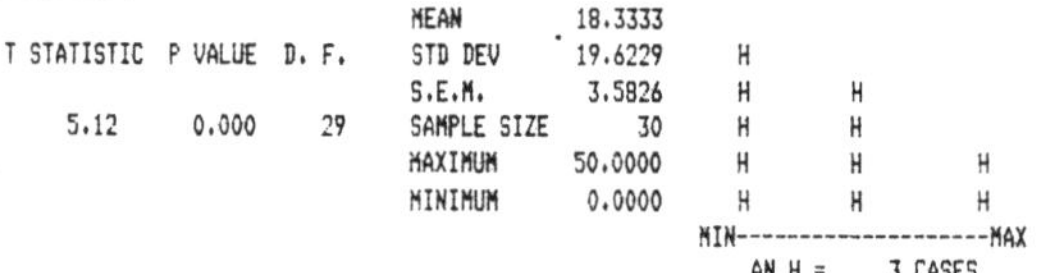

```
 ************
 * BEL.DIF  *
 ************
                                   MEAN          18.3333
   T STATISTIC  P VALUE  D. F.     STD DEV       19.6229     H
                                   S.E.M.         3.5826     H        H
       5.12       0.000     29     SAMPLE SIZE        30     H        H
                                   MAXIMUM       50.0000     H        H          H
                                   MINIMUM        0.0000     H        H          H
                                                          MIN-------------------MAX
                                                              AN H =      3 CASES
```

R.EKG.PR

| | | EQ./EQ. | O.B 1.00 | INF.NAR 2.00 | AS.NARB 3.00 | AUSG.VW 4.00 | RUH.ST 5.00 | AL.NARB 6.00 | | TOTAL |
|---|---|---|---|---|---|---|---|---|---|---|
| R.EKG.PO | O.B | 1.00 | 0 | 0 | 0 | 0 | 0 | 0 | I | 0 |
| | INF.NARB | 2.00 | 0 | 1 | 0 | 0 | 0 | 0 | I | 1 |
| | AS.NARB | 3.00 | 0 | 0 | 3 | 0 | 0 | 0 | I | 3 |
| | AUSG.VW | 4.00 | 0 | 0 | 0 | 19 | 0 | 0 | I | 19 |
| | RUH.ST | 5.00 | 0 | 0 | 0 | 0 | 0 | 0 | I | 0 |
| | AL.NAR | 6.00 | 0 | 0 | 0 | 0 | 0 | 7 | I | 7 |
| | TOTAL | | 0 | 1 | 3 | 19 | 0 | 7 | | 30 |

```
************
* VEN.DIF  *
************
                                 MEAN         -137.3667
 T STATISTIC  P VALUE  D. F.     STD DEV        74.4370
                                 S.E.M.         13.5903                H H H
    -10.11      0.000     29     SAMPLE SIZE         30                H H H
                                 MAXIMUM        -4.0000        H HH  HHHHHH
                                 MINIMUM      -313.0000     HH  H HHH HHHHHHH HH
                                                          MIN-------------------MAX
                                                              AN H =      1 CASES

************
* V/C.DIF  *
************
                                 MEAN           0.1065                  H
 T STATISTIC  P VALUE  D. F.     STD DEV        1.1838                  H
                                 S.E.M.         0.2161                  HH
     0.49       0.626     29     SAMPLE SIZE        30                  HH
                                 MAXIMUM        1.7289                  HH    H
                                 MINIMUM       -4.1267      H  H        HHHHHH H
                                                          MIN-------------------MAX
                                                              AN H =      2 CASES
```

## Zu Tabelle 27 und 29

```
                          R.AP.PR

                     TYPISCHE KEINE
              LE./EQ.   1.00     2.00     TOTAL

DEF.PR.% <= 20    20.0      5        4  I    9
         > 20    MAX.       8       13  I   21
                        -------- --------
             TOTAL         13       17      30

.............................................................

STATISTIC                      VALUE    D.F.   PROB.
PEARSON CHISQUARE              0.782       1  0.3765
```

```
                                     RHYTMUS

                               JA       NEIN
              LE./EQ.        1.00       2.00    TOTAL

DEF.PR.% <= 20    20.0          5          4  I    9
         > 20    MAX.           7         14  I   21
                           -------- --------
             TOTAL             12         18      30

......................................................................

STATISTIC                         VALUE    D.F.   PROB.
PEARSON CHISQUARE                 1.296       1  0.2549
```

```
                          R.DYS.PR

                         JA      NEIN
              LE./EQ.   1.00     2.00     TOTAL

DEF.PR.% <= 20    20.0      1        8  I    9
         > 20    MAX.       6       15  I   21
                        -------- --------
             TOTAL          7       23      30

.............................................................

STATISTIC                      VALUE    D.F.   PROB.
PEARSON CHISQUARE              1.074       1  0.3001
```

```
           CELL FREQUENCY COUNTS
           ---------------------

                                  BEL.PRAE

                              <= 50     > 50
              LE./LE.         50.0     MAX.     TOTAL

DEF.PR.% <= 20    20.0           7        2  I    9
         > 20    MAX.           19        2  I   21
                           -------- --------
             TOTAL              26        4      30

......................................................................

STATISTIC                         VALUE    D.F.   PROB.
PEARSON CHISQUARE                 0.879       1  0.3484
```

## Zu Tabelle 30 und 34

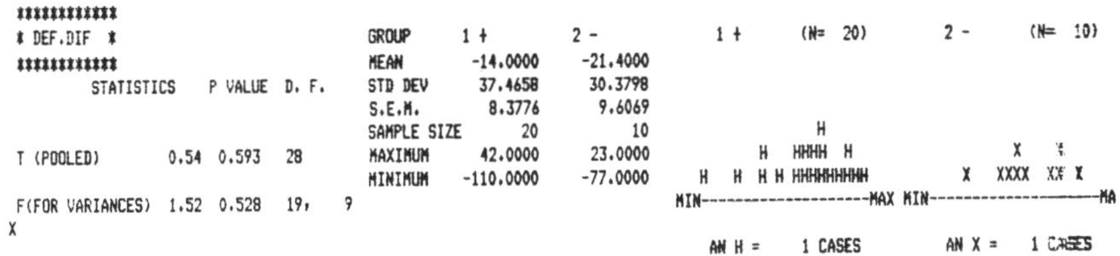

```
************
* DEF.DIF  *                           GROUP        1 +          2 -          1 +       (N=  20)         2 -       (N=  10)
************                           MEAN        -14.0000     -21.4000
        STATISTICS    P VALUE  D. F.   STD DEV      37.4658      30.3798
                                       S.E.M.        8.3776       9.6069
                                       SAMPLE SIZE       20           10                     H
T (POOLED)         0.54  0.593   28    MAXIMUM      42.0000      23.0000            H   HHHH  H              X    X
                                       MINIMUM    -110.0000     -77.0000       H   H  H H HHHHHHHHH        X   XXXX  XX X
F(FOR VARIANCES)  1.52  0.528   19,    9                                     MIN------------------MAX MIN------------------MA
X
                                                                                  AN H =     1 CASES        AN X =    1 CASES
```

## Zu Tabelle 27, 28, 30, 32 sowie Abb. 71 und 72

BYP

| | | LE./EQ. | JA 1.00 | NEIN 2.00 | TOTAL |
|---|---|---|---|---|---|
| VEN.DIF | <= 200 | -200. | 0 | 6 | 6 |
| | >200 | MAX. | 11 | 13 | 24 |
| | | TOTAL | 11 | 19 | 30 |

| STATISTIC | VALUE | D.F. | PROB. |
|---|---|---|---|
| PEARSON CHISQUARE | 4.342 | 1 | 0.0372 |

BYP

| | | LE./EQ. | JA 1.00 | NEIN 2.00 | TOTAL |
|---|---|---|---|---|---|
| V/C.DIF | <= 0.5 | .500 | 8 | 15 | 23 |
| | > 0.5 | MAX. | 3 | 4 | 7 |
| | | TOTAL | 11 | 19 | 30 |

| STATISTIC | VALUE | D.F. | PROB. |
|---|---|---|---|
| PEARSON CHISQUARE | 0.151 | 1 | 0.6977 |

BEL.DIF

| | | LE./LE. | <=25 W 25.0 | >25 W MAX. | TOTAL |
|---|---|---|---|---|---|
| VEN.DIF | <= 200 | -200. | 6 | 0 | 6 |
| | >200 | MAX. | 18 | 6 | 24 |
| | | TOTAL | 24 | 6 | 30 |

| STATISTIC | VALUE | D.F. | PROB. |
|---|---|---|---|
| PEARSON CHISQUARE | 1.875 | 1 | 0.1709 |

BEL.DIF

| | | LE./LE. | <=25 W 25.0 | >25 W MAX. | TOTAL |
|---|---|---|---|---|---|
| V/C.DIF | <= 0.5 | .500 | 19 | 4 | 23 |
| | > 0.5 | MAX. | 5 | 2 | 7 |
| | | TOTAL | 24 | 6 | 30 |

| STATISTIC | VALUE | D.F. | PROB. |
|---|---|---|---|
| PEARSON CHISQUARE | 0.419 | 1 | 0.5173 |

SUB.BEF

| | | LE./EQ. | + 1.00 | - 2.00 | TOTAL |
|---|---|---|---|---|---|
| VEN.DIF | <= 200 | -200. | 4 | 2 | 6 |
| | >200 | MAX. | 15 | 9 | 24 |
| | | TOTAL | 19 | 11 | 30 |

| STATISTIC | VALUE | D.F. | PROB. |
|---|---|---|---|
| PEARSON CHISQUARE | 0.036 | 1 | 0.8498 |

NYHA

| | | LE./EQ. | I 1.00 | II 2.00 | III 3.00 | IV 4.00 | TOTAL |
|---|---|---|---|---|---|---|---|
| VEN.DIF | <= 200 | -200. | 0 | 0 | 6 | 0 | 6 |
| | >200 | MAX. | 0 | 10 | 14 | 0 | 24 |
| | | TOTAL | 0 | 10 | 20 | 0 | 30 |

| STATISTIC | VALUE | D.F. | PROB. |
|---|---|---|---|
| PEARSON CHISQUARE | 3.750 | 1 | 0.0528 |

SUB.BEF

| | | LE./EQ. | + 1.00 | - 2.00 | TOTAL |
|---|---|---|---|---|---|
| V/C.DIF | <= 0.5 | .500 | 13 | 10 | 23 |
| | > 0.5 | MAX. | 6 | 1 | 7 |
| | | TOTAL | 19 | 11 | 30 |

| STATISTIC | VALUE | D.F. | PROB. |
|---|---|---|---|
| PEARSON CHISQUARE | 1.969 | 1 | 0.1605 |

NYHA

| | | LE./EQ. | I 1.00 | II 2.00 | III 3.00 | IV 4.00 | TOTAL |
|---|---|---|---|---|---|---|---|
| V/C.DIF | <= 0.5 | .500 | 0 | 9 | 14 | 0 | 23 |
| | > 0.5 | MAX. | 0 | 1 | 6 | 0 | 7 |
| | | TOTAL | 0 | 10 | 20 | 0 | 30 |

| STATISTIC | VALUE | D.F. | PROB. |
|---|---|---|---|
| PEARSON CHISQUARE | 1.491 | 1 | 0.2221 |

THE FOLLOWING TABLE IS ANALYZED.

| V/C.DIF C | BYP B | BEL.DIF D | I | SUB.BEF (S) + | - |
|---|---|---|---|---|---|
| <= 0.5 | JA | <=25 W | I | 2 | 2 |
| | | >25 W | I | 4 | 0 |
| | | | I | | |
| | NEIN | <=25 W | I | 7 | 8 |
| | | >25 W | I | 0 | 0 |
| > 0.5 | JA | <=25 W | I | 1 | 0 |
| | | >25 W | I | 2 | 0 |
| | | | I | | |
| | NEIN | <=25 W | I | 3 | 1 |
| | | >25 W | I | 0 | 0 |

THE TOTAL FREQUENCY IS 30

MARGINAL TOTALS

| SUB.BEF (S) + | - |
|---|---|
| 19 | 11 |

MARGINAL TOTALS

| BEL.DIF (D) <=25 W | >25 W |
|---|---|
| 24 | 6 |

MARGINAL TOTALS

| BYP (B) JA | NEIN |
|---|---|
| 11 | 19 |

MARGINAL TOTALS

| V/C.DIF (C) <= 0.5 | > 0.5 |
|---|---|
| 23 | 7 |

MARGINAL TOTALS

| BEL.DIF D | I | SUB.BEF (S) + | - |
|---|---|---|---|
| <=25 W | I | 13 | 11 |
| >25 W | I | 6 | 0 |

MARGINAL TOTALS

| BYP B | I | SUB.BEF (S) + | - |
|---|---|---|---|
| JA | I | 9 | 2 |
| NEIN | I | 10 | 9 |

MARGINAL TOTALS

| V/C.DIF C | I | SUB.BEF (S) + | - |
|---|---|---|---|
| <= 0.5 | I | 13 | 10 |
| > 0.5 | I | 6 | 1 |

MARGINAL TOTALS

| BYP B | I | BEL.DIF (D) <=25 W | >25 W |
|---|---|---|---|
| JA | I | 5 | 6 |
| NEIN | I | 19 | 0 |

MARGINAL TOTALS

| V/C.DIF C | I | BEL.DIF (D) <=25 W | >25 W |
|---|---|---|---|
| <= 0.5 | I | 19 | 4 |
| > 0.5 | I | 5 | 2 |

MARGINAL TOTALS

| V/C.DIF C | I | BYP (B) JA | NEIN |
|---|---|---|---|
| <= 0.5 | I | 8 | 15 |
| > 0.5 | I | 3 | 4 |

MARGINAL TOTALS

| BYP B | BEL.DIF D | I | SUB.BEF (S) + | - |
|---|---|---|---|---|
| JA | <=25 W | I | 3 | 2 |
| | >25 W | I | 6 | 0 |
| | | I | | |
| NEIN | <=25 W | I | 10 | 9 |
| | >25 W | I | 0 | 0 |

MARGINAL TOTALS

| V/C.DIF C | BEL.DIF D | I | SUB.BEF (S) + | - |
|---|---|---|---|---|
| <= 0.5 | <=25 W | I | 9 | 10 |
| | >25 W | I | 4 | 0 |
| | | I | | |
| > 0.5 | <=25 W | I | 4 | 1 |
| | >25 W | I | 2 | 0 |

MARGINAL TOTALS

| V/C.DIF C | BYP B | I | SUB.BEF (S) + | - |
|---|---|---|---|---|
| <= 0.5 | JA | I | 6 | 2 |
| | NEIN | I | 7 | 8 |
| | | I | | |
| > 0.5 | JA | I | 3 | 0 |
| | NEIN | I | 3 | 1 |

MARGINAL TOTALS

| V/C.DIF C | BYP B | I | BEL.DIF (D) <=25 W | >25 W |
|---|---|---|---|---|
| <= 0.5 | JA | I | 4 | 4 |
| | NEIN | I | 15 | 0 |
| | | I | | |
| > 0.5 | JA | I | 1 | 2 |
| | NEIN | I | 4 | 0 |

THE FOLLOWING TABLE IS ANALYZED.

| VEN.DIF V | BYP B | BEL.DIF D | I | SUB.BEF (S) + | - |
|---|---|---|---|---|---|
| <= 200 | JA | <=25 W | I | 0 | 0 |
| | | >25 W | I | 0 | 0 |
| | NEIN | <=25 W | I | 4 | 2 |
| | | >25 W | I | 0 | 0 |
| >200 | JA | <=25 W | I | 3 | 2 |
| | | >25 W | I | 6 | 0 |
| | NEIN | <=25 W | I | 6 | 7 |
| | | >25 W | I | 0 | 0 |

THE TOTAL FREQUENCY IS 30

MARGINAL TOTALS

| SUB.BEF (S) + | - |
|---|---|
| 19 | 11 |

MARGINAL TOTALS

| BEL.DIF (D) <=25 W | >25 W |
|---|---|
| 24 | 6 |

MARGINAL TOTALS

| BYP (B) JA | NEIN |
|---|---|
| 11 | 19 |

MARGINAL TOTALS

| VEN.DIF (V) <= 200 | >200 |
|---|---|
| 6 | 24 |

MARGINAL TOTALS

| BEL.DIF D | I | SUB.BEF (S) + | - |
|---|---|---|---|
| <=25 W | I | 13 | 11 |
| >25 W | I | 6 | 0 |

MARGINAL TOTALS

| BYP B | I | SUB.BEF (S) + | - |
|---|---|---|---|
| JA | I | 9 | 2 |
| NEIN | I | 10 | 9 |

MARGINAL TOTALS

| VEN.DIF V | I | SUB.BEF (S) + | - |
|---|---|---|---|
| <= 200 | I | 4 | 2 |
| >200 | I | 15 | 9 |

MARGINAL TOTALS

| BYP B | I | BEL.DIF (D) <=25 W | >25 W |
|---|---|---|---|
| JA | I | 5 | 6 |
| NEIN | I | 19 | 0 |

MARGINAL TOTALS

| VEN.DIF V | I | BEL.DIF (D) <=25 W | >25 W |
|---|---|---|---|
| <= 200 | I | 6 | 0 |
| >200 | I | 18 | 6 |

MARGINAL TOTALS

| VEN.DIF V | I | BYP (B) JA | NEIN |
|---|---|---|---|
| <= 200 | I | 0 | 6 |
| >200 | I | 11 | 13 |

MARGINAL TOTALS

| BYP B | BEL.DIF D | I | SUB.BEF (S) + | - |
|---|---|---|---|---|
| JA | <=25 W | I | 3 | 2 |
| | >25 W | I | 6 | 0 |
| NEIN | <=25 W | I | 10 | 9 |
| | >25 W | I | 0 | 0 |

MARGINAL TOTALS

| VEN.DIF V | BEL.DIF D | I | SUB.BEF (S) + | - |
|---|---|---|---|---|
| <= 200 | <=25 W | I | 4 | 2 |
| | >25 W | I | 0 | 0 |
| >200 | <=25 W | I | 9 | 9 |
| | >25 W | I | 6 | 0 |

MARGINAL TOTALS

| VEN.DIF V | BYP B | I | SUB.BEF (S) + | - |
|---|---|---|---|---|
| <= 200 | JA | I | 0 | 0 |
| | NEIN | I | 4 | 2 |
| >200 | JA | I | 9 | 2 |
| | NEIN | I | 6 | 7 |

MARGINAL TOTALS

| VEN.DIF V | BYP B | I | BEL.DIF (D) <=25 W | >25 W |
|---|---|---|---|---|
| <= 200 | JA | I | 0 | 0 |
| | NEIN | I | 6 | 0 |
| >200 | JA | I | 5 | 6 |
| | NEIN | I | 13 | 0 |

## Zu Tabelle 30–32

R.AP.PO

| | | TYPISCHE | KEINE | |
|---|---|---|---|---|
| | LE./EQ. | 1.00 | 2.00 | TOTAL |
| RES.FLAE <=20 | 20.0 | 3 | 11 I | 14 |
| 20-30 | 30.0 | 2 | 3 I | 5 |
| >30 | MAX. | 0 | 11 I | 11 |
| | TOTAL | 5 | 25 | 30 |

| STATISTIC | VALUE | D.F. | PROB. |
|---|---|---|---|
| PEARSON CHISQUARE | 4.389 | 2 | 0.1114 |

R.DYS.PO

| | | JA | NEIN | |
|---|---|---|---|---|
| | LE./EQ. | 1.00 | 2.00 | TOTAL |
| RES.FLAE <=20 | 20.0 | 0 | 14 I | 14 |
| 20-30 | 30.0 | 1 | 4 I | 5 |
| >30 | MAX. | 1 | 10 I | 11 |
| | TOTAL | 2 | 28 | 30 |

| STATISTIC | VALUE | D.F. | PROB. |
|---|---|---|---|
| PEARSON CHISQUARE | 2.532 | 2 | 0.2819 |

R.AP.PO

| | | | TYPISCHE | KEINE | |
|---|---|---|---|---|---|
| | | EQ./EQ. | 1.00 | 2.00 | TOTAL |
| BYP | JA | 1.00 | 1 | 10 I | 11 |
| | NEIN | 2.00 | 4 | 15 I | 19 |
| | | TOTAL | 5 | 25 | 30 |

| STATISTIC | VALUE | D.F. | PROB. |
|---|---|---|---|
| PEARSON CHISQUARE | 0.718 | 1 | 0.3969 |

R.DYS.PO

| | | | JA | NEIN | |
|---|---|---|---|---|---|
| | | EQ./EQ. | 1.00 | 2.00 | TOTAL |
| BYP | JA | 1.00 | 0 | 11 I | 11 |
| | NEIN | 2.00 | 2 | 17 I | 19 |
| | | TOTAL | 2 | 28 | 30 |

| STATISTIC | VALUE | D.F. | PROB. |
|---|---|---|---|
| PEARSON CHISQUARE | 1.241 | 1 | 0.2654 |

BEL.PO

| | | <=50 W | >50 | |
|---|---|---|---|---|
| | LE./LE. | 50.0 | MAX. | TOTAL |
| RES.FLAE <=20 | 20.0 | 8 | 6 I | 14 |
| 20-30 | 30.0 | 1 | 4 I | 5 |
| >30 | MAX. | 6 | 5 I | 11 |
| | TOTAL | 15 | 15 | 30 |

| STATISTIC | VALUE | D.F. | PROB. |
|---|---|---|---|
| PEARSON CHISQUARE | 2.177 | 2 | 0.3368 |

VEN.DIF

| | | <= 200 | >200 | |
|---|---|---|---|---|
| | LE./LE. | -200. | MAX. | TOTAL |
| RES.FLAE <=20 | 20.0 | 0 | 14 I | 14 |
| 20-30 | 30.0 | 1 | 4 I | 5 |
| >30 | MAX. | 5 | 6 I | 11 |
| | TOTAL | 6 | 24 | 30 |

| STATISTIC | VALUE | D.F. | PROB. |
|---|---|---|---|
| PEARSON CHISQUARE | 7.955 | 2 | 0.0187 |

BEL.PO

| | | | <=50 W | >50 | |
|---|---|---|---|---|---|
| | | EQ./LE. | 50.0 | MAX. | TOTAL |
| BYP | JA | 1.00 | 4 | 7 I | 11 |
| | NEIN | 2.00 | 11 | 8 I | 19 |
| | | TOTAL | 15 | 15 | 30 |

| STATISTIC | VALUE | D.F. | PROB. |
|---|---|---|---|
| PEARSON CHISQUARE | 1.292 | 1 | 0.2557 |

VEN.DIF

| | | | <= 200 | >200 | |
|---|---|---|---|---|---|
| | | EQ./LE. | -200. | MAX. | TOTAL |
| BYP | JA | 1.00 | 0 | 11 I | 11 |
| | NEIN | 2.00 | 6 | 13 I | 19 |
| | | TOTAL | 6 | 24 | 30 |

| STATISTIC | VALUE | D.F. | PROB. |
|---|---|---|---|
| PEARSON CHISQUARE | 4.342 | 1 | 0.0372 |

```
                              R.AP.PO

                       TYPISCHE KEINE
               EQ./EQ.   1.00     2.00     TOTAL

BYP.LAD  LAD BYP   1.00     0        3  I     3
         SONS BYP  2.00     1        7  I     8
                         -------- --------
              TOTAL         1       10       11
```

```
                                  BEL.PO

                            <=50 W   >50
                  EQ./LE.   50.0     MAX.     TOTAL

BYP.LAD  LAD BYP   1.00       2        1  I     3
         SONS BYP  2.00       2        6  I     8
                            -------- --------
                  TOTAL       4        7       11
```

```
STATISTIC                   VALUE    D.F.   PROB.
PEARSON CHISQUARE           0.413       1  0.5207
```

```
STATISTIC                   VALUE    D.F.   PROB.
PEARSON CHISQUARE           1.637       1  0.2008
```

```
                              R.DYS.PO

                          JA       NEIN
               EQ./EQ.   1.00     2.00     TOTAL

BYP.LAD  LAD BYP   1.00     0        3  I     3
         SONS BYP  2.00     0        8  I     8
                         -------- --------
              TOTAL         0       11       11
```

```
                                  VEN.DIF

                            <= 200   >200
                  EQ./LE.   -200.    MAX.     TOTAL

BYP.LAD  LAD BYP   1.00       0        3  I     3
         SONS BYP  2.00       0        8  I     8
                            -------- --------
                  TOTAL       0       11       11
```

## Zu Tabelle 33

```
************
* SZ.AN.DI *
************
                                   MEAN          1.7000
  T STATISTIC  P VALUE  D. F.      STD DEV       3.2711       H
                                   S.E.M.        0.5972      H H
       2.85      0.008     29      SAMPLE SIZE       30      H H
                                   MAXIMUM      13.0000     H H H
                                   MINIMUM      -2.0000    HHHH HHH          HH
                                                         MIN--------------------MAX
                                                            AN H =     2 CASES
```

```
************
* SZ.IN.DI *
************
                                   MEAN          2.5000
  T STATISTIC  P VALUE  D. F.      STD DEV       4.4702         H
                                   S.E.M.        0.8161         H
       3.06      0.005     29      SAMPLE SIZE       30        HH
                                   MAXIMUM      12.0000     HH  HH           H
                                   MINIMUM      -3.0000     HHHH HHH H      H H
                                                         MIN--------------------MAX
                                                            AN H =     2 CASES
```

```
************
* SZ.SE.DI *
************
                                   MEAN          1.8000
  T STATISTIC  P VALUE  D. F.      STD DEV       2.2804         H
                                   S.E.M.        0.4163         H
       4.32      0.000     29      SAMPLE SIZE       30       H H H
                                   MAXIMUM      10.0000     H  H H H
                                   MINIMUM      -2.0000    HH HH H HH H      H
                                                         MIN--------------------MAX
                                                            AN H =     2 CASES
```

```
************
* SZ.PO.DI *
************
                                   MEAN          1.8333
  T STATISTIC  P VALUE  D. F.      STD DEV       2.4925
                                   S.E.M.        0.4551         H
       4.03      0.000     29      SAMPLE SIZE       30       H H H
                                   MAXIMUM       9.0000     H   H H H
                                   MINIMUM      -2.0000    HH H H H HH H     HH
                                                         MIN--------------------MAX
                                                            AN H =     2 CASES
```

## Zu Tabelle 34

```
************
* DEF.DIF  *
************
                                         MEAN          -16.4667
  T STATISTIC  P VALUE  D. F.            STD DEV        34.9095
                                         S.E.M.          6.3736                H
     -2.58      0.015     29             SAMPLE SIZE         30              H  HH H
                                         MAXIMUM        42.0000         H  H HHHHHHH H
                                         MINIMUM      -110.0000      H   H  HHHHHHHHHHHHH
                                                                   MIN-------------------MAX
                                                                       AN H =     1 CASES
```

MULTIPLE R-SQUARE 0.5296

ANALYSIS OF VARIANCE

| | SUM OF SQUARES | DF | MEAN SQUARE | F RATIO | P(TAIL) |
|---|---|---|---|---|---|
| REGRESSION | 18718.529 | 2 | 9359.265 | 15.202 | 0.00004 |
| RESIDUAL | 16622.939 | 27 | 615.664 | | |

| VARIABLE | | COEFFICIENT | STD. ERROR | STD. REG COEFF | T | P(2 TAIL) | TOLERANCE |
|---|---|---|---|---|---|---|---|
| INTERCEPT | | 31.08329 | | | | | |
| RES.FLAE | 2 | -0.04860 | 0.577 | -0.013 | -0.084 | 0.933 | 0.718647 |
| VEN.DIF | 4 | 0.33801 | 0.073 | 0.721 | 4.629 | 0.000 | 0.718647 |

MULTIPLE R-SQUARE 0.5183

ANALYSIS OF VARIANCE

| | SUM OF SQUARES | DF | MEAN SQUARE | F RATIO | P(TAIL) |
|---|---|---|---|---|---|
| REGRESSION | 13824.120 | 2 | 6912.060 | 9.147 | 0.00201 |
| RESIDUAL | 12845.882 | 17 | 755.640 | | |

| VARIABLE | | COEFFICIENT | STD. ERROR | STD. REG COEFF | T | P(2 TAIL) | TOLERANCE |
|---|---|---|---|---|---|---|---|
| INTERCEPT | | 33.92182 | | | | | |
| RES.FLAE | 2 | -0.14008 | 0.712 | -0.037 | -0.197 | 0.846 | 0.817330 |
| VEN.DIF | 4 | 0.32646 | 0.086 | 0.704 | 3.779 | 0.001 | 0.817330 |

MULTIPLE R-SQUARE 0.5833

ANALYSIS OF VARIANCE

| | SUM OF SQUARES | DF | MEAN SQUARE | F RATIO | P(TAIL) |
|---|---|---|---|---|---|
| REGRESSION | 4845.318 | 2 | 2422.659 | 4.900 | 0.04670 |
| RESIDUAL | 3461.082 | 7 | 494.440 | | |

| VARIABLE | | COEFFICIENT | STD. ERROR | STD. REG COEFF | T | P(2 TAIL) | TOLERANCE |
|---|---|---|---|---|---|---|---|
| INTERCEPT | | 29.64618 | | | | | |
| RES.FLAE | 2 | -0.12358 | 2.319 | -0.034 | -0.053 | 0.959 | 0.145064 |
| VEN.DIF | 4 | 0.34803 | 0.305 | 0.732 | 1.143 | 0.291 | 0.145064 |

ANALYSIS OF VARIANCE OF REGRESSION COEFFICIENTS OVER GROUPS
(= REDUCTION OF RESIDUALS DUE TO GROUPING)

| | SUM OF SQUARES | DF | MEAN SQUARE | F RATIO | P(TAIL) |
|---|---|---|---|---|---|
| REGRESSION OVER GROUPS | 315.976 | 3 | 105.325 | 0.155 | 0.92543 |
| RESIDUAL WITHIN GROUPS | 16306.964 | 24 | 679.457 | | |

## Zu Tabelle 36 und Abb. 78–80

```
           ************                                                                  ************
HISTOGRAM OF * SZ.SEPT  * (VARIABLE    1). CASES DIVIDED INTO GROUPS BASED ON VALUES OF * GESU.SEG * (VARIABLE    4)
           ************                                                                  ************

        GES/GES                                 GES/KR
       ....................................+....................................+
MIDPOINTS
  44.000)
  42.000)*
  40.000)
  38.000)***                               *
  36.000)*
  34.000)M                                 ***
  32.000)**                                N
  30.000)                                  **
  28.000)**
  26.000)                                  *
  24.000)
  22.000)
GROUP MEANS ARE DENOTED BY M'S IF THEY COINCIDE WITH *'S, N'S OTHERWISE

MEAN        35.000                        32.429
STD.DEV.     4.830                         3.994
R.E.S.D.     5.284                         4.365
S. E. M.     1.528                         1.510
MAXIMUM     42.000                        38.000
MINIMUM     28.000                        26.000
SAMPLE SIZE     10                             7
      ALL GROUPS COMBINED          ****************************** ANALYSIS OF VARIANCE TABLE ******************************
(EXCEPT CASES WITH UNUSED VALUES   *
  FOR GESU.SEG)                    *   SOURCE              SUM OF SQUARES     DF     MEAN SQUARE   F VALUE   TAIL PROBABILITY
                                   *
  MEAN           33.941            *   BETWEEN GROUPS          27.2269         1       27.2269       1.34          0.2658
STD.DEV.          4.362            *   WITHIN  GROUPS         305.7143        15       20.3810
R.E.S.D.          4.801            *
S. E. M.          1.106            *   TOTAL                  332.9412        16
MAXIMUM          42.000            ***************************************************************************************
MINIMUM          26.000            *   LEVENE'S TEST FOR EQUAL VARIANCES     1, 15                      0.51          0.4864
SAMPLE SIZE          17            ***************************************************************************************
                                   *   ONE-WAY ANALYSIS OF VARIANCE
                                   *   TEST STATISTICS FOR WITHIN-GROUP
                                   *   VARIANCES NOT ASSUMED TO BE EQUAL
                                   *      WELCH                          1, 14                      1.43          0.2511
                                   *      BROWN-FORSYTHE                 1, 14                      1.43          0.2511
```

# Zu Tabelle 36 und Abb. 78–80

```
           ***********                                                                                ***********
HISTOGRAM OF * SZ.INFER * (VARIABLE    1). CASES DIVIDED INTO GROUPS BASED ON VALUES OF * GESU.SEG * (VARIABLE    4)
           ***********                                                                                ***********

        GES/GES                              GES/KR
       ......................................+......................................+
MIDPOINTS
  42.000)
  40.500)**                                  ***
  39.000)*                                   ***
  37.500)                                    ****
  36.000)M**
  34.500)**                                  M**
  33.000)
  31.500)**
  30.000)
  28.500)                                    ***
  27.000)                                    *
  25.500)                                    *
  24.000)
  22.500)
GROUP MEANS ARE DENOTED BY M'S IF THEY COINCIDE WITH *'S, N'S OTHERWISE

MEAN        36.100                              34.689
STD.DEV.     2.885                               5.234
R.E.S.D.     2.827                               5.748
S. E. M.     0.912                               1.234
MAXIMUM     40.000                              41.000
MINIMUM     32.000                              25.000
SAMPLE SIZE     10                                  18
      ALL GROUPS COMBINED          ******************************  ANALYSIS OF VARIANCE TABLE  ******************************
(EXCEPT CASES WITH UNUSED VALUES   *
  FOR GESU.SEG)                    *   SOURCE              SUM OF SQUARES      DF     MEAN SQUARE   F VALUE   TAIL PROBABILITY
                                   *
MEAN              35.321           *   BETWEEN GROUPS            9.4294         1         9.4294       0.45        0.5066
STD.DEV.           4.514           *   WITHIN  GROUPS          540.6778        26        20.7953
R.E.S.D.           4.636           *
S. E. M.           0.853           *   TOTAL                   550.1071        27
MAXIMUM           41.000           ******************************************************************************************
MINIMUM           25.000           *   LEVENE'S TEST FOR EQUAL VARIANCES      1, 26                          6.53        0.0168
SAMPLE SIZE           28           ******************************************************************************************
                                   *   ONE-WAY ANALYSIS OF VARIANCE
                                   *   TEST STATISTICS FOR WITHIN-GROUP
                                   *   VARIANCES NOT ASSUMED TO BE EQUAL
                                   *     WELCH                                1, 26                          0.62        0.4371
                                   *     BROWN-FORSYTHE                       1, 26                          0.62        0.4371
```

```
               ************                                                                  ************
HISTOGRAM OF * SZ.PO.LA * (VARIABLE    1). CASES DIVIDED INTO GROUPS BASED ON VALUES OF * GESU.SEG * (VARIABLE    4)
               ************                                                                  ************

        GES/GES                              GES/KR
       .....................................+.....................................+
MIDPOINTS
  45.000)
  43.500)**                                  *
  42.000)**                                  ***
  40.500)**                                  *****
  39.000)M                                   **
  37.500)                                    ****
  36.000)*                                   M*
  34.500)*                                   *****
  33.000)                                    *
  31.500)*                                   *
  30.000)
  28.500)                                    **
  27.000)                                    *
  25.500)                                    *
  24.000)
GROUP MEANS ARE DENOTED BY M'S IF THEY COINCIDE WITH *'S, N'S OTHERWISE

MEAN          39.300                            36.357
STD.DEV.       4.111                             4.901
R.E.S.D.       4.280                             5.073
S. E. M.       1.300                             0.926
MAXIMUM       41.000                            44.000
MINIMUM       31.000                            25.000
  MPLE SIZE      10                                28
       ALL GROUPS COMBINED          *******************************  ANALYSIS OF VARIANCE TABLE  *******************************
(EXCEPT CASES WITH UNUSED VALUES    *
  FOR GESU.SEG)                     *   SOURCE              SUM OF SQUARES     DF     MEAN SQUARE   F VALUE   TAIL PROBABILITY
                                    *
MEAN              37.132            *   BETWEEN GROUPS          63.8135         1       63.8135      [illegible]   [illegible]
STD.DEV.           4.833            *   WITHIN  GROUPS         300.5286        36       [illegible]
R.E.S.D.           5.021            *
S. E. M.           0.784            *   TOTAL                  364.3421        37
MAXIMUM           44.000            ********************************************************************************************
MINIMUM           25.000            *   LEVENE'S TEST FOR EQUAL VARIANCES      1, 36                      [illegible]     0.4571
SAMPLE SIZE           38            ********************************************************************************************
```

```
           ************                                                                        ************
HISTOGRAM OF * SZINT    * (VARIABLE    3). CASES DIVIDED INTO GROUPS BASED ON VALUES OF * SEGMENT  * (VARIABLE    2)
           ************                                                                        ************

        SEPTAL                         PO.LA.                         INFERIOR
        ..............................+..............................+..............................+
MIDPOINTS
  48.000)
  46.500)
  45.000)
  43.500)                              ***
  42.000)*                             *****
  40.500)                              *******                        *****
  39.000)**                            ***                            ****
  37.500)***                           M***                           ****
  36.000)                              ***                            M**
  34.500)M***                          ******                         *****
  33.000)                              *
  31.500)**                            **                             **
  30.000)**
  28.500)**                            **                             ***
  27.000)                              *                              *
  25.500)*                             *                              *
  24.000)
  22.500)
  21.000)
GROUP MEANS ARE DENOTED BY M'S IF THEY COINCIDE WITH *'S, N'S OTHERWISE

MEAN        33.941                     37.132                         35.321
STD.DEV.     4.562                      4.833                          4.514
R.E.S.D.     4.801                      5.021                          4.636
S. E. M.     1.106                      0.784                          0.853
MAXIMUM     42.000                     44.000                         41.000
MINIMUM     26.000                     25.000                         25.000
SAMPLE SIZE    17                         38                             28
      ALL GROUPS COMBINED          ******************************  ANALYSIS OF VARIANCE TABLE  ******************************
(EXCEPT CASES WITH UNUSED VALUES   *
  FOR SEGMENT )                    *   SOURCE             SUM OF SQUARES      DF     MEAN SQUARE   F VALUE   TAIL PROBABILITY
                                   *
MEAN              35.867           *   BETWEEN GROUPS       132.1517          2       66.0759       3.03         0.0541
STD.DEV.           4.788           *   WITHIN  GROUPS      1747.3904         80       21.8424
R.E.S.D.           4.960           *
S. E. M.           0.526           *   TOTAL               1879.5421         82
MAXIMUM           44.000           ******************************************************************************************
MINIMUM           25.000           *   LEVENE'S TEST FOR EQUAL VARIANCES      2, 80                      0.13         0.8779
SAMPLE SIZE          83            ******************************************************************************************
```

```
         ************                                                                   ************
HISTOGRAM OF * SZINT     * (VARIABLE    3). CASES DIVIDED INTO GROUPS BASED ON VALUES OF * GR.ANG    * (VARIABLE    1)
         ************                                                                   * SEGMENT   * (VARIABLE    2)
                                                                                        ************

        GESUND      GESUND      GESUND      ISCHAEM     ISCHAEM     ISCHAEM     INFARKT     INFARKT     INFARKT
        SEPTAL      PO.LA.      INFERIOR    SEPTAL      PO.LA.      INFERIOR    SEPTAL      PO.LA.      INFERIOR
        ...........+...........+...........+...........+...........+...........+...........+...........+...........+
MIDPOINTS
  48.000)
  46.000)
  44.000)           **
  42.000)*          ******
  40.000)           *******     *****
  38.000)****       M******     *******
  36.000)*          ***         M***
  34.000)M***       ******      *****       *
  32.000)**         **          **                      *
  30.000)**         *                       **
  28.000)**         **          ***         ***         N           *
  26.000)*          *           *           M**         *           **
  24.000)           *           *           *           *           M           **
  22.000)                                   ***                     *           *                       *
  20.000)                                                           ***         *                       **
  18.000)                                                           *           M**         **          N
  16.000)                                                                       *****       N           **
  14.000)                                                                       **          **          **
  12.000)                                                                       *                       *
  10.000)
   8.000)
GROUP MEANS ARE DENOTED BY M'S IF THEY COINCIDE WITH *'S, N'S OTHERWISE

MEAN          33.941      37.132      35.321      26.923      27.667      23.111      18.000      16.750      17.125
STD.DEV.       4.562       4.833       4.518       3.427       4.041       3.333       3.443       2.062       3.720
R.E.S.D.       4.801       5.021       4.636       3.020       4.434       3.709       3.287       2.533       4.229
  E. M.        1.106       0.784       0.853       0.950       2.333       1.111       0.889       1.031       1.315
MAXIMUM     [illegible]   44.000      41.000      31.000      32.000      28.000      25.000      19.000      23.000
MINIMUM       26.000      25.000      25.000      22.000      24.000      18.000      13.000      15.000      13.000
SAMPLE SIZE       17          38          28          13           3           9          15           4           8
      ALL GROUPS COMBINED          *****************************  ANALYSIS OF VARIANCE TABLE  *****************************
(EXCEPT CASES WITH UNUSED VALUES   *
  FOR GR.ANG   AND SEGMENT )       *     SOURCE               SUM OF SQUARES      DF     MEAN SQUARE   F VALUE   TAIL PROBABILITY
                                   *
MEAN            30.311             *     GR.ANG                  5751.8441         2      2875.9220    158.55        0.0000
STD.DEV.         8.646             *     SEGMENT                   46.1690         2        23.0845      1.27        0.2837
R.E.S.D.         9.373             *     INTERACTION              125.7624         4        31.4406      1.73        0.1467
S. E. M.         0.744             *     ERROR                   2285.4941       126        18.1388
MAXIMUM         44.000             **********************************************************************************************
MINIMUM         13.000             *     LEVENE'S TEST FOR EQUAL VARIANCES      8, 126                      1.06        0.3942
SAMPLE SIZE        135             **********************************************************************************************
```

```
          ************                                                                        ************
HISTOGRAM OF * SZINT    * (VARIABLE    3). CASES DIVIDED INTO GROUPS BASED ON VALUES OF * GR.ANG   * (VARIABLE    1)
          ************                                                                        ************

        GESUND                        ISCHAEM                       INFARKT
        .............................+.............................+.............................+
MIDPOINTS
  48.000)
  46.000)
  44.000)**
  42.000)*******
  40.000)************
  38.000)******************
  36.000)M********
  34.000)**************               *
  32.000)******                       *
  30.000)***                          **
  28.000)*******                      ****
  26.000)***                          M*****
  24.000)**                           ***                           **
  22.000)                             ****                          **
  20.000)                             ***                           ***
  18.000)                             *                             M****
  16.000)                                                           *******
  14.000)                                                           ******
  12.000)                                                           **
  10.000)
   8.000)
GROUP MEANS ARE DENOTED BY M'S IF THEY COINCIDE WITH *'S, N'S OTHERWISE

MEAN         35.867                    25.640                        17.556
STD.DEV.      4.788                     3.839                         3.297
R.E.S.D.      4.960                     3.893                         3.343
S. E. M.      0.526                     0.768                         0.635
MAXIMUM      44.000                    34.000                        25.000
MINIMUM      25.000                    18.000                        13.000
SAMPLE SIZE     83                        25                            27
      ALL GROUPS COMBINED         ******************************  ANALYSIS OF VARIANCE TABLE  ******************************
(EXCEPT CASES WITH UNUSED VALUES  *
  FOR GR.ANG  )                   *   SOURCE             SUM OF SQUARES     DF     MEAN SQUARE   F VALUE   TAIL PROBABILITY
                                  *
MEAN             30.311           *   BETWEEN GROUPS        7500.9648        2     3750.4824     196.77         0.0000
STD.DEV.          8.646           *   WITHIN  GROUPS        2515.9688      132       19.0604
R.E.S.D.          9.373           *
S. E. M.          0.744           *   TOTAL                10016.9336      134
MAXIMUM          44.000           ***************************************************************************************
MINIMUM          13.000           *   LEVENE'S TEST FOR EQUAL VARIANCES      2, 132                    3.39          0.0368
SAMPLE SIZE         135           ***************************************************************************************
                                  *   ONE-WAY ANALYSIS OF VARIANCE
                                  *   TEST STATISTICS FOR WITHIN-GROUP
                                  *   VARIANCES NOT ASSUMED TO BE EQUAL
                                  *      WELCH                           2,  57                  249.19          0.0000
                                  *      BROWN-FORSYTHE                  2,  38                  253.95          0.0000
```

```
             ************                                                               ************
HISTOGRAM OF * AB.SZINT * (VARIABLE    1). CASES DIVIDED INTO GROUPS BASED ON VALUES OF * GR.ANG   * (VARIABLE    2)
             ************                                                               * SEGMENT  * (VARIABLE    3)
                                                                                        ************

         GESUND      GESUND      GESUND      ISCHAEM     ISCHAEM     ISCHAEM     INFARKT     INFARKT     INFARKT
         SEPTAL      PO.LA.      INFERIOR    SEPTAL      PO.LA.      INFERIOR    SEPTAL      PO.LA.      INFERIOR
         ...........+...........+...........+...........+...........+...........+...........+...........+...........+
MIDPOINTS
  76.000)
  72.000)
  68.000)                                                                        **
  64.000)                                                                        *                       **
  60.000)                                                                        **                      **
  56.000)                                                                                                *
  52.000)                                                                        M           *           N
  48.000)                                                            *           *****       M
  44.000)                                    *                       *           *           **
  40.000)                                    *                       *           *                       *
  36.000)            *                       *                       ***         **                      *
  32.000)                                    ***         *           N
  28.000)            *           *           M*          *           **
  24.000)**                      **          **          N                                               *
  20.000)**                      ***
  16.000)                        *
  12.000)M***        *           **          *           *
   8.000)****        *           M*****
   4.000)***         M*****      ********    *                       *
   0.000)**          *********28 *****       *
  -4.000)
GROUP MEANS ARE DENOTED BY M'S IF THEY COINCIDE WITH *'S, N'S OTHERWISE

MEAN          10.335       2.821       9.139      26.022      23.824      33.370      51.869      47.922      50.932
STD.DEV.       7.588       7.809       7.903      13.010      11.452      12.810      10.031       4.395      15.337
R.E.S.D.       7.850       5.371       8.143      12.608      13.009      11.111      10.586       5.269      17.392
S. E. M.       1.840       1.267       1.493       3.608       6.612       4.270       2.590       2.198       5.472
MAXIMUM       25.581      37.500      26.471      45.000      33.333      47.500      67.500      53.125      65.000
MINIMUM        0.000       0.000       0.000       0.000      11.111       3.704      37.143      44.118      23.333
SAMPLE SIZE       17          38          28          13           3           9          15           4           8
      ALL GROUPS COMBINED           ********************************  ANALYSIS OF VARIANCE TABLE  ********************************
(EXCEPT CASES WITH UNUSED VALUES    *
  FOR GR.ANG   AND SEGMENT )        *   SOURCE               SUM OF SQUARES     DF     MEAN SQUARE   F VALUE   TAIL PROBABILITY
                                    *
MEAN             19.452             *   GR.ANG                   31123.8278      2   15561.9139     169.28           0.0000
STD.DEV.         20.403             *   SEGMENT                    405.0395      2     202.5298       2.20           0.1147
R.E.S.D.         22.226             *   INTERACTION                310.7341      4      77.6835       0.85           0.4992
S. E. M.          1.756             *   ERROR                    11583.3964    126      91.9317
MAXIMUM          67.500             ****************************************************************************************************
MINIMUM           0.000             *   LEVENE'S TEST FOR EQUAL VARIANCES      8, 126                          2.65           0.0101
SAMPLE SIZE         135             ****************************************************************************************************
                                    *   ONE-WAY ANALYSIS OF VARIANCE
                                    *   TEST STATISTICS FOR WITHIN-GROUP
                                    *   VARIANCES NOT ASSUMED TO BE EQUAL
                                    *      WELCH                               8,  22                          62.43           0.0000
                                    *      BROWN-FORSYTHE                      8,  39                          48.70           0.0000
```

```
          ************                                                                          ************
HISTOGRAM OF * AB.SZINT * (VARIABLE    1). CASES DIVIDED INTO GROUPS BASED ON VALUES OF * GR.ANG   * (VARIABLE    2)
          ************                                                                          ************

          GESUND                        ISCHAEM                        INFARKT
          ..............................+..............................+..............................+
MIDPOINTS
  76.000)
  72.000)
  68.000)                                                               **
  64.000)                                                               ***
  60.000)                                                               ****
  56.000)                                                               *
  52.000)                                                               M*
  48.000)                               *                               ******
  44.000)                               **                              ***
  40.000)                               **                              **
  36.000)*                              ****                            ***
  32.000)                               ****
  28.000)**                             M****
  24.000)****                           **                              *
  20.000)*****
  16.000)*
  12.000)*******                        **
   8.000)M**********
   4.000)*****************              **
   0.000)****************************35 *
  -4.000)
GROUP MEANS ARE DENOTED BY M'S IF THEY COINCIDE WITH *'S, N'S OTHERWISE

MEAN         6.491                        28.404                         51.007
STD.DEV.     8.427                        12.853                         11.029
R.E.S.D.     8.149                        12.311                         11.357
S. E. M.     0.925                         2.571                          2.122
MAXIMUM     37.500                        47.500                         67.500
MINIMUM      0.000                         0.000                         23.333
  MPLE SIZE     83                            25                             27
      ALL GROUPS COMBINED          *******************************  ANALYSIS OF VARIANCE TABLE  *******************************
(EXCEPT CASES WITH UNUSED VALUES   *
  FOR GR.ANG  )                    *   SOURCE              SUM OF SQUARES     DF     MEAN SQUARE   F VALUE   TAIL PROBABILITY
                                   *
MEAN             19.452            *   BETWEEN GROUPS        42829.4805        2    21414.7402    218.27          0.0000
STD.DEV.         20.403            *   WITHIN  GROUPS        12950.5264      132       98.1100
R.E.S.D.         22.226            *
S. E. M.          1.756            *   TOTAL                 55780.0078      134
MAXIMUM          67.500            ******************************************************************************************
MINIMUM           0.000            *   LEVENE'S TEST FOR EQUAL VARIANCES      2, 132                      3.33          0.0387
SAMPLE SIZE         135            ******************************************************************************************
                                   *   ONE-WAY ANALYSIS OF VARIANCE
                                   *   TEST STATISTICS FOR WITHIN-GROUP
                                   *   VARIANCES NOT ASSUMED TO BE EQUAL
                                   *      WELCH                           2,  42                    196.71          0.0000
                                   *      BROWN-FORSYTHE                  2,  60                    165.19          0.0000
```

```
             ************                                                            ************
HISTOGRAM OF * SZINT    * (VARIABLE    3). CASES DIVIDED INTO GROUPS BASED ON VALUES OF * GR.ANG   * (VARIABLE    1)
             ************                                                            ************

       GESUND                  ISCHAEM                 VW-INFKT                HW-INFKT
       .......................+.......................+.......................+.......................+
MIDPOINTS
  48.000)
  46.000)
  44.000)**
  42.000)*******
  40.000)************
  38.000)******************
  36.000)M*******
  34.000)***************         *
  32.000)******                  *
  30.000)***                     **
  28.000)*******                 ****
  26.000)***                     M*****
  24.000)**                      ***                     **
  22.000)                        ****                    *                       *
  20.000)                        ***                     *                       **
  18.000)                        *                       M**                     **
  16.000)                                                *****                   M*
  14.000)                                                **                      ****
  12.000)                                                *                       *
  10.000)
   8.000)
GROUP MEANS ARE DENOTED BY M'S IF THEY COINCIDE WITH *'S, N'S OTHERWISE

MEAN         35.867                  25.640                  18.000                  17.000
STD. DEV.     4.788                   3.839                   3.443                   3.162
R.E.S.D.      4.960                   3.893                   3.287                   3.491
S. E. M.      0.526                   0.768                   0.889                   0.913
MAXIMUM      44.000                  34.000                  25.000                  23.000
MINIMUM      25.000                  18.000                  13.000                  13.000
SAMPLE SIZE      83                      25                      15                      12
      ALL GROUPS COMBINED          ******************************  ANALYSIS OF VARIANCE TABLE  ******************************
(EXCEPT CASES WITH UNUSED VALUES   *
  FOR GR.ANG  )                    *   SOURCE              SUM OF SQUARES      DF      MEAN SQUARE   F VALUE   TAIL PROBABILITY
                                   *
MEAN               30.311          *   BETWEEN GROUPS         7507.6313         3      2502.5437     130.65         0.0000
STD.DEV.            8.646          *   WITHIN  GROUPS         2509.3022       131        19.1550
R.E.S.D.            9.373          *
S. E. M.            0.744          *   TOTAL                 10016.9336       134
MAXIMUM            44.000          ****************************************************************************************
MINIMUM            13.000          *   LEVENE'S TEST FOR EQUAL VARIANCES      3, 131                        2.32         0.0783
SAMPLE SIZE           135          ****************************************************************************************
```

| ANG/EKG | SZIN/EKG | | | |
|---|---|---|---|---|
| | GESUND | ISCHAEM | INFARZT | TOTAL |
| GESUND | 79 | 0 | 4 | 83 |
| ISCHAEM | 2 | 16 | 0 | 18 |
| INFARZT | 5 | 3 | 26 | 34 |
| TOTAL | 86 | 19 | 30 | 135 |

ALL CASES HAD COMPLETE DATA FOR THIS TABLE.

MINIMUM ESTIMATED EXPECTED VALUE IS 2.53

| STATISTIC | VALUE | D.F. | PROB. | STATISTIC | VALUE | D.F. | PROB. |
|---|---|---|---|---|---|---|---|
| PEARSON CHISQUARE | 177.810 | 4 | 0.0000 | | | | |
| PHI | 1.148 | | | | | | |
| CONTINGENCY COEF. C | 0.754 | | | CRAMER'S V | 0.812 | | |

| ANG/EKG | SZIN/EKG | | |
|---|---|---|---|
| | ISCHAEM | INFARZT | TOTAL |
| ISCHAEM | 16 | 0 | 16 |
| INFARZT | 3 | 26 | 29 |
| TOTAL | 19 | 26 | 45 |

MINIMUM ESTIMATED EXPECTED VALUE IS 6.76

| STATISTIC | VALUE | D.F. | PROB. | STATISTIC | VALUE | D.F. | PROB. |
|---|---|---|---|---|---|---|---|
| PEARSON CHISQUARE | 33.975 | 1 | 0.0000 | | | | |
| YATES CORRECTED CHISQ. | 30.399 | 1 | 0.0000 | | | | |
| PHI = CRAMER'S V | 0.869 | | | MAXIMUM VALUE FOR PHI | 0.869 | | |
| CONTINGENCY COEF. C | 0.656 | | | MAX.VALUE FOR CONTINGEN. | 0.656 | | |

| STATISTIC | VALUE | ASE1 | T-VALUE DEP. | STATISTIC | VALUE | ASE1 | T-VALUE DEP. |
|---|---|---|---|---|---|---|---|
| YULE'S Q | 1.000 | 0.000 | 3.172 | CROSS-PRODUCT RATIO | 0.000 | | |
| YULE'S Y | 1.000 | 0.000 | 6.344 | LN(CROSS-PRODUCT RATIO) | 0.000 | 0.000 | 0.000 |

| ANG | SZIN | | |
|---|---|---|---|
| | GESUND | KRANK | TOTAL |
| GESUND | 79 | 4 | 83 |
| KRANK | 7 | 45 | 52 |
| TOTAL | 86 | 49 | 135 |

ALL CASES HAD COMPLETE DATA FOR THIS TABLE.

MINIMUM ESTIMATED EXPECTED VALUE IS 18.87

| STATISTIC | VALUE | D.F. | PROB. | STATISTIC | VALUE | D.F. | PROB. |
|---|---|---|---|---|---|---|---|
| PEARSON CHISQUARE | 92.336 | 1 | 0.0000 | | | | |
| YATES CORRECTED CHISQ. | 88.835 | 1 | 0.0000 | | | | |
| PHI = CRAMER'S V | 0.827 | | | MAXIMUM VALUE FOR PHI | 0.954 | | |
| CONTINGENCY COEF. C | 0.637 | | | MAX.VALUE FOR CONTINGEN. | 0.690 | | |

| STATISTIC | VALUE | ASE1 | T-VALUE DEP. | STATISTIC | VALUE | ASE1 | T-VALUE DEP. |
|---|---|---|---|---|---|---|---|
| YULE'S Q | 0.984 | 0.010 | 5.353 | CROSS-PRODUCT RATIO | 126.964 | | |
| YULE'S Y | 0.837 | 0.049 | 9.102 | LN(CROSS-PRODUCT RATIO) | 4.844 | 0.654 | 13.170 |

```
USING LEVEL  SEPTAL      OF VARIABLE   2   SEGMENT
             ********                      ********

GR.ANG               AB.SZINT
------               ------
          <=15%   16-24%   >=25%    TOTAL
-----------------------------------------------
GESUND      13      3        1 |     17
ISCHAEM      3      1        9 |     13
INFARKT      0      0       15 |     15
----------------------------------|------------
TOTAL       16      4       25 |     45

        ALL CASES HAD COMPLETE DATA FOR THIS TABLE.


MINIMUM ESTIMATED EXPECTED VALUE IS       1.16

STATISTIC                     VALUE   D.F.   PROB.        STATISTIC                     VALUE   D.F.   PROB.
---------------------------------------------------       ---------------------------------------------------
PEARSON CHISQUARE            30.049      4  0.0000
PHI                           0.817
CONTINGENCY COEF. C           0.633                       CRAMER'S V                    0.578
```

Raeumliche Klassifikation von kranken Segmenten

falsch negativ: 1      korrekt: 24

```
USING LEVEL  PO.LA.      OF VARIABLE   2   SEGMENT
             ********                      ********

GR.ANG               AB.SZINT
------               ------
          <=15%   16-24%   >=25%    TOTAL
-----------------------------------------------
GESUND      36      0        2 |     38
ISCHAEM      1      0        2 |      3
INFARKT      0      0        4 |      4
----------------------------------|------------
TOTAL       37      0        8 |     45

        ALL CASES HAD COMPLETE DATA FOR THIS TABLE.


MINIMUM ESTIMATED EXPECTED VALUE IS       0.53

STATISTIC                     VALUE   D.F.   PROB.        STATISTIC                     VALUE   D.F.   PROB.
---------------------------------------------------       ---------------------------------------------------
PEARSON CHISQUARE            27.477      2  0.0000
PHI                           0.781
CONTINGENCY COEF. C           0.616                       CRAMER'S V                    0.781
```

Raeumliche Klassifikation von kranken Segmenten

falsch negativ: 2      korrekt: 6

USING LEVEL INFERIOR OF VARIABLE 2 SEGMENT
********  ********

| GR.ANG | AB.SZINT | | | |
|---|---|---|---|---|
| | <=15% | 16-24% | >=25% | TOTAL |
| GESUND | 21 | 6 | 1 | 28 |
| ISCHAEM | 1 | 0 | 8 | 9 |
| INFARKT | 0 | 1 | 7 | 8 |
| TOTAL | 22 | 7 | 16 | 45 |

ALL CASES HAD COMPLETE DATA FOR THIS TABLE.

MINIMUM ESTIMATED EXPECTED VALUE IS 1.24

| STATISTIC | VALUE | D.F. | PROB. | STATISTIC | VALUE | D.F. | PROB. |
|---|---|---|---|---|---|---|---|
| PEARSON CHISQUARE | 33.839 | 4 | 0.0000 | | | | |
| PHI | 0.867 | | | | | | |
| CONTINGENCY COEF. C | 0.655 | | | CRAMER'S V | 0.613 | | |

Räumliche Klassifikation von kranken Segmenten

falsch negativ: 1 korrekt: 15

| AB.SZINT | SEGMENT | GR.ANG | | | |
|---|---|---|---|---|---|
| | | GESUND | ISCHAEM | INFARKT | TOTAL |
| <=15% | SEPTAL | 13 | 3 | 0 | 16 |
| | PO.LA. | 36 | 1 | 0 | 37 |
| | INFERIOR | 21 | 1 | 0 | 22 |
| | TOTAL | 70 | 5 | 0 | 75 |
| 16-24% | SEPTAL | 3 | 1 | 0 | 4 |
| | PO.LA. | 0 | 0 | 0 | 0 |
| | INFERIOR | 6 | 0 | 1 | 7 |
| | TOTAL | 9 | 1 | 1 | 11 |
| >=25% | SEPTAL | 1 | 9 | 15 | 25 |
| | PO.LA. | 2 | 2 | 4 | 8 |
| | INFERIOR | 1 | 8 | 7 | 16 |
| | TOTAL | 4 | 19 | 26 | 49 |

TOTAL OF THE OBSERVED FREQUENCY TABLE IS 135

| SEGMENT | GR.ANG | | | |
|---|---|---|---|---|
| | GESUND | ISCHAEM | INFARKT | TOTAL |
| SEPTAL | 17 | 13 | 15 | 45 |
| PO.LA. | 38 | 3 | 4 | 45 |
| INFERIOR | 28 | 9 | 8 | 45 |
| TOTAL | 83 | 25 | 27 | 135 |

| AB.SZINT | GR.ANG | | | |
|---|---|---|---|---|
| | GESUND | ISCHAEM | INFARKT | TOTAL |
| <=15% | 70 | 5 | 0 | 75 |
| 16-24% | 9 | 1 | 1 | 11 |
| >=25% | 4 | 19 | 26 | 49 |
| TOTAL | 83 | 25 | 27 | 135 |

| AB.SZINT | SEGMENT | | | |
|---|---|---|---|---|
| | SEPTAL | PO.LA. | INFERIOR | TOTAL |
| <=15% | 16 | 37 | 22 | 75 |
| 16-24% | 4 | 0 | 7 | 11 |
| >=25% | 25 | 8 | 16 | 49 |
| TOTAL | 45 | 45 | 45 | 135 |

## Zu Tabelle 37 und Abb. 81

```
            ************                                                                             ************
HISTOGRAM OF * VENT.GR  * (VARIABLE    1). CASES DIVIDED INTO GROUPS BASED ON VALUES OF * GRUPPE   * (VARIABLE    4)
            ************                                                                             ************

        GESUND                 ISCHAEM                VW-INFKT               NW-INFKT
        .......................+.......................+.......................+.......................+
MIDPOINTS
1260.000)
1190.000)
1120.000)
1050.000)                                              ***
 980.000)                                              ***
 910.000)                                              **
 840.000)                                              M*
 770.000)
 700.000)*                     *                       ***                    *
 630.000)                      **                                             **
 560.000)                      M*                      *                      M***
 490.000)**                    **                                             ***
 420.000)M**                   *                       *                      *
 350.000)****                  *
 280.000)
 210.000)
GROUP MEANS ARE DENOTED BY M'S IF THEY COINCIDE WITH *'S, N'S OTHERWISE

MEAN        433.000            516.111                856.467                549.455
STD.DEV.     97.824            105.343                195.556                 77.116
R.E.S.D.     90.892            114.159                202.172                 81.324
S. E. M.     30.935             35.114                 50.492                 23.251
MAXIMUM     681.000            691.000               1069.000                693.000
MINIMUM     345.000            352.000                395.000                442.000
SAMPLE SIZE      10                  9                     15                     11
      ALL GROUPS COMBINED      ******************************  ANALYSIS OF VARIANCE TABLE  ******************************
(EXCEPT CASES WITH UNUSED VALUES  *
  FOR GRUPPE  )                *    SOURCE            SUM OF SQUARES      DF      MEAN SQUARE   F VALUE   TAIL PROBABILITY
                               *
MEAN            625.244        *    BETWEEN GROUPS    1291079.0000         3   430359.6562       22.92          0.0000
STD.DEV.        216.419        *    WITHIN  GROUPS     769761.3195        41    18774.6671
R.E.S.D.        221.983        *
S. E. M.         32.262        *    TOTAL             2060840.3750        44
MAXIMUM        1069.000        ******************************************************************************************
MINIMUM         345.000        *    LEVENE'S TEST FOR EQUAL VARIANCES      3,  41                        4.07          0.0128
SAMPLE SIZE          45        ******************************************************************************************
                               *    ONE-WAY ANALYSIS OF VARIANCE
                               *    TEST STATISTICS FOR WITHIN-GROUP
                               *    VARIANCES NOT ASSUMED TO BE EQUAL
                               *       WELCH                               3,  22                       16.06          0.0000
                               *       BROWN-FORSYTHE                      3,  33                       27.88          0.0000
```

```
           ***********                                                                   ***********
HISTOGRAM OF * VENT.GR  * (VARIABLE    1). CASES DIVIDED INTO GROUPS BASED ON VALUES OF * GRUPPE   * (VARIABLE    4)
           ***********                                                                   ***********

        GESUND                       ISCHAEM                      INFARKT
        .............................+.............................+.............................+
MIDPOINTS
1260.000)
1190.000)
1120.000)
1050.000)                                                          ***
 980.000)                                                          ***
 910.000)                                                          **
 840.000)                                                          **
 770.000)
 700.000)*                           *                             M***
 630.000)                            **                            **
 560.000)                            M*                            *****
 490.000)**                          **                            ***
 420.000)M**                         *                             **
 350.000)****                        *
 280.000)
 210.000)
GROUP MEANS ARE DENOTED BY M'S IF THEY COINCIDE WITH *'S, N'S OTHERWISE

MEAN        433.000                   546.111                      726.577
STD.DEV.     97.824                   105.343                      218.451
R.E.S.D.     90.892                   114.159                      242.517
S. E. M.     30.935                    35.114                       42.842
MAXIMUM     681.000                   691.000                     1069.000
MINIMUM     345.000                   352.000                      395.000
SAMPLE SIZE     10                          9                           26
      ALL GROUPS COMBINED           ****************************  ANALYSIS OF VARIANCE TABLE  ****************************
(EXCEPT CASES WITH UNUSED VALUES    *
  FOR GRUPPE  )                     *   SOURCE             SUM OF SQUARES     DF    MEAN SQUARE   F VALUE   TAIL PROBABILITY
                                    *
MEAN              625.244           *   BETWEEN GROUPS     692913.0625        2   346456.5312      10.64        0.0002
STD.DEV.          216.419           *   WITHIN  GROUPS    1367927.2350       42    32569.6961
R.E.S.D.          221.983           *
S. E. M.           32.262           *   TOTAL             2060840.2500       44
MAXIMUM          1069.000           ***************************************************************************************
MINIMUM           345.000           *   LEVENE'S TEST FOR EQUAL VARIANCES     2, 42                    9.32        0.0004
SAMPLE SIZE            45           ***************************************************************************************
                                    *   ONE-WAY ANALYSIS OF VARIANCE
                                    *   TEST STATISTICS FOR WITHIN-GROUP
                                    *   VARIANCES NOT ASSUMED TO BE EQUAL
                                    *      WELCH                          2, 23                   15.05        0.0001
                                    *      BROWN-FORSYTHE                 2, 41                   19.00        0.0000
```

```
        ***********                                                                             ***********
HISTOGRAM OF * CAVUMGR  * (VARIABLE    2). CASES DIVIDED INTO GROUPS BASED ON VALUES OF * GRUPPE   * (VARIABLE    4)
        ***********                                                                             ***********

         GESUND                ISCHAEM               VW-INFKT              HW-INFKT

         .....................+.....................+.....................+.....................+
MIDPOINTS
 510.000)
 480.000)                                           *
 450.000)
 420.000)                                           ***
 390.000)
 360.000)                                           ***
 330.000)                                           M*
 300.000)                                           *
 270.000)                      **                   **
 240.000)                                           *
 210.000)                      *                    *                     ***
 180.000)*                     M                                          M*
 150.000)*                     ****                 *                     *****
 120.000)M                                                                *
  90.000)*******               *
  60.000)
GROUP MEANS ARE DENOTED BY M'S IF THEY COINCIDE WITH *'S, N'S OTHERWISE

MEAN        109.700            181.333              331.933               172.909
STD.DEV.     35.024             61.133               92.224                28.998
R.E.S.D.     33.266             62.528               95.112                31.178
S. E. M.     11.076             20.378               23.812                 8.743
MAXIMUM     193.000            269.000              469.000               221.000
MINIMUM      82.000             81.000              145.000               133.000
SAMPLE SIZE     10                  9                   15                    11
      ALL GROUPS COMBINED      ******************************  ANALYSIS OF VARIANCE TABLE  ******************************
(EXCEPT CASES WITH UNUSED VALUES  *
  FOR GRUPPE  )                *    SOURCE           SUM OF SQUARES     DF    MEAN SQUARE   F VALUE   TAIL PROBABILITY
                               *
MEAN           213.556         *    BETWEEN GROUPS    345577.1875        3   115192.3984     28.04         0.0000
STD.DEV.       108.082         *    WITHIN  GROUPS    168419.9424       41     4107.8035
R.E.S.D.       111.626         *
S. E. M.        16.112         *    TOTAL             513997.1250       44
MAXIMUM        469.000         ******************************************************************************************
MINIMUM         81.000         *    LEVENE'S TEST FOR EQUAL VARIANCES       3, 41                5.27          0.0036
SAMPLE SIZE         45         ******************************************************************************************
                               *    ONE-WAY ANALYSIS OF VARIANCE
                               *    TEST STATISTICS FOR WITHIN-GROUP
                               *    VARIANCES NOT ASSUMED TO BE EQUAL
                               *       WELCH                                3, 21               23.67          0.0000
                               *       BROWN-FORSYTHE                       3, 30               33.72          0.0000
```

```
           ************                                                                      ************
HISTOGRAM OF * CAVUMGR  * (VARIABLE    2). CASES DIVIDED INTO GROUPS BASED ON VALUES OF * GRUPPE   * (VARIABLE    4)
           ************                                                                      ************

        GESUND                          ISCHAEM                         INFARKT
        ..............................+..............................+..............................+
MIDPOINTS
 510.000)
 480.000)                                                               *
 450.000)
 420.000)                                                               ***
 390.000)
 360.000)                                                               ***
 330.000)                                                               **
 300.000)                                                               *
 270.000)                               **                              M*
 240.000)                                                               *
 210.000)                               *                               ****
 180.000)*                              M                               **
 150.000)*                              ****                            ******
 120.000)M                                                              *
  90.000)*******                        *
  60.000)
GROUP MEANS ARE DENOTED BY M'S IF THEY COINCIDE WITH *'S, N'S OTHERWISE

MEAN        109.700                      181.333                         264.654
STD.DEV.     35.024                       61.133                         107.325
R.E.S.D.     33.266                       62.528                         119.044
S. E. M.     11.076                       20.378                          21.048
MAXIMUM     193.000                      269.000                         469.000
MINIMUM      82.000                       81.000                         133.000
SAMPLE SIZE      10                            9                              26
      ALL GROUPS COMBINED          ******************************** ANALYSIS OF VARIANCE TABLE ********************************
(EXCEPT CASES WITH UNUSED VALUES   *
  FOR GRUPPE  )                    *   SOURCE              SUM OF SQUARES      DF     MEAN SQUARE   F VALUE   TAIL PROBABILITY
                                   *
MEAN             213.556           *   BETWEEN GROUPS      185091.1406          2     92545.5703      11.82         0.0001
STD.DEV.         108.082           *   WITHIN  GROUPS      328905.9846         42      7831.0949
R.E.S.D.         111.626           *
S. E. M.          16.112           *   TOTAL               513997.1250         44
MAXIMUM          469.000           **********************************************************************************************
MINIMUM           81.000           *   LEVENE'S TEST FOR EQUAL VARIANCES      2, 42                       10.54         0.0002
SAMPLE SIZE           45           **********************************************************************************************
                                   *   ONE-WAY ANALYSIS OF VARIANCE
                                   *   TEST STATISTICS FOR WITHIN-GROUP
                                   *   VARIANCES NOT ASSUMED TO BE EQUAL
                                   *      WELCH                           2, 21                       21.95         0.0000
                                   *      BROWN-FORSYTHE                  2, 36                       21.02         0.0000
```

```
          ************                                                                        ************
HISTOGRAM OF * VENT/CAV * (VARIABLE    3). CASES DIVIDED INTO GROUPS BASED ON VALUES OF * GRUPPE   * (VARIABLE    4)
          ************                                                                        ************

        GESUND                 ISCHAEM                VW-INFKT               HW-INFKT
        .......................+......................+......................+......................+
MIDPOINTS
   4.800)
   4.600)
   4.400)*                     *
   4.200)*****
   4.000)M*
   3.800)                      *                                             *
   3.600)*                     *                                             *
   3.400)                                                                    *
   3.200)*                     M*                                            M***
   3.000)                      *                      *                      ***
   2.800)                      *                      ******                 *
   2.600)                      *                      M*
   2.400)                                             ****
   2.200)                      *                      *
   2.000)
   1.800)
GROUP MEANS ARE DENOTED BY M'S IF THEY COINCIDE WITH *'S, N'S OTHERWISE

MEAN          4.037            3.183                  2.622                  3.199
STD.DEV.      0.381            0.641                  0.232                  0.268
R.E.S.D.      0.363            0.646                  0.257                  0.264
S. E. M.      0.120            0.214                  0.060                  0.081
MAXIMUM       4.340            4.350                  2.990                  3.710
MINIMUM       3.170            2.250                  2.190                  2.750
SAMPLE SIZE     10                 9                     15                     11
      ALL GROUPS COMBINED      ******************************  ANALYSIS OF VARIANCE TABLE  ******************************
(EXCEPT CASES WITH UNUSED VALUES  *
  FOR GRUPPE  )                *   SOURCE              SUM OF SQUARES     DF     MEAN SQUARE   F VALUE   TAIL PROBABILITY
                               *
MEAN               3.190       *   BETWEEN GROUPS         12.0148          3        4.0049       27.07          0.0000
STD.DEV.           0.641       *   WITHIN  GROUPS          6.0659         41        0.1479
R.E.S.D.           0.665       *
S. E. M.           0.096       *   TOTAL                  18.0807         44
MAXIMUM            4.350       **********************************************************************************************
MINIMUM            2.190       *   LEVENE'S TEST FOR EQUAL VARIANCES      3, 41                          3.49          0.0241
SAMPLE SIZE          45        **********************************************************************************************
                               *   ONE-WAY ANALYSIS OF VARIANCE
                               *   TEST STATISTICS FOR WITHIN-GROUP
                               *   VARIANCES NOT ASSUMED TO BE EQUAL
                               *     WELCH                                3, 17                         37.58          0.0000
                               *     BROWN-FORSYTHE                       3, 18                         22.60          0.0000
```

```
              ************                                                                              ************
HISTOGRAM OF * VENT/CAV * (VARIABLE    3). CASES DIVIDED INTO GROUPS BASED ON VALUES OF * GRUPPE   * (VARIABLE    4)
              ************                                                                              ************

        GESUND                        ISCHAEM                       INFARKT
        ..............................+.............................+..............................+
MIDPOINTS
   4.800)
   4.600)
   4.400)*                             *
   4.200)*****
   4.000)M*
   3.800)                              *                             *
   3.600)*                             *                             *
   3.400)                                                            *
   3.200)*                             M*                            ****
   3.000)                              *                             ****
   2.800)                              *                             M*******
   2.600)                              *                             **
   2.400)                                                            ****
   2.200)                              *                             *
   2.000)
   1.800)
GROUP MEANS ARE DENOTED BY M'S IF THEY COINCIDE WITH *'S, N'S OTHERWISE

MEAN          4.037                      3.183                       2.866
STD.DEV.      0.381                      0.641                       0.379
R.E.S.D.      0.363                      0.616                       0.385
S. E. M.      0.120                      0.214                       0.074
MAXIMUM       4.340                      4.350                       3.710
MINIMUM       3.170                      2.250                       2.190
SAMPLE SIZE      10                          9                          26
       ALL GROUPS COMBINED            ******************************  ANALYSIS OF VARIANCE TABLE  ******************************
 EXCEPT CASES WITH UNUSED VALUES      *
  FOR GRUPPE  )                       *    SOURCE             SUM OF SQUARES      DF     MEAN SQUARE   F VALUE   TAIL PROBABILITY
                                      *
MEAN               3.190              *    BETWEEN GROUPS          9.9013          2        4.9506      25.42          0.0000
STD.DEV.           0.641              *    WITHIN  GROUPS          8.1794         42        0.1947
R.E.S.D.           0.665              *
S. E. M.           0.096              *    TOTAL                  18.0807         44
MAXIMUM            4.350              ****************************************************************************************
MINIMUM            2.190              *    LEVENE'S TEST FOR EQUAL VARIANCES      2,  42                    1.93           0.1574
SAMPLE SIZE           45              ****************************************************************************************
```

```
PAARWEISER VERGLEICH DER QUOTIENTEN VENT/CAV

************
* VENT/CAV *  VARIABLE NUMBER   1      GROUP     1 GESUND    2 ISCHAEM       1 GESUND  (N=  10)          2 ISCHAEM (N=   9)
************                           MEAN           4.0370      3.1833
       STATISTICS    P-VALUE   DF      STD DEV        0.3808      0.6410
                                       S.E.M.         0.1204      0.2137
T (SEPARATE)      3.48 0.0042   12.7   SAMPLE SIZE        10           9                   HH
T (POOLED)        3.57 0.0023   17     MAXIMUM        4.3400      4.3500                  HHH             X
                                       MINIMUM        3.1700      2.2500          H  H    HHH        X  X  X XX  X X    X
F(FOR VARIANCES)                                                           MIN-------------------MAX  MIN-------------------MAX
   LEVENE         2.10 0.1650    1,  17                                      AN H =     1 CASES        AN X =     1 CASES


************
* VENT/CAV *  VARIABLE NUMBER   1      GROUP     1 GESUND    3 INFARKT       1 GESUND  (N=  10)          3 INFARKT (N=  26)
************                           MEAN           4.0370      2.8662
       STATISTICS    P-VALUE   DF      STD DEV        0.3808      0.3788                                       X
                                       S.E.M.         0.1204      0.0743                                       X
T (SEPARATE)      8.27 0.0000   16.3   SAMPLE SIZE        10          26                   HH                  X XX
T (POOLED)        8.29 0.0000   34     MAXIMUM        4.3400      3.7100                  HHH               XXXXX XXX
                                       MINIMUM        3.1700      2.1900          H  H    HHH              XXXXXXXXXXX X X
F(FOR VARIANCES)                                                           MIN-------------------MAX  MIN-------------------MAX
   LEVENE         0.10 0.7579    1,  34                                      AN H =     1 CASES        AN X =     1 CASES


************
* VENT/CAV *  VARIABLE NUMBER   1      GROUP     2 ISCHAEM   3 INFARKT       2 ISCHAEM (N=   9)          3 INFARKT (N=  26)
************                           MEAN           3.1833      2.8662
       STATISTICS    P-VALUE   DF      STD DEV        0.6410      0.3788                                       X
                                       S.E.M.         0.2137      0.0743                                       X
T (SEPARATE)      1.40 0.1911   10.0   SAMPLE SIZE         9          26                                       X XX
T (POOLED)        1.80 0.0813   33     MAXIMUM        4.3500      3.7100          H                         XXXXX XXX
                                       MINIMUM        2.2500      2.1900     H  H  H HH  H H    H          XXXXXXXXXXX X X
F(FOR VARIANCES)                                                           MIN-------------------MAX  MIN-------------------MAX
   LEVENE         3.15 0.0852    1,  33                                      AN H =     1 CASES        AN X =     1 CASES
```

```
VERGLEICH VON VENT/CAV MIT DEM (VOR DEM TEST DEFINIERTEN) WERT 4.2 FUER GESUNDE PATIENTEN

          ************
          * VENT/CAV *  VARIABLE NUMBER   1
          ************
                                   MEAN       -0.1630
          T STATISTIC  P-VALUE  DF STD DEV     0.3808
                                   S.E.M.      0.1204
              -1.35    0.2089    9 SAMPLE SIZE     10
                                   MAXIMUM     0.1400                H HHH
                                   MINIMUM    -1.0300   H    H       H HHH
                                                      MIN--------------------MAX
                                                         AN H =    1 CASES
```

```
VERGLEICH VON VENT/CAV MIT DEM (VOR DEM TEST DEFINIERTEN) WERT 3.46 FUER PATIENTEN MIT ISCHAEMIE

          ************
          * VENT/CAV *  VARIABLE NUMBER   1
          ************
                                   MEAN       -0.2767
          T STATISTIC  P-VALUE  DF STD DEV     0.6410
                                   S.E.M.      0.2137
              -1.29    0.2315    8 SAMPLE SIZE      9
                                   MAXIMUM     0.8900
                                   MINIMUM    -1.2100   H  H HH HH H  H    H
                                                      MIN--------------------MAX
                                                         AN H =    1 CASES
```

```
VERGLEICH VON VENT/CAV MIT DEM (VOR DEM TEST DEFINIERTEN) WERT 2.8 FUER PATIENTEN MIT VW-INFARKT

          ************
          * VENT/CAV *  VARIABLE NUMBER   1
          ************
                                   MEAN       -0.1780
          T STATISTIC  P-VALUE  DF STD DEV     0.2323
                                   S.E.M.      0.0600
              -2.97    0.0102   14 SAMPLE SIZE     15               H
                                   MAXIMUM     0.1900               H H
                                   MINIMUM    -0.6100   H HH  HHHH  HHH H H
                                                      MIN--------------------MAX
                                                         AN H =    1 CASES
```

## Zu Abb. 81. Einfluß des Alters

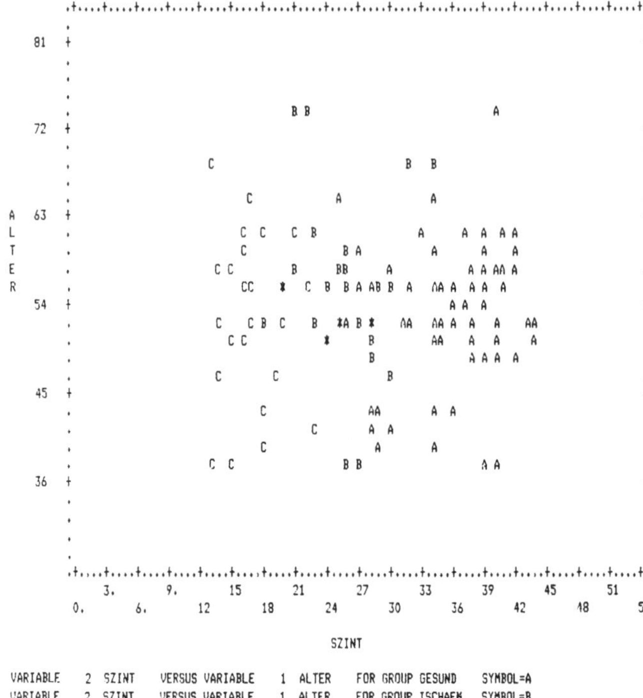


VARIABLE 2 SZINT VERSUS VARIABLE 1 ALTER FOR GROUP GESUND SYMBOL=A
VARIABLE 2 SZINT VERSUS VARIABLE 1 ALTER FOR GROUP ISCHAEM SYMBOL=B
VARIABLE 2 SZINT VERSUS VARIABLE 1 ALTER FOR GROUP INFARKT SYMBOL=C

# Literatur


Aldor E, Heeger H, Kahn P (1978) Bedeutung der Verlaufsszintigraphie mit 99m-Tc-Pyrophosphat beim frischen Myokardinfarkt. Z Kardiol 67: 717

Aldor E, Heeger H, Kahn P (1978) Szintigraphische Untersuchung beim Herzinfarkt. Sandorama 4: 4

Anger HO, van Dyke DC, Gottschalk K (1965) The scintillation camera in diagnosis and research. Nucleonics 23: 57

Aranda JM, Befeler B, Thurer R, Vargas A, El-Sherif N, Lazzara R (1977) Long-term clinical and hemodynamic studies after ventricular aneurysmectomy and aortocoronary bypass. J Thorac Cardiovasc Surg 73: 772

Ashburn WL, Braunwald E, Simon AL (1971) Myocardial perfusion imaging with radioactive-labeled particles injected directly into the coronary circulation of patients with coronary artery disease. Circulation 44: 851

Ashburn WL, Schelbert HR, Peterson KL, Khullar SC, O'Rourke R (1975) Experimental and clinical investigations in myocardial imaging. In: Nuklearmedizin. 12. Jahrestagg. d. Dtsch. Ges. Nukl. Med. 1974, Stuttgart. Schattauer, New York

Atkins HL, Budinger TF, Lebowitz E, Ansari AN, Green MW, Fairchild RG, Ellis KJ (1977) Thallium-201 for medical use, part 3: Human distribution and physical imaging properties. J Nucl Med 18: 133

Bailey CP, May A, Lemmon W (1957) Survival after coronary endarterectomy in man. JAMA 164: 641

Bailey IK, Griffith LSC, Strauss HW, Pitt B (1976) Detection of coronary artery disease and myocardial ischemia by electrocardiography and myocardial perfusion scanning with thallium-201. Am J Cardiol 37: 118

Bailey IK, Griffith LSC, Rouleau JR, Strauss HW, Pitt B (1977) Thallium-201 myocardial perfusion imaging at rest and during exercise. Circulation 55: 79

Bartel AG, Behar VS, Peter RH, Orgain ES, Kong Y (1973) Exercise stress testing in evaluation of aortocoronary bypass surgery. Circulation 48: 141

Benchimol A, Santos A, Desser KB (1976) Relief of angina pectoris in patients with occluded coronary bypass grafts. Am J Med 60: 339

Berger BC, Watson DD, Burwell LR, Crosby IK, Wellons HA, Teates CP, Beller GA (1979) Redistribution of thallium at rest in patients with stable and unstable angina and the effect of coronary artery bypass surgery. Circulation 60: 1114

Berger HJ, Gottschalk A, Zaret BL (1978) Dual radionuclide study of acute myocardial infarction: comparison of thallium-201 and technetium-99m stannous pyrophosphate imaging in man. Ann Intern Med 88: 145

Berkoff HA, Rowe GG, Crummy AB, Kahn DR (1977) Asymptomatic left ventricular aneurysm. Circulation 55: 545

Blanke H, Schicha H, Rentrop P, Karsch KR, Facorro L, Emrich D, Kreuzer H (1979) Wertigkeit der quantitativen Myokardszintigraphie mit Thallium-201 zur Funktionsbeurteilung aortokoronarer Bypasse. Z Kardiol 68: 633

Blood DK, McCarthy DM, Sciacca RR, Cannon PJ (1978) Comparison of single-dose and double-dose thallium-201 myocardial perfusion scintigraphy for the detection of coronary artery disease and prior myocardial infarction. Circulation 58: 777

Bossuyt A, Jonckheer MH (1978) Noninvasive determination of the regional distribution of cardiac output: Effect of pharmacological agents on the distribution of TI-201. J Nucl Med 19: 973

Botvinick EH, Taradash MR, Shames DM, Parmey WW (1978) Thallium-201 myocardial perfusion scintigraphy for the clinical clarification of normal, abnormal and equivocal electrocardiographic stress tests. Am J Cardiol 41: 43
Bourassa MG, Goulet C, Lesperance J (1973) Progression of coronary arterial disease after aortocoronary bypass grafts. Circulation [Suppl 3] 47: 127
Bradley-Moore PR, Lebowitz E, Greene MW, Atkins HL, Ansari AN (1976) Thallium-201 for medical use. J Nucl Med 16: 156
Braunwald E (1979) Evaluation of the efficacy of coronary bypass surgery II. Am J Cardiol 42: 161
Breuel HP, Simon H, Kirchhoff PG, Bähre M, Knopp R, Winkler C (1979) Funktionsszintigraphie des Herzens nach koronarchirurgischen Eingriffen. Z Kardiol 68: 632
Britten JS, Blank M (1968) Thallium activation of the Na-K-activated ATPase of rabbit kidney. Biochem Biophys Acta 159: 160
Büll U, Niendorf HP, Strauer BE, Hast B (1976a) Evaluation of myocardial function with the thallium-201 scintimetry in various diseases of the heart. Eur J Nucl Med 1: 125
Büll U, Strauer BE, Hast B (1976b) Thallium-Szintimetrie des Herzens bei der koronaren Herzkrankheit. Dtsch Med Wochenschr 101: 1088
Büll U, Strauer BE, Hast B, Niendorf HP (1976c) Die 201-Thallium-Szintimetrie des Herzens als neues Verfahren zur funktionellen Differenzierung der koronaren Herzkrankheit. Fortschr. Röntgenstr. 124: 434
Büll U, Strauer BE, Niendorf HP (1977) Correlation of degree of LAD-stenosis, myocardial motion and myocardial function with the regional thallium-201 uptake evaluated by a scintimetric method. Herz 2: 138
Büll U, Kleinhans E, Seiderer M, Strauer BE (1979) Quantitative assessment of thallium-201 images. Cardiovasc Radiol 2: 183
Bürger SB, Strauer BE, Büll U (1979) Quantitative 201-Thallium-Szintigraphie in der Diagnostik von regionalen Wandkontraktionsstörungen und Herzwandaneurysmen. In: Westermann KW (Hrsg) Herzwandaneurysmen. Witzstrock, Baden-Baden, S 42
Burch GE, Threefoot SA, Ray C (1955) The rate of disapearance of rubidium-86 from the plasma, the biologic decay rates of rubidium-86 and the applicability of rb-86 as a tracer of potassium in man with and without chronic congestive heart failure. J Lab Clin Med 45: 371
Carillo AP, Marks DS, Pickard SD, Khaja F, Goldstein S (1978) Correlation of exercise 201-thallium myocardial scan with coronary arteriograms and the maximal exercise test. Chest 73: 321
Carr EA, Beierwaltes WH, Patno ME, Bartlett JD, Wegst AV (1962) The detection of experimental myocardial infarcts by photoscanning. Am Heart J 64: 650
Cohen HA, Baird MG, Rouleau JR et al. (1976) Thallium-201 myocardial imaging in patients with pulmonary hypertension. Circulation 54: 790
Cook JD, Bailey I, Strauss HW, Rouleau J, Wagner HN Jr, Pitt B (1976) Thallium-201 for myocardial imaging: Appearance of the normal heart. J Nucl Med 17: 583
Cooley DA, Collins HA, Moris GC, Chapman DW (1958) Ventrikular aneurysm after myocardial infarction. JAMA 167: 557
Dertinger H, Jung H (1969) Molekulare Strahlenbiologie. Springer, Berlin Heidelberg New York, S 44
DiCola VC, Downing SE, Donabedian RK, Zaret BL (1977) Pathophysiological correlates of thallium-201 myocardial uptake in experimental infarction. Cardiovasc Res 11: 141
Diebold B, Theroux P, Bourassa M, Peronneau P, Guermonprez J (1979) Noninvasive assessment of aortocoronary bypass graft patency using pulsed doppler echocardiography. Am J Cardiol 43: 10
Diluzio V, Roy PR, Sowton E (1974) Angina in patients with occluded aorto-coronary vein grafts. Br Heart J 36: 139
Dodge HT, Sandler H, Ballew DW, Lord SD (1960) The use of biplane angiocardiography for the measurement of left ventricular volume in man. Am Heart J 60: 762
Eichstädt H (1975) Die Einführung von Membranoxygenatoren in den klinischen Gebrauch. Vortrag, Fortbildungsveranstaltung d. Bezirksärztekammer Südbaden, Reha-Zentrum Bad Krozingen, 29.9. 1975
Eichstädt H, Gauss A (1978) Nichtinvasive Perfusionskontrolle nach aortokoronarer Bypassoperation durch Thallium-Myokardszintigraphie. Z Kardio [Suppl] 5: 154
Eichstädt H, Schumacher M, Feine U, Kochsiek K (1978a) Rechnerunterstützte 201-TI-Myokardszintigraphie in der Routinediagnostik der koronaren Herzerkrankung. Nuklearmedizin 17: 233

Eichstädt H, Schumacher M, Feine U, Kochsiek K (1978b) Computergesteuerte Auswertung der 201-Thallium-Myokardszintigraphie bei koronarer Herzkrankheit. Verh Dtsch Ges Kreislaufforsch 44: 169
Eichstädt H, Gauss A, Andrasch R, Feine U, Kochsiek K (1979a) Noninvasive perfusion control by 201-thallium myocardial scintigraphy after coronary artery bypass surgery. Cardiovasc Radiol 2: 243
Eichstädt H, Gröber L, Maisch B, Feine U, Kochsiek K (1979b) Thallium-201-Myokardszintigraphie zur Verlaufskontrolle nach Aneurysmaresektion. Z Kardiol 68: 633
Eichstädt H, Gauss A, Seybold-Epting W (1979c) Thallium-201 myocardial imaging for non-invasive assessment of regional myocardial perfusion after aortocoronary bypass-grafting. Thorac Cardiovasc Surg 27: 32
Eichstädt H, Feine U, Kochsiek K, Felix R, Schmutzler H (1980a) Optimierung der 201-Thallium-Myokardszintigraphie durch Auswertungsrechner. Z Kardiol 69: 179
Eichstädt H, Gröber L, Feine U, Kochsiek K (1980b) Verlaufskontrolle nach linksventrikulärer Aneurysmektomie durch 201-Thallium-Myokardszintigraphie. Fortschr. Röntgenstr. 133: 245
Eichstädt H, Maisch B, Feine U, Kochsiek K, Felix R, Schmutzler H (1980c) Verbesserung quantitativer Aussagemöglichkeiten bei der Thallium-Myokardszintigraphie durch den Einsatz von Auswertungsrechnern. Verh Dtsch Ges Inn Med 86: 573
Eichstädt H, Maisch B, Feine U, Kochsiek K (1980d) Diagnostik des akuten Myokardinfarktes durch die Myokardszintigraphie mit 99m-Technetium-Diphosphonat. Intensivmed Prax 17: 170
Eichstädt H, Feine U, Kochsiek K, Schmutzler H, Felix R (1981a) Is an increase in myocardial perfusion in the thallium scintigram to be expected after leftventricular aneurysmectomy, Chapter 77? In: Bircks, Ostermeyer, Schulte (Hrsg) Cardiovascular surgery. Springer, Berlin Heidelberg New York
Eichstädt H, Feine U, Kochsiek K (1981b) Computer-assisted evaluation of ischemic defects in 201-thallium myocardial scintigraphy. In: Hemodynamics and ventricular function during exercise. Denolin H, Schmutzler H, Swan HJC (eds) Advances in clinical cardiology. Vol 2. Witzstrock, New York, p 180
Eichstädt H (1982) Herzszintigraphie. In: Roskamm H, Reindell H (Hrsg) Herzkrankheiten, 2. Aufl. Springer, Berlin Heidelberg New York, S 347
Endo M, Yamazaki T, Konno S, Hiratsuka H (1970) The direct diagnosis of human myocardial ischemia using 131-J MAA via the selective coronary catheter. Am Heart J 80: 498
Favaloro RG (1969) Saphenous vein graft in the surgical treatment of coronary artery disease. Operative technique. J Thorac Cardiovasc Surg 58: 178
Favaloro RG (1979) Direct myocardial revascularization: A ten year journey. Am J Cardiol 43: 109
Felix R, Winkler C (1977) Neuere nuklearmedizinische Methoden in der Diagnostik regionaler myokardialer Durchblutungsstörungen. Schweiz Med Wochenschr 107: 97
Felix R, Wagner J, Pensky W et al. (1975a) Die Myokardszintigraphie mit Thallium-201 als nichtinvasive Methode. Dtsch Med Wochenschr 100: 2373
Felix R, Thurn P, Pensky W et al. (1975b) Normales und pathologisches Perfusionsszintigramm des linksventrikulären Myokards und erste Ergebnisse des Thallium-201-Myokardszintigramms. In: Holtmeier HJ, Siegenthaler W (Hrsg) Koronarinsuffizienz. Thieme, Stuttgart
Felix R, Pensky W, Wagner J et al. (1976) Zur Zuverlässigkeit der Myokardszintigraphie mit Thallium-201. Vergleich mit der Laevokardiographie und der Perfusionsszintigraphie. Fortschr Röntgenstr 124: 210
Feller PA, Sodd VJ (1976) Dosimetry of four heart imaging radionuclides: 43-K, 81-Rb, 129-Cs and 201-TI. J Nucl Med 16: 1070
Forth W, Henschler D, Rummel W (1975) Allgemeine und spezielle Pharmakologie und Toxikologie. Wissenschaftsverlag, Mannheim
Gehring PJ, Hammond PB (1964) The uptake of thallium by rabbit erythrozytes. J Pharmacol Exp Ther 145: 215
Gehring PJ, Hammond PB (1967) The interrelationship between thallium and potassium in animals. J Pharmacol Exp Ther 155: 187
Gewirtz H, O'Keefe DD, Pohost GM, Strauss HW, McIlduff JB, Daggett WM (1978) The effect of ischemia on thallium-201 clearance from the myocardium. Circulation 58: 215
Goris ML, Daspit SG, McLaughlin P, Kriss JP (1976) Interpolative background subtraction. J Nucl Med 17: 744

Gould KL (1978) Noninvasive assessment of coronary stenoses by myocardial perfusion imaging during pharmacologic coronary vasodilatation. Am J Cardiol 41: 267

Gould KL, Mozersky DJ, Hokanson DE, Baker DW, Kennedy JW, Sumner DS, Strandness DE Jr (1972) A noninvasive technic for determining patency of saphenous vein coronary bypass grafts. Circulation 46: 595

Gould KL, Lipscomb K, Hamilton GW (1974) A physiologic basis for assessing critical coronary stenosis. Am J Cardiol 33: 87

Gould KL, Schelbert HR, Phelps ME, Hoffman EJ (1980) Noninvasive detection of 47% diameter coronary stenosis by myocardial emission computed tomography of nitrogen-13 ammonia during pharmacologic coronary vasodilation in intact dogs. In: Horst W, Wagner HN, Buchanan J (eds) Frontiers in nuclear medicin. Springer, Berlin Heidelberg New York, p 4

Greenberg BH, Hart R, Botvinick EH et al. (1978) Thallium-201 myocardial perfusion scintigraphy to evaluate patients after coronary bypass surgery. Am J Cardiol 42: 167

Gustafson A, Larsson I, Olsson L, Svensson SE, Westling H (1977) Myocardial scintigraphy as a supplementary diagnostic tool in heart disease. Acta Med Scand 202: 349

Hahn R, Nienaber B (1979) Probleme lösen mit dem Computer. In: Graef MA (Hrsg) EDV in der Anwendung. Bruscha, Tübingen, S 13

Hamilton GW, Ritchie JL, Allen D, Lapin E, Murray JA (1975) Myocardial perfusion imaging with 99-m-Tc or 113m-In macroaggregated albumin: Correlation of the perfusion image with clinical, angiographic, surgical and histologic findings. Am Heart J 89: 708

Hamilton GW, Trobaugh GB, Ritchie JL, Williams DL, Weaver WD, Gould KL (1977a) Myocardial imaging with intravenously injected thallium-201 in patients with suspected coronary artery disease. Am J Cardiol 39: 347

Hamilton GW, Trogaugh B, Ritchie JL, Gould KL (1977b) Myocardial imaging at rest and during exercise. Herz 2: 146

Hamilton GW, Trobaugh GB, English MT, Gould KL, Ritchie JL (1977c) Radionuclide evaluation of aorto-coronary bypass surgery. Herz 2: 186

Hamilton GW, Narahara KA, Yee H, Ritchie JL, Williams DL, Gould KL (1978a) Myocardial imaging with thallium-201: Effect of cardiac drugs on myocardial images and absolute tissue distribution. J Nucl Med 19: 10

Hamilton GW, Ritchie JL, Williams DL (1978b) Specialized computer acquisition analysis and display of thallium-201 myocardial images. In: Ritchie JL, Hamilton GW, Wackers FJT (eds) Thallium-201 myocardial imaging. Raven, New York, p 133

Hanna MW (1976) Quantenmechanik in der Chemie. Steinkopff, Darmstadt, S 79

Harrison R, Lunt GG (1977) Biologische Membranen – Chemische Zusammensetzung, Struktur. Fischer, Stuttgart, S 128

Heiss HW (1977) Myokardszintigraphie. In: Barmeyer J, Reindell H (Hrsg) Koronare Herzerkrankungen. Witzstrock, Baden-Baden

Herkel L (1977) Ventrikelruptur. In: Barmeyer J, Reindell H (Hrsg) Koronare Herzerkrankungen. Witzstrock, Baden-Baden

Hirzel HO, Lütolf UM, Nüesch K, Krayenbühl HP (1978) Myokardperfusion nach aorto-koronarem Bypass aufgrund der 201-Thallium-Myokardszintigraphie unter Belastung (Abstract). 44. Jahrestagung. Z Kardiol 67: 212

Hör G, Lichte H, Pabst HW, Luther M (1974) 201-TI-Myokardszintigraphie bei Herzinfarkt. Compact News Nucl Med 5: 77

Hör G, Sebening H, Sauer E et al. (1977a) Clinical experience with 201-TI-myocardial scintigraphy and ECG-gated blood pool scan. Herz 2: 215

Hör G, Sebening H, Sauer E et al. (1977b) Thallium-201 redistribution in coronary heart disease. Early and delayed myocardial scans. J Nucl Med 18: 599

Hoffmann G, Kleine N (1965) Eine neue Methode zur unblutigen Messung des Schlagvolumens am Menschen über viele Tage mit Hilfe von radioaktiven Substanzen. Verh Dtsch Ges Kreislaufforsch 31: 93

Hollemann AF, Wiberg E (1976) Lehrbuch der anorganischen Chemie – Die Elektronentheorie der Valenz. de Gruyter, Berlin, S 111

Hoppe W, Lohmann W, Markl H, Ziegler H (1978) Biophysik – Die Strahlung und ihre Messung. Springer, Berlin Heidelberg New York, S 170, 224, 237, 340

Hultgren HN, Takaro T, Detre KM, Murphy ML (1978) Evaluation of the efficacy of coronary bypass surgery I. Am J Cardiol 42: 157

Jambroes J, van Rigk PP, v. d. Berg CJM, de Graaf CN (1975) Thallium-201 rest and exercise scintigraphy in patients with coronary heart disease. Circulation 52: 111
Jansen C, Judkins MP, Grames GM, Gander M, Adams R (1973) Myocardial perfusion color scintigraphy with MAA. Radiology 109: 369
Johannes E, Bischoff K, Kugler G (1975) Ventrikuläre Aneurysmen bei koronarer Herzkrankheit. Med Klin 70: 1707
Judkins MP (1976) Selective coronary arteriography. I. A percutaneous transfemoral technique. Radiology 89: 815
Kawana M, Krizek H, Porter J, Lathrop A, Charleston D, Harper PV (1970) Use of 199-TI as a potassium analog in scanning. J Nucl Med 11: 333
Kinsey VE, McLean JW, Parker J (1971) Studies on the cristalline lens 18.: Kinetics of thallium transport in relation to that of the alkali metal cations. Invest Ophthalmol 10: 932
Klein H, Bethge KP, Frank G, Borst HG, Lichtlen PR (1979) Das Verhalten ventrikulärer Arrhythmien nach Aneurysmektomie. Z Kardiol 68: 10
Klein U, Locher D, Silber S (1976) Röntgendiagnostische und nuklearmedizinische Untersuchungen im Deutschen Herzzentrum München. Herz 1: 108
Klöppel A, Weiler G (1978) Beitrag zur Schwermetallvergiftung insbesondere durch Thallium. Dtsch Med Wochenschr 103: 75
Lebowitz E, Greene MW, Bradley-Moore P, Atkins H, Ansari A, Richards P, Belgrave E (1973) Thallium-201 for medical use. J. Nucl Med 14: 421
Lebowitz E, Greene MW, Fairchild R et al. (1975) Thallium-201 for medical use. J Nucl Med 16: 151
Lee JKS, Ko PTH, Hendin ID, Sterns LP (1976) False left ventricular aneurysm as a complication of open heart surgery. CMA 115: 45
Lenaers A, van Thiel E, Block P, Lebedelle M (1977 a) Myocardial imaging with thallium-201 after exercise. Herz 2: 151
Lenaers A, Block P, van Thiel E, Lebedelle M, Becquevort P, Erbsmann F, Ermans AM (1977 b) Segmental analysis of TI-201 stress myocardial scintigraphy. J Nucl Med 18: 509
Letac B, Leroux G, Cribier A, Soyer R (1978) Large ventricular aneurysms occuring after myocardial infarction. Br Heart J 40: 516
Lichte H (1977) Myokardszintigraphie mit 201-Thallium. Fortschr Med 95: 899
Lichte H, Kriegel H, Sebening H, Hör G, Pabst W, Dressler J, Sauer E (1976) Klinische und experimentelle Untersuchungen mit 201-Thallium zur nichtinvasiven Myokardszintigraphie. Fortschr Röntgenstr 124/3: 206
Longmire WP, Cannon JA, Kattus AA (1959) The surgical treatment of angina pectoris. Arch Intern Med 104: 886
Loop FD, Proudfit WL, Shledon WV (1978) Coronary bypass surgery weighed in the balance. Am J Cardiol 42: 154
Lorenz WJ (1976) Medizinische Physik – Kleinkammer zur Elektronendosimetrie. Hüthig Heidelberg, S 333
Lütolf UM, Schneider E, Glanzmann C, Nuesch K, Pfeiffer F, Krayenbühl HP, Horst W (1977) Zur Methodik der Myokardszintigraphie mit Thallium 201, Grenzen zum Pathologischen. Schweiz Med Wochenschr 107: 1574
Lurie A, Salel AF, Berman DS, Denardo G, Mason DT (1975) Determination of improved myocardial perfusion after aortocoronary bypass surgery by exercise rubidium-81 scintigraphy. Circulation [Suppl 2] 52: 141
Luther M, Langer F, Schneider A, Heuselmann L, Kiefhaber F (1977) Die Szintigraphie des Myokards. Vergleichende Studie zwischen Thallium- und Perfusionsszintigramm. Münch Med Wochenschr 119: 15
Maisch B, Trostel R, Eichstädt H, Berg PA, Kochsiek K (1979) Antikörpervermittelte Immunreaktionen beim Postperikardiomiesyndrom. Z Kardiol 68: 644
Maseri A, Parodi O, Severi S, Pesola A (1976) Transient transmural reduction of myocardial blood flow, demonstrated by thallium-201 scintigraphy, as a cause of variant angina. Circulation 54: 280
Mathey D, Montz R, Hanrath P et al. (1978 a) Reversible Myokardischämie oder irreversible Myokardfibrose? Dtsch Med Wochenschr 44: 1736
Mathey D, Montz R, Hanrath P, Knop J, Kupper W, Schneider C, Bleifeld W (1978 b) Kurzfristige regionale Myokardischämie und ihre Folgen bei Prinzmetal Angina pectoris. Dtsch Med Wochenschr 103: 969

Mathey D, Bleese N, Montz R (1979) Die Bedeutung der biphasischen Thallium-201-Myokardszintigraphie für die Bypass-Chirurgie (Abstract). 8. Jahrestagg. Dtsch. Ges. Thorax-, Herz- und Gefäßchirurgie, Bad Nauheim, S 63
Matlof HJ, Alderman EL, Wexler L, Shumway NR, Harrison DC (1973) What is the relationship between the response of angina to coronary surgery and anatomical success? Circulation [Suppl 3] 47/48: 168
McConahay DR, Valdes M, McCallister BD, Crockett JE, Conn RD, Reed WA, Killen DA (1977) Accuracy of treadmill testing in assessment of direct myocardial revascularization. Circulation 56: 548
McIntosh HD, Garcia JA (1978) The first decade of aortocoronary bypass grafting 1967–1977. Circulation 57/ 405
McLaughlin PP, Martin RP, Doherty P et al. (1977) Reproducibility of thallium-201 myocardial imaging. Circulation 55: 497
Merrill AJ Jr, Thomas C, Schlechter E, Cline R, Armstrong R, Stanford W (1975) Coronary bypass surgery. Value of maximal exercise testing in assessment of results. Circulation [Suppl 1] 51/52: 173
Müller KH, Streker I (1970) Fortran – Programmierungsanleitung. Bibliographisches Institut, Mannheim
Mueller TM, Marcus ML, Ehrhardt JC, Chaudhuri T, Abboud FM (1976) Limitations of thallium-201 myocardial perfusion-scintigrams. Circulation 54: 640
Mullins LJ, Moore RD (1960) The movement of thallium ions in muscle. J Gen Physiol 43: 759
Narahara KA, Hamilton GW, Williams DL, Gould KL (1977) Myocardial imaging with thallium-201: An experimental model for analysis of the true myocardial and background image components. J Nucl Med 18: 781
Neuhaus KL, Bornikoel K, Rönsberg D, Schrage FJ, Loogen F (1978) Funktionsanalyse des linken Ventrikels mit Aneurysma. Z Kardiol 67: 335
Nishiyama H, Sodd VJ, Adolph RJ, Saenger EL, Lewis JT, Gabel M (1976) Intercomparison of myocardial imaging agents: 201-TI, 129-Cs, 43-K, and 81-Rb. J Nucl Med 17: 880
Ormand J, Platt M, Mills L et al. (1977) Thallium-201 scintigraphy and exercise testing in evaluating patients prior to and after coronary bypass surgery. Circulation [Suppl 3] 55/56: 131
Pabst HW, Hör G, Lichte H, Sebening H, Kriegel H (1976) Experience with 201-thallium in detection of myocardial infarction. Eur J Nucl Med 1: 19
Pachinger O, Probst P, Ogris E, Kaindl F (1977) Quantitative 201-Thallium-Myokardszintigraphie bei koronarer Herzkrankheit. Herz/Kreislauf 9: 310
Parkey RW, Bonte FJ, Meyer SL, Atkins JM, Curry GC, Stokely EM, Willerson JT (1974) A new method for radionuclide imaging of acute myocardial infarction in humans. Circulation 50: 540
Parkey RW, Bonte FJ, Stokely EM, Lewis SE, Graham KD, Buja LM, Willerson IT (1976) Acute myocardial infarction imaged with 99m-Tc-stannous pyrophosphate and 201-TI: A clinical evaluation. J Nucl Med 17: 771
Pitt B, Strauss HW (1976) Myocardial imaging in the noninvasive evaluation of patients with suspected ischemic heart disease. Am J Cardiol 37: 797
Pohost GM (1978) 201-thallium for myocardial imaging. Nuklearmedizin 17: 149
Pohost GM, Beller GA, McKusick KA, Moore RH, Zir LM, Potsaid MS (1976) Thallium-201 redistribution following transient myocardial ischemia. J Nucl Med 17: 535
Pohost GM, Zir LM, Moore RH, McKusick KA, Guiney TE, Beller GA (1977) Differentiation of transiently ischemic from infarcted myocardium by serial imaging after a single dose of thallium-201. Circulation 55: 294
Preston TA (1977) Coronary artery surgery – A critical review. Raven, New York
Pretschner DP, Wolf R, Lichtlen P, Hundeshagen H (1979) Quantitative Auswertung von Myokardszintigrammen. Nuklearmedizin [Suppl] 2: 48
Quinn JL, Serratto M, Kezdi P (1966) Coronary artery bed photoscanning using radioiodine albumin macroaggregates (RA-MA). J Nucl Med 7: 107
Radner S (1945) An attempt at the roentgenologic visualisation of coronary blood vessels in man. Acta Radiol 26: 497
Rentrop P (1977) Coronarangiographie, Kap. 15. In: Reindell H, Roskamm H (Hrsg) Herzkrankheiten. Springer, Berlin Heidelberg New York, S 243
Ritchie JL, Hamilton GW, Williams DL, English MT, Lebowitz E (1975) Myocardial imaging with thallium-201, correlation with intracoronary macroaggregated albumin imaging. Circulation 52: 231

Ritchie JL, Narahara KA, Trobaugh GB, Williams DL, Hamilton GW (1977) Thallium-201 myocardial imaging before and after coronary, revascularization. Circulation 56: 830
Ritchie JL, Hamilton GW, Wackers FJT (1978) Thallium-201 myocardial imaging. Raven, New York
Robinson PS, Williams BT, Webb-Peploe MM, Crowther A, Coltart DJ (1979) Thallium-201 myocardial imaging in assessment of results of aortocoronary bypass surgery. Br Heart J 42: 455
Roskamm H (1968) Das Belastungs-EKG. Boehringer, Mannheim
Roskamm H (1977) Funktionsprüfung von Herz und Kreislauf. In: Reindell H, Roskamm H (Hrsg) Herzkrankheiten. Springer, Berlin Heidelberg New York
Roskamm H, Schmuziger M, Weisswange A et al. (1977) Ergometrische und hämodynamische Ergebnisse nach aorto-coronarer Bypass-Operation bei 378 Patienten. Schweiz Med Wochenschr 107: 1888
Sabiston DC, Blalock A (1961) Coronary thromendarterectomy for angina pectoris. Postgrad Med 29: 439
Sapirstein LA (1956) Fractionation of the cardiac output in rats with isotopic potassium. Circ Res 4: 689
Sauer E, Sebening H, Dressler J et al. (1979) Thallium-201-Serienmyokardszintigraphie bei koronarer Herzkrankheit: Vergleich mit der Elektrokardiographie und Koronarangiographie. Z Kardiol 68: 454
Sbarbaro JA, Karunaratne H, Cantez S, Harper P, Resnekov L (1977) TI-201-imaging in the assessment of coronary artery bypass graft-patency. Circulation [Suppl 3] 55/56: 231
Schad N (1976) Nichtinvasive Darstellung der Wandbewegung und Schlagvolumenverteilung des linken Ventrikels nach Myokardinfarkt. Fortschr Röntgenstr 124/3: 201
Schäfer GE, Kober G, Becker HJ, Guldner N, Kaltenbach M (1976) Die Resektion von Ventrikelwand-Aneurysmen. Dtsch Med Wochenschr 101: 734
Schicha H, Emrich D (1981) Aussagefähigkeit der Myokardszintigraphie mit Thallium-201 zur Beurteilung des Ergebnisses nach aortokoronarer Bypassoperation. In: Hör G, Felix R (Hrsg) Kardiovaskuläre Nuklearmedizin. Schnetztor, Konstanz, S 83
Schmidt FL (1973) Herzschlagfrequenz und Leistung. Karger, Basel
Schneider E, Lütolf UM, Glanzmann C, Horst W, Krayenbühl HP (1977) Ein Jahr Erfahrung mit der 201-Thallium-Myokardszintigraphie in der Beurteilung koronarer Durchblutungsstörungen. Schweiz. Med Wochenschr 107: 1577
Schönbeck M, Senning A, Rutishauser W et al. (1975) Der Einfluß der Aneurysmektomie auf die linksventrikuläre Funktion. Dtsch Med Wochenschr 100: 77
Schröter H, Schulter KL, Beck OA, Hochrein H (1978) Transmuraler und nicht-transmuraler Myokardinfarkt. Herz 3: 185
Schulte HD, Bircks W, Dudziak R (1972) Erste Erfahrungen mit der Bramson-Membran-Lunge. Thoraxchir 20: 54
Schwartz JS, Ponto R, Carlyle P, Forstrom L, Cohn JN (1978) Early redistribution of thallium-201 after temporary ischemia. Circulation 57: 332
Sebening H, Sauer E, Dressler J, Hör G, Lutilsky L (1978) The use of 201-TI. redistribution by serial myocardial imaging in coronary heart disease. Trans Eur Soc Cardiol 1: 133
Senning A (1961) Strip grafting in coronary arteries: Report of a case. J Thorac Cardiovasc Surg 41: 542
Silber S, Schwaiger M, Fleck E, Klein U, Rudolph W (1979) Beurteilung des Ergebnisses einer koronaren Bypass-Operation mittels 201-Thallium-Szintigraphie. Z Kardiol 68: 631
Simoons ML, Withagen A, Vinke R, Kooy P, Bakker W (1978) ST-Vector Orientation and location of myocardial perfusion defects during excercise. Nuklearmedizin 17: 154
Smitherman TC, Osborn RC Jr, Narahara KA (1978) Serial myocardial scintigraphy after a single dose of thallium-201 in men after acute myocardial infarction. Am J Cardiol 42: 177
Sones FM, Shirey EK (1962) Cine coronary arteriography. Mod Concepts Cardiovasc Dis 31: 735
Sones FM, Shirey EK, Proudfit WL, Westcott RN (1959) Cine coronary arteriography. Circulation 20: 773
Sternberg L, Wald RW, Feiglin DH, Morch JE (1978) Myocardial perfusion imaging with thallium-201: Correlation with coronary arteriography and electrocardiography. Can Med Assoc J 118: 283
Strauer BE (1977) Neuere Ergebnisse zur Pathophysiologie der Koronarinsuffizienz. Internist (Berlin) 18: 294

Strauer BE, Büll U, Bürger S (1978) Clinical and experimental analysis of 201-thallium uptake of the heart. J Nucl Med 17/ 142
Strauss HW, Pitt B (1977) Noninvasive detection of subcritical coronary arterial narrowings with a coronary vasodilator and myocardial perfusion imaging. Am J Cardiol 39: 403
Strauss HW, Harrison K, Langan JK, Lebowitz E, Pitt B (1975a) Thallium-201 for myocardial imaging. Circulation 51: 641
Strauss HW, Harrison K, Langan JK, Lebowitz E, Pitt B (1975b) Thallium-201 for myocardial imaging: Relation of thallium-201 to regional myocardial perfusion. J Nucl Med 16: 851
Thirring W (1979) Lehrbuch der mathematischen Physik – Teil 3: Quantenmechanik von Atomen und Molekülen. Springer, Wien, New York, S 151
Thurn P, Bücheler E (1977) Einführung in die Röntgendiagnostik, 5. Aufl. Thieme, Stuttgart
Trieb G, Schmidt H, Sigwart U, Mertens HM, Gleichmann U, Borst HG (1977) Einfluß der Aneurysmektomie auf die linksventrikuläre Belastungshämodynamik. Herz/Kreislauf 9: 511
Trobaugh GB, Wackers FJT, Sokole EB, de Rouen TA, Ritchie JL, Hamilton GW (1978) Thallium-201 myocardial imaging: An interinstitutional study of observer variability. J Nucl Med 19: 359
Turner DA, Battle WE, Deshmukh H, Colandrea MA, Snyder GJ, Fordham EW, Messer JV (1978) The predictive value of myocardial perfusion scintigraphy after stress in patients without previous myocardial infarction. J Nucl Med 19: 249
Verani MS, Marcus ML, Razzak MA, Ehrhardt JC (1978a) Sensitivity and specificity of thallium-201 perfusion scintigrams under exercise in the diagnosis of coronary artery disease. J Nucl Med 19: 773
Verani MS, Marcus ML, Spoto G, Rossi NP, Ehrhardt JC, Razzak MA (1978b) Thallium-201 myocardial perfusion scintigrams in the evaluation of aortocoronary saphenous bypass surgery. J Nucl Med 19: 765
Vineberg AM (1946) Development of anastomosis between coronary vessels and transplanted internal mammary artery. Can Med Assoc J 55: 117
Vlodaver DP, Amplatz MH, Burchell MH, Edwards MB (1976) Coronary heart disease. Springer, Berlin Heidelberg New York
Wackers FJT, v. d. Schoot JB, Sokole EB et al. (1975) Noninvasive visualisation of acute myocardial infarction in man with thallium-201. Br Heart J 37: 741
Wackers FJT, Sokole E, Samson G, Schoot JB, Lie KI, Durrer D, Wellens HJ (1977) Thallium-201 for visualization of acute myocardial infarction in the presence of left bundle branch block. Herz 2: 163
Wackers FJT, Lie KI, Sokole E, Schoot JB, Durrer D (1978) Prevalence of right ventricular involvement in inferior wall infarction assessed with myocardial imaging with thallium-201 and technitium-99m-pyrophosphate. Am J Cardiol 42: 358
Wagner J, Felix R, Winkler C, Schaede A (1977) Der Einfluß von Nitraten und Koronardilatatoren auf das Myokardszintigramm. Herz 2: 181
Weich HF, Strauss HW, Pitt B (1977) The extraction of thallium-201 by the myocardium. Circulation 56: 188
Weniger J, v. d. Emde J, Bachmann K (1979) Chirurgische Behandlung des linksventrikulären Aneurysmas. Dtsch Med Wochenschr 104: 665
Wiener SN, Flynn MJ, Edelstein J (1980) Observer performance with computer-generated images of 201-TI-Cl myocardial perfusion. Radiology 136: 181
Williams DL, Ritchie JL, Hamilton GW (1978) Implementation of a digital image superposition algorithm for radionuclide images. An assessment of its accuracy and reproducibility. J Nucl Med 19: 316
Wolf R, Pretschner D, Dopslaff H, Engel HJ, Hundeshagen H, Lichtlen P (1978) Wirkung von Isosorbiddinitrat auf das 201-Thallium-Perfusionsszintigramm bei koronarer Herzkrankheit. Z Kardiol [Suppl] 5: 145
Zaret BL, Strauss HW, Martin ND (1973) Noninvasive regional myocardial perfusion with radioactive potassium: Study of patients at rest, exercise and during angina pectoris. N Engl J Med 288: 809
Zaret BL, Martin ND, McGowan RL, Strauss HW, Wells HP Jr, Flamm MD Jr (1974) Rest and exercise potassium-43 myocardial perfusion imaging for the noninvasive evaluation of aortocoronary bypass surgery. Circulation 49: 688
Zürcher H, Goebel N, Hess O, Steinbrunn W, Senning A, Turina M, Rothlin M (1977) Die chirurgische Behandlung des Herzwandaneurysmas. Indikationen und Resultate. Schweiz Med Wochenschr 107: 1597

# Sachverzeichnis